国医绝学系列

刮痧拔罐指南

杨克新 编著

手把手教你学刮痧拔罐
动动手即可祛病保健康

天津出版传媒集团

天津科学技术出版社

图书在版编目（CIP）数据

刮痧拔罐指南 / 杨克新编著 . —天津：天津科学技术出版社，2013.11
（2022.3 重印）

ISBN 978-7-5308-8482-9

Ⅰ . ①刮… Ⅱ . ①杨… Ⅲ . ①刮搓疗法 – 指南②拔罐疗法 – 指南 Ⅳ . ① R244–62

中国版本图书馆 CIP 数据核字（2013）第 266954 号

刮痧拔罐指南
GUASHA BAGUAN ZHINAN
策划编辑：刘丽燕　张　萍
责任编辑：张　跃
责任印制：兰　毅
出　　版：天津出版传媒集团
　　　　　天津科学技术出版社
地　　址：天津市西康路 35 号
邮　　编：300051
电　　话：（022）23332490
网　　址：www.tjkjcbs.com.cn
发　　行：新华书店经销
印　　刷：北京德富泰印务有限公司

开本 720×1 020　1/16　印张 15　字数 300 000
2022 年 3 月第 1 版第 2 次印刷
定价：58.00 元

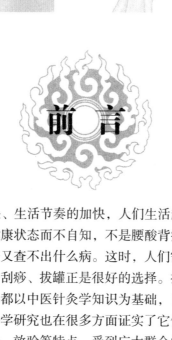

前　言

　　随着现代社会的发展、生活节奏的加快，人们生活越来越紧张，工作压力也日益增大，身心处在亚健康状态而不自知，不是腰酸背痛、颈肩疼痛，就是浑身没劲儿，但是去医院检查又查不出什么病。这时，人们需要一些简单方便的方法来调理身体、放松身心。刮痧、拔罐正是很好的选择。拔罐、刮痧疗法皆为中医外治法中的重要手段，并都以中医针灸学知识为基础，自古以来广泛应用于临床各科疾病的治疗。现代科学研究也在很多方面证实了它们具有良好的临床疗效。它们以简单、方便、廉价、效验等特点，受到广大群众的欢迎。刮痧、拔罐疗法作为自然疗法的重要组成部分，是人类医学领域的瑰宝。它们均是以中医的脏腑、经络、气血等理论为基础的医术，都采用"内病外治"的方法，是基于民族文化和科学传统产生的宝贵遗产，历史悠久，源远流长，千百年来广泛流传于民间。

　　刮痧疗法的起源可追溯到旧石器时代。先人在长期的生活与实践中，逐步摸索并积累经验而形成了刮痧疗法。刮痧一般是用光滑的硬物器具或刮痧板等工具在人体皮肤的特定部位，进行反复摩擦等一系列良性的物理刺激，通过刮拭经络，造成皮肤表面瘀血点、瘀血斑或点状出血，从而改善局部气血循环，达到祛除邪气、活血散瘀、舒筋理气、清热解毒、开窍益神等目的。刮痧以中医的脏腑经络学说为理论基础，在疾病未起或初起的时候，刮痧可以帮助身体排出毒素、激发人体的"正气"，达到防病、治病的目的。在疾病比较严重时，刮痧也可以帮助人体疏通经络，促进病邪排出，起到辅助治疗的作用。不仅可用于临床各科疾病的防治，还适用于美容养颜和预防衰老。

　　拔罐疗法是我国劳动人民在几千年与疾病的顽强抗争中总结出来的一种绿色健康疗法。它是以罐为工具，利用燃烧、挤压等方法排出罐内空气，使罐吸附于体表特定部位，产生刺激，形成局部充血或瘀血，而达到防病治病，强壮身体目的的一种治疗方法。拔罐疗法通过拔罐对皮肤、毛孔、经络、穴位的吸拔作用，可以引导营卫之气始行输布，鼓动经脉气血，濡养脏腑组织器官、温煦皮毛，同时使虚衰的脏腑功能得以振奋，畅通经络，调整机体的阴阳平衡，使气血得以调整，从而达到健身祛病疗疾的目的。因为拔罐疗法对人体是一种全身的综合性疗法，所以无论什么样的疾病，根据病情选用不同的拔罐手法，都会起到很好的治

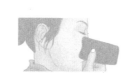
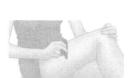

疗和辅助治疗作用，尤其对失眠、疲劳综合征、亚健康状态、颈椎病、肩周炎、腰椎病等常见疾病有很好的缓解和治疗效果。

本书详解刮痧、拔罐的中医理论基础，如经络、穴位的基本知识，全息理论，各种穴位的适应证，并分别介绍了各种刮痧用具、常见疾病的刮痧治疗方法、不同体质的刮痧方案、刮痧的注意事项及禁忌证等，拔罐的理论基础、各种拔罐用具、常见疾病的拔罐方案、拔罐的注意事项及禁忌证等。本书教给你简便、实用又有效的防病、保健、治疗方法，让你掌握让潜藏疾病无所遁形的刮痧术，学会扶正人体阳气，驱除体内寒邪、瘀滞的拔罐法。这些疗法简单易学，疗效显著，不仅适用于生病的人，健康人也可以使用当前处于亚健康状态的人群，更是有必要学习一下这些疗法。现在，你只需一步一步跟着本书的讲解，就可以进行自我诊断和保健。无论有无医学基础，都可以轻松入门。为自己、为家人解急时之需，疗身体之疾。

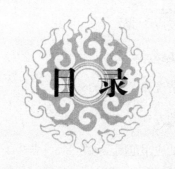

目 录

刮痧篇

拔 罐 篇

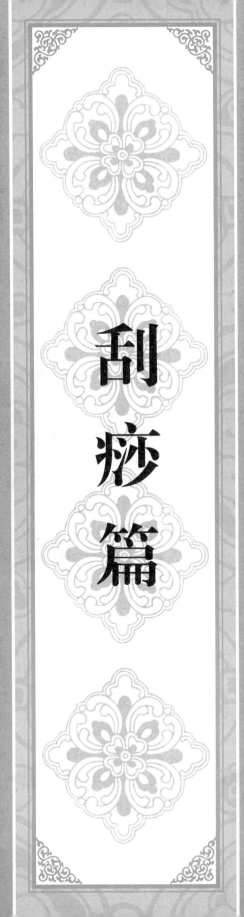

刮痧篇

第1章

了解刮痧及其基本原理

刮痧以中医理论为基础，历史悠久，源远流长。明朝时期的郭志邃著有《痧胀玉衡》一书，完整地记录了各类痧证百余种。刮痧通过刮拭经络穴位，改善局部微循环，起到疏通经络、活血化瘀等功效，是防病治病的好方法。

底蕴深厚的刮痧疗法

刮痧疗法雏形可追溯到旧石器时代。人们患病时往往会本能地用手或石片抚摩、捶击体表某一部位，竟能使疾病获得缓解。通过长期的发展与积累，逐步形成了砭石治病的方法。砭石是针刺术、刮痧法的萌芽阶段，刮痧疗法可以说是砭石疗法的延续、发展或另一种存在形式。随着历史的演变和发展，医学书籍中逐渐出现了有关刮痧的记载。

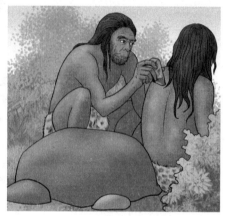

早在旧石器时代，人们就已经懂得使用刮痧来治疗疾病了。

传统的刮痧疗法主要适应证为痧病，所用工具有瓷器类（碗盘勺杯之边缘）、金属类（铜银铝币及金属板）、生物类（麻毛棉线团、蚌壳）等，刮痧部位为脊背、颈部、胸腹、肘窝。所用润滑剂为植物油类、酒类、滑石粉和水。

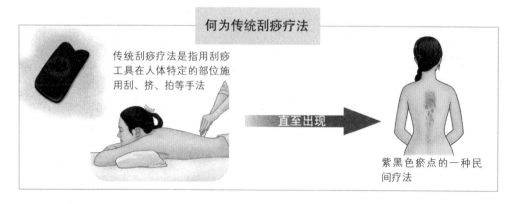

何为传统刮痧疗法

传统刮痧疗法是指用刮痧工具在人体特定的部位施用刮、挤、拍等手法

直至出现

紫黑色瘀点的一种民间疗法

随着刮痧技术的发展，中国刮痧健康法逐步兴起发展起来。它是在古代传统刮痧疗法的基础上发展演变而来的。中国刮痧健康法是以中医脏腑经络学说为理论指导，集针灸、按摩、点穴、拔罐等中医非药物疗法之长，所用工具是以水牛角为材料制作的刮痧板，对人体具有活血化瘀、调整阴阳、舒筋通络、调整信息、排出毒素、自家溶血等作用，是既可保健又可治病的一种自然疗法。它是中医学的重要组成部分，内容包括刮痧方法、经络、腧穴及临床治疗等部分。刮痧由于具有适应证广、疗效明显、操作方便、经济安全等优点，已经越来越受广大患者的欢迎。

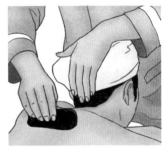

中国刮痧健康法是一种既可保健又可治疗的自然疗法。

中国刮痧健康法是在传统刮痧疗法的基础上的继承发展。现代科技的发展使刮拭工具外部构造、表面光洁度等方面更加适合人体各部位刮痧的需要，而且以水牛角为材料的刮痧板更加体现了刮痧自然之法的特点。水牛角质地坚韧、光滑耐用、加工简便，能避免金属类器

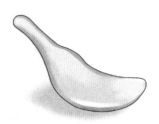

水牛角材质的刮痧板。

械所造成的疼痛、易伤皮肤、产生静电等不良反应，亦能避免瓷器类、生物类器械易碎、不易携带等因素，还能避免现代化学用品如塑料品给人体皮肤造成的危害。

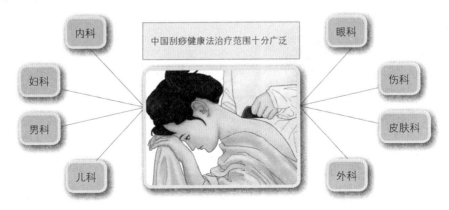

内科　妇科　男科　儿科　眼科　伤科　皮肤科　外科

中国刮痧健康法治疗范围十分广泛

中国刮痧健康法不仅在刮痧工具选择上更为合理，而且结合按摩、点穴、杵针等手法，使刮痧不直接用手便有按摩、点穴的作用，不用针刺入肉便可起到针刺的效果，不用拔罐器便有与拔罐类似的疗效。由于不断地完善和改进，中国刮痧健康法的治疗范围，已在主要治疗痧病的传统刮痧疗法的基础上充分扩大。在理论方面，中国刮痧健康法以中医脏腑经络学说为理论指导，较传统刮痧疗法之经验方法亦有系统提高。

刮痧疗法经过漫长的发展历史，已由原来粗浅直观单一经验的治疗方法发展为今天有系统中医理论指导，有完整手法和改良工具，适应病种广泛，既可预防保健又可治病的一种自然疗法。中国刮痧健康法以其易学、易会、易行、疗效明显等特点必将为人类健康事业做出卓越的贡献。

刮痧疗法的历史与发展

刮痧疗法，起于民间，确切的发明年代及发明人难以考证。元代医家危亦林在公元1337年较早地记载了这一疗法。他在撰写的《世医得效方》卷二"沙证"（当时用"沙"字而未用"痧"字）一节中说，沙证"古方不载……所感如伤寒，头痛呕恶，浑身壮热，手足指末微厥，或腹痛闷乱、须臾能杀人"，又说："心腹绞痛，冷汗出，胀闷欲绝，俗谓搅肠沙，今考之，此证乃名干霍乱，此亦由山岚瘴气，或因饥饱失时、阴阳暴乱而致。""沙"从这段来看是指一种病症。具体地说，"搅肠沙"就是指心腹绞痛、高热头痛、吐泻不得、

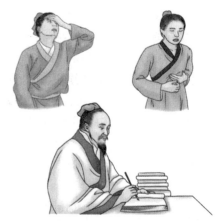

刮痧疗法最早记载于公元1337年由元代医家危亦林撰写的《世医得效方》中。

烦闷难耐、冷汗自出、手足发凉，在较短时间内就可以致人死命的干霍乱证。很类似于现代医学所说的细菌性食物中毒、沙门氏菌属感染，乃至烈性传染病霍乱、副霍乱等病症。到了明代，"沙"字在医书里就都作"痧"字了。

对于"痧证"的治疗，除药物治疗外，在《世医得效方》里提到了3种外治法。

（1）"近世只看头额上、胸前两边，有小红点在于皮肤者，用纸捻或大灯草，微蘸香油，灯上点烧，于红点上，峻爆者是。"这是说，痧证病人往 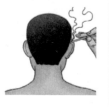 往在头额和胸胁出现散的小出血点或小充血点（这应该就是把这些证候叫作痧证的原因），用纸捻或大个的灯芯草蘸上少量香油点燃，然后用火头直接淬到痧点上，火头爆出一声响即熄灭，再点燃去淬烧其他痧点。这就是后世所说的"淬痧法"。

（2）"如腹痛不止，又用针于两下十指近甲，稍针出血即愈。""两足坠痛、亦名水沙，可于两脚屈膝内两筋 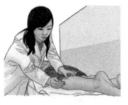 两骨，间刺出血愈，名委中穴。"这两句是说，患痧证腹痛不止的，可以在十指尖放血，两腿沉重疼痛的，可以在委中穴处放血。此即所谓"放痧法"，也叫刺血疗法或放血疗法。

（3）"刮痧法"："又法治沙证，但用苎麻蘸水，于颈项两肘臂两膝腕等处戛掠，见得血凝皮肤中，红点如粟粒状，然后盖复衣被，吃少粥汤或葱豉汤，或清油个葱茶，得汗即愈"。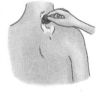

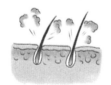

"此皆使皮肤腠理开发松利，诚不药之良法也。"这是说这种刮法的目的在于使腠理开泄，是不用药也能治病的方法。

唐朝人李周翰注说："戛，历刮也。"可见"戛掠"就是刮掠，直到刮出皮下出血凝结成像米粒样的红点为止。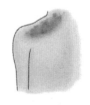

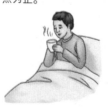

乱掠之后，通过盖衣被保暖、喝粥、汤、茶等方法发汗，使汗孔张开，痧毒外泄。

以后明清的医学著作，不仅继承了危亦林《世医得效方》在痧证及刮痧疗法方面的知识，而且有了进一步的发展。清代康熙十四年（公元 1676 年）郭右陶所撰的《痧胀玉衡》为其中具有代表性的痧证辨治专著。该书对刮痧疗法进行了比较系统的论述，包括痧证的病因、病机分类、症状表现及治法用方，还包括刮痧、放痧、淬痧等的具体方法和适应证。从痧证的病因病机和症状来看，《痧胀玉衡》认为"痧"是指人体感受风寒暑湿燥火、疫气、秽浊之气后，毒邪内郁外发所造成的多种证候，主要包括现代医学所说的病毒或细菌所引起的多种传染性疾病和感染性疾病。

在这些疾病中，痧证是很重的病症，并不是单靠上述外治法就都可以治愈的，对于在什么情况下使用这些外治法，《痧胀玉衡》说："痧在肌肤者，刮之而愈；痧在血肉者，放之而愈"，"凡气分有痧，宜用刮；血分有痧，宜用放，此不易之法，至脏腑经络有痧，若昏迷不醒等症，非放刮所得治，兼用药疗之，无足怪也"。也就是说，刮痧疗法适用于痧证初起，痧毒表浅，在肌肤、气分的病症；而放痧疗法则适用于痧毒在血肉、血分的病症。若痧毒深入脏腑，就必须靠药物来治疗了。

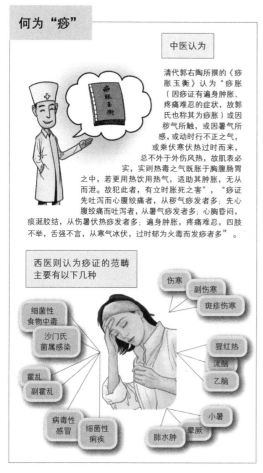

何为"痧"

中医认为

清代郭右陶所撰的《痧胀玉衡》认为"痧证（因痧证有遍身肿胀、疼痛难忍的症状，故郭氏也称其为痧胀）或因秽气所触，或因暑气所感，或动时行不正之气，或乘寒伏热过时而来，总不外于外伤风热，故肌表必实，实则热毒之气既胀于胸膜肠胃之中，若更用热饮此热气，适助其肿胀，无从而泄。故犯此者，有立时胀死之害"，"痧证先吐泻而心腹绞痛者，从秽气痧发者多；先心腹绞痛而吐泻者，从暑气痧发者多；心胸昏闷，痰涎胶结，从伤暑伏热痧发者多；遍身肿胀，疼痛难忍，四肢不举，舌强不言，从寒气冰伏，过时郁为火毒而发痧者多"。

西医则认为痧证的范畴主要有以下几种

- 伤寒
- 副伤寒
- 斑疹伤寒
- 细菌性食物中毒
- 沙门氏菌属感染
- 霍乱
- 副霍乱
- 病毒性感冒
- 细菌性痢疾
- 猩红热
- 流脑
- 乙脑
- 小暑
- 晕厥
- 肺水肿

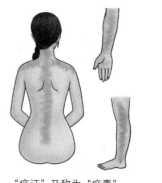

由病毒或细菌所引起的多种传染性疾病和感染性疾病的病程中，由于病毒的侵害、细菌毒素或毒物毒性的作用，大多可见到粘膜、肌肤之下呈现出血点或充血点，状如沙粒，或散在，或密集，或聚积成片，或融合成斑块，因此中医就以"痧"字来命名这些病症，并统称它们为"痧证"，还把这些毒素叫"痧毒"。因为痧证是包含了许多疾病的一个统称，所以根据不同疾病的不同症状表现，在《痧胀玉衡》及其后的一些医书中，就有了许多痧证名称，像暑痧、瘟痧、斑痧、乌痧、骨痧、疫痧、烂喉痧、抽筋痧、吊脚痧等。只不过，随着科学和医学的发展，人们对疾病的认识和辨别更加精确，像"痧证"这样笼统的、包括范围很广的病症名称，才渐渐淘汰不用了。但治疗痧证的一些外治法，如淬痧法、放痧法、刮痧法等，却被保留了下来。

"痧证"又称为"痧毒"。

刮痧、放痧的目的，《痧胀玉衡》说得也很清楚，就是"肌肤痧，用油盐刮之，则痧毒不内攻，血肉痧有青紫筋（主要指肘弯、膝弯部的青紫筋，也叫痧筋），刺之则痧毒有所泄"。也就是说，刮痧、放痧的目的，是排泄体内的痧毒或说是毒素，使体内毒素得以外排，从而达到治愈痧证的目的。

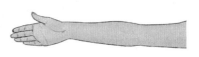

痧筋。

刮痧所刮拭的部位

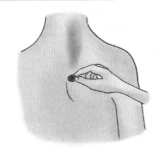

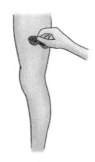

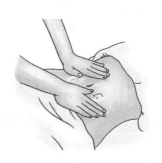

背脊颈骨上下及胸前胁肋两背肩臂痧证，用铜钱蘸香油刮之，或用刮舌刨子脚蘸香油刮之

头额腿上之痧，用棉纱线或麻线蘸香油刮之

大小腹软肉内之痧，用食盐以手擦之

可见所刮拭的部位，涉及头、额、项、背、胸、腹及上下肢，所用工具则根据皮肤粗厚、柔嫩的不同，肌肉脂肪丰厚、寡薄的差别，分别选用坚硬、柔软的刮具，并且还可以用手指作刮具。

刮痧法作为一种简便易行的外治法，或说是物理疗法，以其有立竿见影的疗效，既在民间流传不衰，也被医家广泛重视。明清直至近代，许多医书中都收载了这一方法，而且还有专门的《刮痧疗法》一类的小册子问世。刮痧法主要用于治疗感冒、发热、中暑、急性胃肠炎、其他传染性疾病和感染性疾病的初起，肩、背、臂肘、腿膝疼痛等一类病症。刮具及润滑剂也有发展。这都可以看成对刮痧疗法的继承和发展。

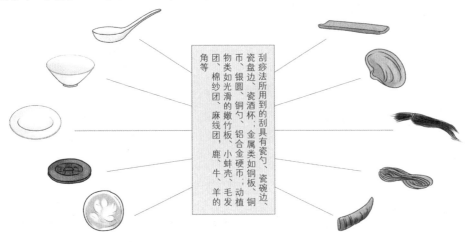

刮痧法所用到的刮具有瓷勺、瓷碗边、瓷盘边、瓷酒杯，金属类如铜板、铜币、银圆、铜勺、铝合金硬币，动植物类如光滑的嫩竹板、小蚌壳、毛发团、棉纱线团、麻线团，鹿、牛、羊的角等

淬痧疗法也流传了下来，被收入了许多医书中。近代曾有人专门对这一方法进行了研究和发掘，并在有关杂志上撰文进行了介绍和推广。

放痧疗法，实际上是流传久远的放血疗法在痧证治疗方面的应用。作为在人类医学史上最古老的一种疗法，放血疗法在古代也叫"启脉"法或"刺络"法。远在石器时代，华夏先人就学会了使用专门制作的石制放血器具——砭石来治病，随着金属的冶炼和应用的出现，才使用了金属的针具来放血。《痧胀玉衡》将放血疗法用于治痧证，并改名叫"放痧"，其实放血疗法并不仅仅局限在治疗痧证，在古代和现代都广泛用于治疗各种外感病和内科、妇科、儿科、外科、五官科等病症。放血的部位也不仅仅局限在十指尖和肘窝、腿窝，而是引入了经络腧穴和经外奇穴主治知识，运用了辨证、辨病选穴方法，在所选穴位的部位寻找表浅的或比较隐伏的怒张的静脉或小静脉团。局部严格消毒后，用锋利的三棱针刺破静脉，放出适量的瘀紫的静脉血。当血流将止时，再用火罐拔吸在针孔处，使渗入皮下的瘀血皆排出体外。

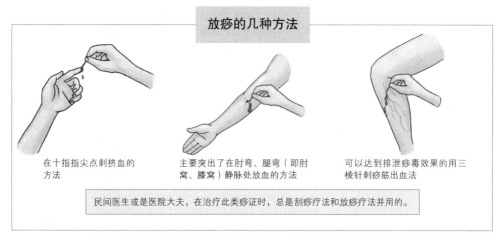

放痧的几种方法

在十指指尖点刺挤血的方法

主要突出了在肘弯、腿弯（即肘窝、膝窝）静脉处放血的方法

可以达到排泄痧毒效果的用三棱针刺痧筋出血法

民间医生或是医院大夫，在治疗此类痧证时，总是刮痧疗法和放痧疗法并用的。

另外，在按摩手法中，有撮、拧、提、拉等法，即用手指撮、捏、提、拉患者的皮肉，使局部充血或出现出血点，此法若用于治疗痧证，则叫撮痧法。直到今日，人们仍常用此法治疗头痛、咽痛、属实证的胃脘痛等证。因这种撮法可以归属按摩推拿等手法中，故本书也不详加介绍。

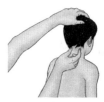

撮痧法。

刮痧疗法的作用机制

刮痧，是用刮痧板蘸刮痧油在人体选取一定的部位反复刮动，摩擦患者皮肤，以治疗疾病的一种方法。

刮痧是根据中医十二经脉及奇经八脉，遵循"急则治其标"的原则，运用手法强刺激经络，使局部皮肤发红充血，从而起到醒神救逆、解毒祛邪、清热解表、行气止痛、健脾和胃的效用的一种疗法。

刮痧施术于皮部对机体的作用大致可分为两大类，一是预防保健作用，二是治疗作用。

一、刮痧是如何预防保健的

刮痧疗法的预防保健作用包括健康保健预防与既病防变两类。刮痧疗法作用部位是体表皮肤，皮肤是机体暴露于外的最表浅部分，直接接触外界，对外界的湿、热、风、寒等毒邪起适应与防卫作用。皮肤之所以具有这些功能，主要依靠的是机体内卫气的作用。卫气出于上焦，由肺气推送，先循行于皮肤之中，卫气调和，则"皮肤调柔，腠理致密"（《灵枢·本脏》）。健康人常刮痧（如取背俞穴、

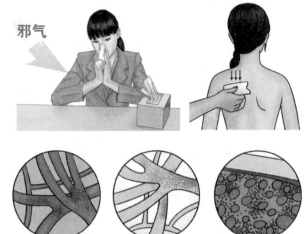

"痧"就是体内毒素淤积、阻塞，一旦"不通"，病症便随之而来。刮痧时，刮板向下的压力会使微循环障碍部位瘀滞的血液从毛细血管壁的间隙渗出于血脉之外，暂留在皮下组织和肌肉组织之间，这些含有体内毒素的离经之血就是我们看到的痧。

足三里穴等）可增强卫气，卫气强则抵御外邪能力强，外邪不易侵表，机体自可安康。若外邪侵表，出现恶寒、发热、鼻塞、流涕等表证，及时刮痧（如取肺俞、中府等）可将表邪及时祛除，以免表邪不祛，蔓延进入五脏六腑而生大病。

刮拭瞬间所出现的痧迅速地改变了血管腔内血液的瘀滞状态，减轻了血管腔内的压力，使含有营养物质的新鲜血液畅行无阻，也将代谢废物及时带走。局部组织不再受代谢废物瘀滞和新鲜营养无法获得之苦，就可维持良好的内循环和生命活力，远离疾病了。

机体在未病的亚健康状态或脏腑器官有病理改变时，相关部位的微循环均会有异常改变。只要出现微循环障碍，无论有无自觉症状，刮痧都可起到保健作用。

刮出之痧颜色逐渐变浅，最后消失，皮肤恢复正常颜色。刮出的痧哪里

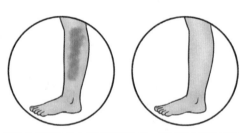

刮出的痧颜色会由深至浅而改变，最后完全消失不见。

小贴士：

机体仅靠心脏的收缩力是不可能将心脏内的血液送到组织细胞的，必须依靠遍布全身的微血管进行调节，因此，微循环是否通畅从根本上决定着人体的健康状况。危害现代人健康的许多慢性疾病，如糖尿病、动脉硬化等都与微循环不畅有密切关系。

微循环的理论从微观的角度解释了中医"经络不通""气血不畅"的现象，并形象、生动地揭示了刮痧保健康之谜。

去了？用现代医学免疫学的理论来分析退痧的现象和过程：痧的消失不是毒素被身体吸收了，而是毒素被身体内具有免疫功能的细胞分解排出体外了。

痧是渗透到血脉之外，存在于组织之间、皮肤之下的离经之血。这些离经之血被身体视为异物，交给具有免疫功能的淋巴细胞及血液中的吞噬细胞来识别、化解，最终通过呼吸、汗液、尿液等途径排出体外。

免疫系统是身体的防卫部队，免疫力低下是身体生病的主要原因之一。而刮痧正可以增强免疫力，经常刮痧，清除痧的过程可以激发免疫系统的功能，使体内免疫细胞得到锻炼，排异能力增强，可以有效、快速地清除病理产物，提高机体的应激能力和组织创伤的修复能力。这是刮痧的另一个重要的保健作用，这一点对免疫机能逐渐下降的现代人尤为重要。

二、刮痧疗法的六大治疗作用

（一）活血祛瘀

刮痧可调节肌肉的收缩和舒张，使组织间压力得到调节，以促进刮拭组织周围的血液循环。增加组织的血液流量，从而起到"活血化瘀""祛瘀生新"的作用。

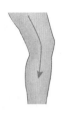

（二）调整阴阳

刮痧对内脏功能有明显的调整阴阳平衡的双向作用，如肠蠕动亢进者，在腹部和背部等处使用刮痧手法可使亢进者受到抑制而恢复正常。反之，肠蠕动功能减退者，则可促进其蠕动恢复正常。这说明刮痧可以调整脏腑阴阳的偏盛偏衰，使脏腑阴阳得到平衡，恢复其正常的生理功能。

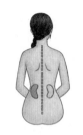

（三）舒筋通络

据临床经验，凡有疼痛则肌肉必紧张，凡有肌紧张又势必疼痛。它们常互为因果关系，刮痧治疗中我们看到，消除了疼痛病灶，肌紧张也就消除；如果使紧张的肌肉得以松弛，则疼痛和压迫症状也可以明显减轻或消失，且有利于病灶修复。

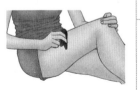

（四）信息调整

刮痧可以产生各种刺激或各种能量，并以传递的方式作用于体表的特定部位，产生一定的生物信息，通过信息传递系统输入到相关脏器，对失常的生物信息加以调整，从而起到对病变脏器的调整作用。这是刮痧治病和保健的依据之一。

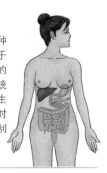

（五）排出毒素

刮痧过程（用刮法使皮肤出痧）可使局部组织形成高度充血，血管神经受到刺激使血管扩张，血

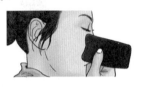

液及淋巴液流动加快，吞噬作用及清除力量加强，使体内包含毒素和废物的离经之血加速排出，组织细胞进一步得到营养，从而使血液得到净化，全身抵抗力得到增强，从而达到减轻病势，促进康复的目的。

（六）行气活血

气血通过经络系统的传输对人体起着濡养、温煦等作用。刮痧作用于肌表，使经络通畅，气血通达，则瘀血化散，凝滞固塞得以崩解消除，全身气血通达无碍，局部疼痛得以减轻或消失。

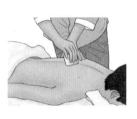

刮痧保健的五大特点

（一）简便

所用工具简单：只需一块薄厚合适、材质无害、表面光滑、使用起来顺手的小刮痧板和适量润滑剂。操作方法简单：只需掌握人体各部位的基本刮拭操作，随时随地可以进行，受限少。

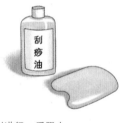

用刮痧治疗常见病有五大特点：1. 简便；2. 安全；3. 见效迅速；4. 性价比高；5. 应用范围广。下面逐一介绍之：

（三）安全

俗话说"是药三分毒"，刮痧不用针药，只需在皮肤表面刮拭身体的特定部位，就可达到改善微循环、活血化瘀、防治疾病的效果，对身体没有任何损伤，更不会出现由某些药物导致的副作用。

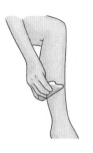

（二）疗效迅速

"不通则痛，通则不痛。"这是中医对疼痛病理变化认识的名言。"不通"指经络气血不通畅，实践证明，经络气血不通畅不仅可以引起疼痛，也是众多病症的诱因。刮痧以出痧、疏通经脉的治疗效应，可以形象地证明这句至理名言。刮拭过程中，随着痧的排出，经脉瞬间通畅，疼痛及其他不适感立刻减轻，甚至消失。人们常常用立竿见影来形容刮痧的效果。

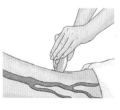

（四）性价比高

刮痧只需一块板、一小瓶刮痧油即可，花费不过百元，疗效却很显著。特别是对于疼痛性疾病和神经血管功能失调的病症，效果迅速，对各种急、慢性病也有很好的辅助治疗效果。而且一次投资，多次享用。

疗效好 ✓
价格实惠 ✓
应用广泛 ✓

（五）适用范围广

目前刮痧已广泛用于治疗各种常见病，凡适用针灸、按摩、放血疗法的病症均适用刮痧疗法，以血液循环瘀滞为特征的各种病症更是刮痧的最佳适应证。而且，刮痧对某些疑难杂症也有意想不到的疗效。

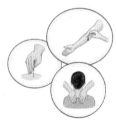

刮痧是适合现代人体质特点的养生绝技

"因瘀致虚"是现代人的体质特点。现代人常常摄入过量肥甘油腻的食物而使肠胃负担过重，加之生活不规律、工作压力大、用脑过度、体力活动少、睡眠不足等，身体很容易出现疲劳、内分泌紊乱、代谢紊乱，使体内环境代谢废物积聚过多，瘀滞脉络而阻碍气血运行，导致微循环障碍，久而久之不仅影响人体健康，甚至可诱发疾病。刮痧可以快速排毒解毒，改善微循环，活血化瘀，增强免疫调节功能，清洁体内环境，是适合现代人体质特点的养生绝技。

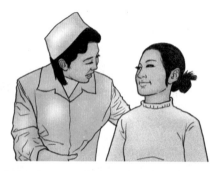

一、快速排毒解毒，预防各种慢性病

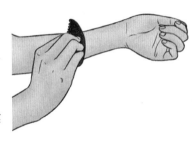

体内毒素是导致脏腑功能失调的病理产物，既污染体内环境，又阻滞经络气血运行，也是疾病发生、发展的重要诱因，如不及时治疗，会出现严重的微循环障碍、代谢异常而产生各种疾病。

体内毒素引起的症状或疾病：机体各种亚健康症状以及高脂血症、糖尿病、心脑血管疾病、乳腺增生、痛经、肠胃病、骨关节疼痛、免疫功能异常、炎症等。

在体内毒素积聚的部位刮痧就会有痧出现。刮拭出痧可将含有内毒素的血液以痧的形式排出血管之外。出痧还有消炎杀菌的作用。与药物不同，刮痧的消炎杀菌作用是通过调整机体气血运行，改善微循环，增强淋巴细胞、白细胞的吞噬能力，促使体内废物、毒素加速排泄，以自身新陈代谢能力和调节能力增强而消炎杀菌的。

二、快速清洁体内环境，抗衰美容

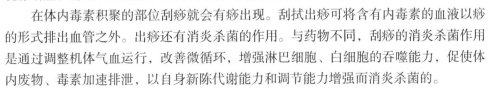

当某脏腑器官处于亚健康状态或出现了病理改变时，新陈代谢速度便随之减慢，代谢产物不能及时通过正常渠道排出，就会污染内环境，导致早衰。

内环境污染引起的症状或疾病：面色晦暗、口渴、口臭、便秘、尿黄、急躁易怒、食欲减退或头晕、疲劳、失眠、健忘等各种症状。

刮痧使皮肤汗孔开泄并出痧，可直接快速地排出血液中的代谢产物，推动经络气血的运行，促进新陈代谢，改善微循环，清洁、净化肌肤和脏腑内环境。刮拭躯干、四肢部位的经穴和全息穴区，可以调理脏腑，恢复和增强机体自身的排泄功能，通过利尿、通便、发汗等途径，及时排泄代谢产物。

三、增强免疫调节功能，提高抗病能力

竞争压力，吸烟、酗酒、熬夜等不良的生活方式严重影响了现代人的免疫调节功能。舒适的生活环境，使肌肉的收缩力减弱，自身的应激能力和调节功能下降；精加工的食物，使胃肠的蠕动能力降低；严重的空气污染刺激呼吸道，污染血液。由此带来的结果是人们容易患感冒、哮喘、过敏性疾病、传染性疾病以及免疫调节功能异常。

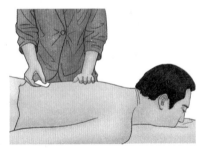

人体血液、淋巴液和组织间液中有许多具有免疫功能的淋巴细胞及血液中的吞噬细胞，对体内异物（非正常组织、外来组织）有识别和排出的能力，被称为体内的"清道夫"。刮拭所出的痧会很快被它们识别出来并排出体外。经常刮痧，出痧和退痧的过程可以激活机体的免疫细胞，使体内清道夫的排异能力增强，有效、快速清除病

理产物。

四、快速活血化瘀、消除身体疼痛

中医认为，经络气血"不通则痛"，气滞血瘀是引发疼痛性疾病的重要原因。比如头痛、颈肩腰腿痛、胃肠痉挛性疼痛、神经痛等各种疼痛性疾病。气滞血瘀还可以引起头晕目眩、疲乏无力、气短胸闷、痤疮、黄褐斑、面色萎黄或晦暗等各种亚健康症状。

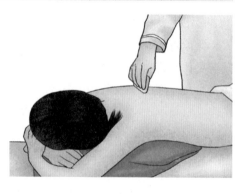

刮痧疗法的特点是"以通为补""以泄为补"，而不是从外部向体内补充营养物质。刮拭刺激皮肤，使汗孔开泄，迅速出痧，疏通经脉，活血化瘀，排毒解毒。血脉畅通，气血运行通达五脏六腑，即可以及时为细胞补充氧气和各种营养素。

刮痧是自我诊断治疗和自我美容的妙法

刮痧之所以在民间广泛流传，经久不衰，除了它具有安全速效、易学好用、操作简便等特点以外，还和它能帮助人们自我诊断健康状况，自我防病治病，自我养颜美容分不开。

一、自我诊断健康状况

刮痧可以根据痧象（出痧的多少，所在的部位，颜色深浅）和刮拭过程中的阳性反应（局部有无疼痛、疼痛轻重、疼痛性质，刮痧时刮板下有无障碍和阻力）诊断对应脏腑器官的健康状况，具有操作简便、超前诊断、诊断和治疗同步进行、无毒副作用等特点。

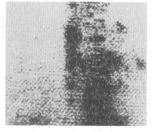

刮痧能根据痧象诊断健康状况。

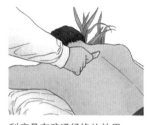

刮痧具有疏通经络的效果。

二、自我防病治病

气血是构成人体和维持生命活动的基本物质之一。气血运行通畅，人体就能保持健康；气血运行不畅，则组织器官低氧，细胞早衰，影响人体健康。刮痧具有疏通经络、畅达气血、营养细胞等作用，有预防疾病、防衰抗老的效果。

三、自我养颜美容

刮痧具有活血化瘀，排出体内毒素，清洁净化内环境的作用。刮痧使肌肤局部的毛细血管扩张，局部组织血容量增多，血液循环加快而产生热效应。这种热效应使皮肤新陈代谢活跃，有利于受损组织的修复、更新与功能恢复，从而达到养颜美容，延缓面部皮肤衰老的目的。

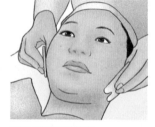

刮痧可以养颜美容。

第2章
刮痧时必须要做的准备

刮痧前要做好充分的准备，除了要把刮痧的工具准备齐全，还要仔细了解操作步骤。只要方法得当，刮痧疗法不仅能治病，还可以起保健作用，是一种操作方便、疗效显著的治疗方法。

刮痧的器具

一、选择刮痧的工具

刮痧工具包括刮痧板和润滑剂。工具的选择直接关系到刮痧治病保健的效果。古代用汤勺、铜钱、嫩竹板等作为刮痧工具，用麻油、水、酒作为润滑剂。这些工具虽然取材方便，能起到一些刮痧治疗作用，但因其简陋、本身无药物治疗作用，均已很少得到应用。现多选用经过加工的有药

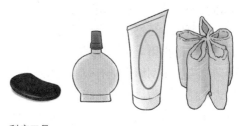

刮痧工具。

物治疗作用并且没有副作用的工具。这样的工具能发挥双重的作用，既能作为刮痧工具使用，其本身又有治疗作用，可以明显提高刮痧的疗效。

（一）刮痧板

刮痧板是刮痧的主要工具。目前各种形状的刮痧板、集多种功能的刮痧梳已相继问世，其中有水牛角制品，也有玉制品和玛瑙制品。水牛角质地坚韧，光滑耐用，药源丰富，加工简便。药性与犀牛角相似，只药力稍逊，常为犀牛角之代用品。水牛角味辛、咸、寒。辛可发散行气，活血润养；咸能软坚润下；寒能清热解毒。因此，水牛角具有发散行气、清热解毒、活血化瘀的作用。玉性味甘平，入肺经，润心肺，清肺热。据《本草纲目》介绍：玉具有清音哑，止烦渴，定虚喘，安神明，滋养五脏六腑的作用，是具有清纯之气的良药，可避秽浊之病气。古人常将玉制品佩戴在手腕、颈部及膻中部位，若将玉质刮痧板佩戴在膻中部位，不仅方便使用，通过其对局部的按摩和人体对其某些成分的慢性吸收，还可养神宁志，健身祛病。水牛角及玉质刮痧板均有助于行气活血、疏通经络而没有副作用。

刮痧板的注意事项

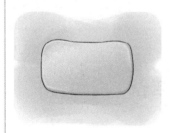

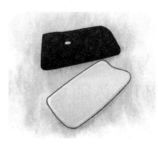

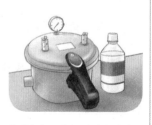

刮痧板一般加工为长方形，边缘光滑，四角钝圆，弧度自然。刮板的两长边，一边稍厚，一边稍薄。薄面用于人体平坦部位的治疗刮痧，凹陷的厚面适合于按摩保健刮痧，刮板的角适合于人体凹陷部位的刮拭

水牛角刮板如长时间置于潮湿之地，或浸泡在水里，或长时间暴露在干燥的空气中，容易发生裂纹，影响使用寿命。因此刮毕洗净后应立即擦干，最好放在塑料袋或皮套内保存。玉质板在保存时要避免磕碰

为避免交叉感染，最好固定专人专板使用。水牛角刮痧板可以使用 1：1000 的新洁尔灭、75% 的酒精或者 0.5% 的碘伏擦拭消毒。玛瑙和玉制品的刮痧板，除了擦拭消毒，还可以使用高压或者煮沸消毒

（二）润滑剂

刮痧治疗的润滑剂应为有药物治疗作用的润滑剂，这种润滑剂应由具有清热解毒、活血化瘀、消炎镇痛作用，同时又没有毒副作用的药物及渗透性强、润滑性好的植物油加工而成。药物的治疗作用有助于疏通经络，宣通气血，活血化瘀。植物油有滋润保护皮肤的作用。刮痧时涂以润滑剂不但能减轻疼痛，加速病邪外排，还可保护皮肤，预防感染，使刮痧安全有效。比如活血润肤脂和刮痧活血剂两种。活血润肤脂的作用较为广泛，因为活血润肤脂为软膏制剂，不但润滑性好，涂抹时不会因向下流滴而弄脏衣服，易被皮肤吸收，活血润肤作用持久，特别适合于面部美容刮痧，可作刮痧和美容护肤两用。

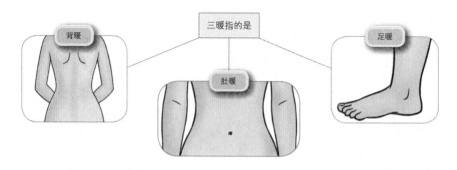

二、刮痧板什么材质最好

常用的多功能刮痧板主要材料为砭石与水牛角两种，其结构包括面、厚边、薄边和棱角部分。治疗疾病用刮法时多用薄边，保健多用厚边，关节附近穴位和需要点按穴位多用棱角刮拭。

（一）砭石刮痧板

（1）砭石质感非常细腻、柔和，摩擦皮肤时有很好的皮肤亲和力，受术者感觉非常舒服。

（2）砭石刮痧板刮拭人体皮肤时，可产生丰富的超声波脉冲，每刮拭一次可产生的平均超声波脉冲数可达3698次。科学研究表明，超声波有改善人体血液微循环、镇痛、改善心肌的血液供应、增加胃肠蠕动、抑制癌细胞生长、消除体内多余脂肪等作用。

（3）砭石具有极佳的远红外辐射能力，可增强人体细胞的正常机能，提高吞噬细胞的吞噬功能，使杀菌力、免疫力等均有所提高，能改善人体血液微循环和各种疾病引起的病变，能促进新陈代谢，降低血液黏稠度，可减轻胸闷、心悸、头昏、麻木等症状。可防治冠心病、高血压、肿瘤、关节炎、四肢发凉等病症的发生；砭石刮痧还具有防止血栓形成的作用。

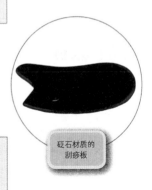

砭石材质的刮痧板

（二）水牛角刮痧板

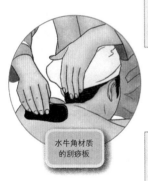

水牛角材质的刮痧板

（1）以天然水牛角为材料。水牛角本身就是一种中药。水牛角味辛、苦、寒，所以具有清热解毒、凉血、定惊、行气等功效，对人体肌表无毒性刺激和不良化学反应。

（2）水牛角在中国古代以至现代南方少数民族地区均被视为避邪祛灾之吉祥物，随身携带或刮拭皮肤都有避邪强身之功，为理想的强身祛病之佳品。

（3）水牛角的角质蛋白和人体肌肤蛋白大致相同，水牛角做成的刮痧板光滑柔润，皮肤感觉舒适。使用水牛角刮痧板刮痧时，与人体体表摩擦生热，可使水牛角刮痧板蛋白轻微溶解，还可起到滋养皮肤的作用。

三、刮痧的持板方法及手法

正确的持板方法是把刮痧板的长边横靠在手掌心，大拇指和其他四个手指分别握住刮痧板的两边，刮痧时用手掌心的部位向下按压。单方向刮拭，不要来回刮。刮痧板与皮肤表面的夹角一般为30度到60度，以45度角应用得最多。这个角度可以减轻刮痧过程中的疼痛，增加舒适感。

手拿刮板，治疗时刮板厚的一面对手掌，保健时刮板薄的一面对手掌。刮拭方向从颈到背、腹、上肢再到下肢，从上向下刮拭，

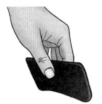

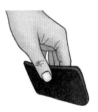

如果想达到治疗的目的，就应该把刮板厚的一面对手掌。

如果想达到保健的目的，就应当把刮板薄的一面对手掌。

胸部从内向外刮拭，力度要均匀。刮痧板一定要消毒。刮痧时间一般每个部位刮3 ~ 5分钟，最长不超过20分钟。对于那些不出痧或出痧少的患者，不可强求出痧，以患者感到舒服为原则。刮痧次数一般是第一次刮完等3至5天，痧退后再进行第二次刮治。出痧后一至两天，皮肤可能轻度疼痛、发痒，这些反应属正常现象。

刮痧时患者的体位

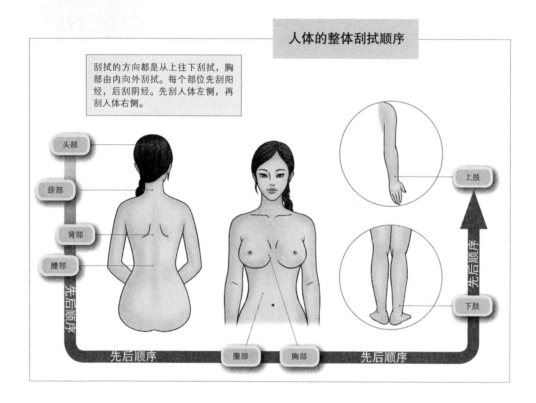

人体的整体刮拭顺序

刮拭的方向都是从上往下刮拭，胸部由内向外刮拭。每个部位先刮阳经，后刮阴经。先刮人体左侧，再刮人体右侧。

头部
颈部
背部
腰部
上肢
下肢
先后顺序
先后顺序
先后顺序
腹部
胸部
先后顺序

一、头部

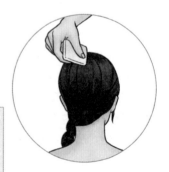

【刮拭方法】

头部有头发覆盖，可以不涂抹刮痧润滑剂而直接在头发上面用刮痧板刮拭，用平补平泻的方法，刮至头皮有热感为止。

【主治病症】

头部刮痧具有改善头部血流循环、疏通全身阳气等作用，可预防和治疗脑血栓、神经衰弱、各种类型的头痛、高血压、眩晕、记忆力衰退、老年痴呆、感冒、脱发等。利用牛角梳子对头部进行刮拭，可产生良好的治疗效果。

二、面部

【刮拭方法】

（1）刮拭前额部：从前额正中线开始，分别向两侧刮拭，上方刮至前发际，下方刮至眉毛，经鱼腰穴、丝竹空穴等。
（2）刮拭两颧部：由内侧向外刮拭，经承泣穴、四白穴、下关穴、听宫穴、耳门穴等。
（3）刮拭下颌部：以承浆穴为中心，分别向两侧刮拭，经过地仓穴、颊车穴等。

【主治病症】

面部刮痧具有养颜美容的功效，可防治眼病、鼻病、耳病、面瘫、雀斑等五官科疾病。面部刮痧适宜选用 S 形刮痧板或小多功能刮痧板，动作宜轻柔，不可过猛过重，以不出痧为度。对于眼、耳、口、鼻等部位可以用手指刮摩来代替刮痧板乱摩。

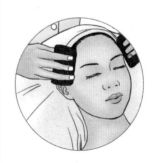

三、颈部

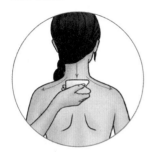

【刮拭方法】

（1）刮拭颈部正中线：从哑门穴刮至大椎穴。
（2）刮拭颈部两侧到肩：从风池穴开始到肩井穴。

【主治病症】

颈部刮痧可治疗感冒、头痛、近视、咽炎、颈椎病等。还可以用于治疗癫病、脑震荡后遗症、失眠等。适宜采用多功能牛角刮痧板或者方形牛角刮痧板。

四、背部

【主治病症】

可预防全身五脏六腑的病症。适宜使用多功能牛角刮痧板或者方形牛角刮痧板。

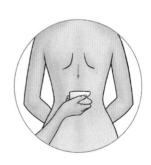

【刮拭方法】

背部的刮拭方向是从上到下，骶部的刮拭方向是自下而上。一般先刮背正中线的督脉穴，再刮两侧的膀胱经和夹脊穴。也可以根据病变在背部的全系反射对应区进行刮拭并结合揉法，由轻至重进行刮拭。

五、胸部

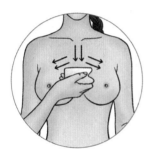

【刮拭方法】

（1）刮拭胸部正中线：从天突穴经膻中穴向下刮至鸠尾穴，用刮板角部自上而下刮。
（2）刮拭胸部两侧：以任脉为界，沿肋骨走向由内向外，先左后右刮拭。
（3）中府穴：宜用刮板棱角部从上向下刮。

【主治病症】

胸部刮痧主治心肺疾患，可预防支气管炎、哮喘、乳腺炎、乳腺癌等。可采用多功能牛角刮痧板或者肾形牛角刮痧板等。

六、腹部

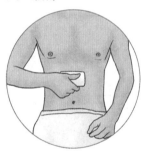

【刮拭方法】

腹部由上往下刮拭。用砭板的一边 1/3 边缘，从左侧依次排刮至右侧，对内脏下垂的患者，宜从下往上刮拭。

【主治病症】

主要治疗肝、胆、脾、肾、大小肠等腹腔脏器的病变。比如胆囊炎、消化不良、便秘、泄泻等。

刮痧疗法的种类

刮痧方法包括持具操作和徒手操作两大类。持具操作又包括刮痧法、挑痧法、放痧法。徒手操作又叫撮痧法，具体为揪痧法、扯痧法、挤痧法、焠痧法、拍痧法。

（一）刮痧法

刮痧法又分为直接刮法和间接刮法两种。

刮痧法的两种刮法

直刮法：指在施术部位涂上刮痧介质，然后用刮痧工具直接接触患者皮肤，在体表的特定部位反复进行刮拭，至皮下呈现痧痕为止。
具体操作为：病人取坐位或俯伏位，术者用热毛巾擦洗病人被刮部位的皮肤，均匀地涂上刮痧介质。术者持刮痧工具，在刮拭部位进行刮拭，至刮出出血点为止。

间接刮法：先在病人将要刮拭的部位放一层薄布，然后再用刮拭工具在布上刮拭，称为间接刮法。此法可保护皮肤。适用于儿童、年老体弱、高热、中枢神经系统感染、抽搐及某些皮肤病的患者。

（二）挑痧法

术者用针挑病人体表的一定部位，以治疗疾病的方法。具体方法为：术者用酒精棉球消毒挑刺部位，左手捏起挑刺部位的皮肉，右手持三棱针，对准部位，将针横向刺入皮肤，挑破皮肤 0.2 ~ 0.3cm，然后再深入皮下，挑断皮下白色纤维组织或青筋，将有白色纤维组织的地方挑尽为止。如发现有青筋的地方，挑 3 下，同时用双手挤出瘀血。术后用碘酒消毒，敷上无菌纱布，以胶布固定。

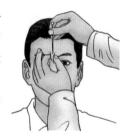

挑痧法。

（三）放痧法

放痧法分为"点刺法"和"泻血疗法"。

放痧法的两种疗法

泻血疗法

具体为：常规消毒，左手拇指压在被刺部位下端，上端用橡皮管结扎，右手持三棱针对准被刺部位静脉，迅速刺入脉中 0.5～1 分深，然后出针，使其流出少量血液，出血停止后，以消毒棉球按压针孔。当出血时，也可轻按静脉上端，以助瘀血排出，使毒邪得泄。此法适用于肘窝、腘窝及太阳穴等处的浅表静脉，用以治疗中暑、急性腰扭伤、急性淋巴管炎等病

点刺法

即针刺前先推按被刺部位，使血液积聚于针刺部位，经常规消毒后，左手拇、示、中三指夹紧被刺部位或穴位，右手持针，对准穴位迅速刺入 1～2 分深，随即将针退出，轻轻挤压针孔周围，使出血少量，然后用消毒棉球按压针孔。此法多用于手指或足趾末端穴位，如十宣穴、十二井穴或头面部的太阳穴、印堂穴、攒竹穴、上星穴等

挑痧法及放痧法必须灭菌操作，以防止感染，针刺前消除患者紧张心理，点刺时手法宜轻宜快宜浅，出血不宜过多，以数滴为宜。注意勿刺伤深部动脉。另外，病后体弱、明显贫血、孕妇和有自发性出血倾向者不宜使用。为防止晕针，患者最好采取卧位，术后休息后再走。

（四）揪痧法

指在施术部位涂上刮痧介质，然后施术者五指屈曲，用自己示、中指的第二指节对准施术部位，把皮肤与肌肉揪起，然后瞬间用力向外滑动再松开，这样一揪一放，反复进行，并连续发出"巴巴"声响。在同一部位可连续操作 6～7 遍，这时被揪起揪痧的皮肤就会出现痧点。

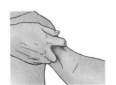

揪痧法。

（六）挤痧法

医者用大拇指和示指在施术部位用力挤压，连续操作 4～5 次，挤出一块块或一小块儿紫红痧斑为止。此种方法一般用于头额部位的腧穴。

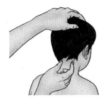

挤痧法。

（五）扯痧法

扯痧疗法是医者用自己的示指、大拇指提扯病者的皮肤和一定的部位，使表浅的皮肤和部位出现紫红色或暗红色的痧点。此法主要应用于头部、颈项、背部、面部的太阳穴和印堂穴。

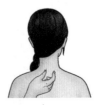

扯痧法。

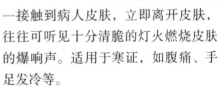

焠痧法。

（七）焠痧法

用灯芯草蘸油，点燃后，在病人皮肤表面上的红点处烧燃，手法要快，一接触到病人皮肤，立即离开皮肤，往往可听见十分清脆的灯火燃烧皮肤的爆响声。适用于寒证，如腹痛、手足发冷等。

（八）拍痧法

用虚掌拍打或用刮痧板拍打体表施术部位。主要拍双肘关节内侧和膝盖或大腿内侧，或者是发病有异常感觉的身体部位，比如痛痒、胀麻的部位。

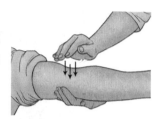

拍痧法。

刮痧的疗程及实施步骤

一、刮痧的疗程

刮痧疗法属自然疗法。用刮痧板在皮肤表面进行治疗，刮痧板和润滑剂虽然有一定的药物作用，但只接触皮肤表面，起保护滋润皮肤、加强疏通经络、刺激全息穴区等效果，进入体内的药量微乎其微。因此，刮痧治疗无严格的疗程之分。在刮痧时，为便于观察治疗反应及疗效，根据病情的轻重缓急，大致确定疗程如下：急性病两次治疗为一个疗程，慢性病 4 次治疗为一个疗程。

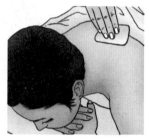

刮痧是用刮痧板在皮肤表面进行治疗的自然疗法。

任何疾病的发生，都是经络气血运行失常，脏腑阴阳失调所致。经络学说是中医刮痧治疗的理论基础，以经络学说和全息诊疗学说为基础的经络全息刮痧法，广泛适用于临床各种病症。经络全息刮痧法采用刮拭皮肤的经络穴位和全息穴区为治疗手段，这种特殊的治疗手段使其对某些疾病有显著的疗效，这些疾病就是其最佳适应证。

二、治疗刮痧实施步骤

（一）选择工具

刮痧板应边缘光滑，边角钝圆，厚薄适中。应仔细检查其边缘有无裂纹及粗糙处，以免伤及皮肤

（二）解释说明工作

初诊病人刮痧时，应先向病人介绍刮痧的一般常识。对精神紧张、疼痛敏感者，更应做好解释安抚工作，以便取得病人的积极配合

（三）选择体位

应选择便于刮痧者操作，既能充分暴露所刮的部位，又能使患者感到舒适，有利于刮拭部位肌肉放松，可以持久配合的体位。一般采取坐位，选用有靠背的椅子。刮腰背部，男士面向椅背骑坐，女士侧坐，使其身体有所依靠。刮胸腹部、上肢及下肢前侧采取正坐位。刮下肢后侧采取双手扶靠椅背的站立姿势，病情重或体力衰弱的虚证病人可采取卧位，根据刮拭部位的需要采取仰卧、俯卧或侧卧位。被刮拭部位肌肉放松有利于操作

（四）涂刮痧润滑剂

暴露出所刮拭的部位，在刮拭的经络穴位处涂刮痧润滑剂。使用活血润肤脂可从管口中挤出少量，涂抹在被刮拭部位，用刮板涂匀即可。如使用刮痧活血剂则将瓶口朝下，使刮痧活血剂从小孔中自行缓慢滴出，忌用手挤压，因为刮痧活血剂过多不利于刮拭，还会顺皮肤流下弄脏衣服

（五）刮拭

手持刮板，先用刮板边缘将滴在皮肤上的刮痧润滑剂自下向上涂匀，再用刮板薄面约 1 寸宽的边缘，沿经络部位自上向下，或由内向外多次向同一方向刮拭。注意每次刮拭开始至结束力量要均匀一致，每条经络或穴区依病情需要刮 20 至 30 次左右

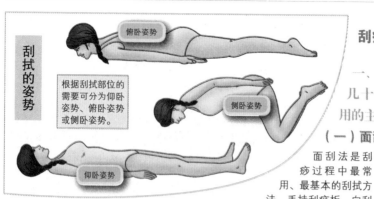

刮拭的姿势

根据刮拭部位的需要可分为仰卧姿势、俯卧姿势或侧卧姿势。

俯卧姿势

侧卧姿势

仰卧姿势

刮痧保健运板方法

一、刮痧的运板方法有几十种之多，但是最常用的主要有九种：

（一）面刮法

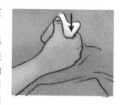

面刮法是刮痧过程中最常用、最基本的刮拭方法。手持刮痧板，向刮拭的方向倾斜30度至60度，以45度角应用最为广泛，根据部位的需要，将刮痧板的1/2长边或整个长边接触皮肤，自上而下或从内到外均匀地向同一方向直线刮拭。面刮法适用于身体比较平坦部位的经络和穴位。

（二）平刮法

操作方法与面刮法相似，只是刮痧板向刮拭的方向倾斜的角度小于15度，并且向下的渗透力比较大，刮拭速度缓慢。平刮法是诊断和刮拭疼痛区域的常用方法。

（三）推刮法

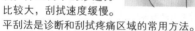

操作方法与面刮法相似，刮痧板向刮拭的方向倾斜的角度小于45度（面部刮痧小于15度），刮拭的按压力大于平刮法，刮拭的速度也慢于平刮法，每次刮拭的长度要短。推刮法可以发现细小的阳性反应，是诊断和刮拭疼痛区域的常用方法。

（四）单角刮法

用刮痧板的一个角部在穴位处自上而下刮拭，刮痧板向刮拭方向倾斜45度。这种刮拭方法多用于肩部肩贞穴，胸部膻中、中府、云门穴，颈部风池等穴。因为接触面积比较小，所以要特别注意防止因用力过猛而损伤皮肤。

（五）双角刮法

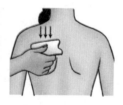

用刮痧板凹槽处的两角部刮拭，以凹槽部位对准脊椎棘突，凹槽两侧的双角放在脊椎棘突和两侧横突之间的部位，刮痧板向下倾斜45度，自上而下地刮拭。这种刮拭方法常用于脊椎部位的诊断、保健和治疗。

（六）点按法

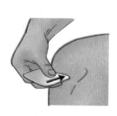

使刮痧板角部与穴位呈90度角，垂直向下按压，由轻到重，逐渐加力，片刻后迅速抬起，使肌肉复原，多次重复，手法连贯。这种刮拭方法适用于无骨骼的软组织处和骨骼缝隙、凹陷部位，如人中穴、膝眼穴。

（七）厉刮法

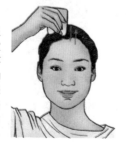

使刮痧板角部与穴位呈90度角，并施以一定的压力，刮痧板始终不离皮肤，作短距离（约1寸长）前后或左右摩擦刮拭。这种刮拭方法适用于头部全息穴区的诊断和治疗。

（八）平面按揉法

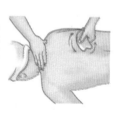

用刮痧板角部的平面以小于20度角按压在穴位上，做柔和、缓慢的旋转运动，刮痧板角部平面始终不离开所接触的皮肤，按揉压力应渗透至皮下组织或肌肉。这种刮拭方法常用于对脏腑有强壮作用的穴位，如合谷、足三里、内关穴以及手足全息穴区、后颈、背腰部全息穴区中疼痛敏感点的诊断和治疗。

（九）垂直按揉法

垂直按揉法即将刮痧板的边缘以 90 度角按压在穴区上，刮痧板始终不离开所接触的皮肤，作柔和的慢速按揉。垂直按揉法适用于骨缝部穴位，以及第二掌骨桡侧全息穴区的诊断和治疗。

二、特殊刮痧方法

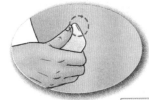

揉刮法。

（一）揉刮法

根据刮拭范围的大小，以刮痧板整个长度的一半长边接触皮肤，刮痧板向刮拭的方向倾斜，倾斜的角度尽量小于 15 度，自上而下或从内向外均匀地连续做缓慢、柔和的旋转刮拭，即边刮拭边缓慢向前旋转移动，向前移动的推动力小于向下按压的力量。

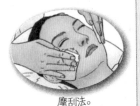

摩刮法。

（二）摩刮法

两手各持一块刮痧板，将刮痧板平面置于手掌心或四指部位，手指不接触皮肤，两块刮痧板平面紧贴面部两侧皮肤，以掌心或四指力量按压刮痧板的平面，将按压力渗透到肌肉深部，两块刮痧板在面部两侧同时自下而上或从外向内均匀连续做缓慢、柔和的旋转移动，即边按压边缓慢向前旋转移动，向前移动的推动力小于向下按压的力量。

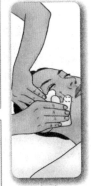

提拉法。

（三）提拉法

两手各持一块刮痧板，放在面部同一侧，用刮痧板整个长边接触皮肤，刮痧板向刮拭的方向倾斜，倾斜的角度为 20 度～30 度，两块刮痧板交替从下向上刮拭，刮拭的按压力渗透到肌肉的深处，以肌肉运动带动皮肤向上提升，边提升边刮拭，向上提升的拉力和向下按压的力度相等。也可以两手各持一块刮痧板，分别放在面部两侧，同时刮拭提拉两侧肌肤。

刮痧的补泻手法

刮痧的补泻手法是由按压力大小、时间长短、刮拭方向和速度快慢等多个因素区分的。根据刮拭时的力量和速度，刮拭手法可以分为补法、泻法和平补平泻法。

一般中医外治法均认为速度快、按压力大、刺激时间短为泻；速度慢、按压力小、刺激时间长为补；速度适中、按压力适中、时间介于补泄之间为平补平泻，亦称平刮法。有三种刮拭手法：第一种为按压力大，速度慢；第二种为按压力小，速度快；第三种为按压力中等，速度适中。具体应用时可根据患者病情和体质而灵活选用。其中按压力中等，速度适中的手法易于被患者接受。

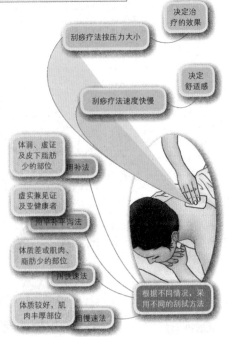

刮痧疗法按压力大小 —— 决定治疗的效果

刮痧疗法速度快慢 —— 决定舒适感

体弱、虚证及皮下脂肪少的部位 —— 用补法

虚实兼见证及亚健康者 —— 用平补平泻法

体质差或肌肉、脂肪少的部位 —— 用快揉法

体质较好，肌肉丰厚部位 —— 用慢速法

根据不同情况，采用不同的刮拭方法

刮痧刺激后的痧痕和痧象

刮痧工具作用在人体表面后，皮肤会对这种刺激产生各种各样的反应，发生颜色和形态的变化，这种变化和反应就是"痧象"，也称"痧痕"。常见的"痧痕"包括体表局部潮红、紫红或紫黑瘀斑，点状紫红小疹子，与此同时常伴有不同程度的热痛感。皮肤的这些变化会持续一至数天。

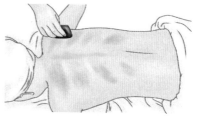

刮痧工具作用在人体表面后，皮肤发生的变化和反应就是"痧象"，也称"痧痕"。

只要刮数分钟，凡有病原的部位，表面轻则可见微红或花红点点，重则会出现斑块，甚至会有黑色块，摸上去稍有阻碍或隆突感。较严重的青黑斑块在刮拭时会有痛感，如无病，就没有反应和痛感。

"痧象"是疾病在体表的病理反应，而刮痧疗法就是利用边刮痧工具或手指或针具在人体体表一定的特定刺激部位或穴位上施以反复的刮拭、提捏、挑刺、揪挤等手法，使皮肤出现片状或点片状瘀血的反应，以达到疏通经络，扶正祛邪，调整脏腑功能，恢复生理状态，排泄毒素，退热镇痉，开窍醒神，祛除疾病的目的的一种物理性的外治疗法，也是从临床实践中总结出来的一种非药物治疗法，多年来一直流传和应用于民间，深受广大群众的欢迎。

痧色鲜红

呈点状多为表证，病程短，病情轻，预后好

对疾病的诊断，治疗，病程，预后判断方面有一定的临床指导意义。通过痧色可以判断病情的轻重。

紫色暗红

"痧痕"

呈斑片状或瘀块，痧粒密集，多为里证，病程长，病情重，预后差

随着刮痧的治疗，痧象颜色由暗变红，由斑块变成散点，说明病情在好转，治疗是有效的。一般说来，无病者或做减肥、美容或保健刮拭者，一般无明显痧象。

刮拭要领与技巧

对于刮痧治疗的成功与否，刮拭要领是至关重要的。一次刮痧的疗效如何和刮拭要领是紧密联系的。我们主要介绍常用刮痧手法的刮拭要领。

一、按压力

刮痧时除向刮拭方向用力外，更重要的是要有对肌肤向下的按压力。须使刮拭的作用力传导到深层组织，才能达到刺激到经脉和全息穴区的深度，这样才有治疗作用。刮板作用力透及的深度应达到皮下组织或肌肉，如作用力大，可达到骨骼和内肌。刮痧最忌不使用按力，

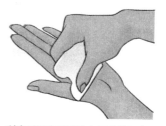

刮痧时要有对肌肤向下的按压力。

23

仅在皮肤表面摩擦，这种刮法，不但没有治疗效果，还会形成表皮水肿。但人的体质、病情不同，治疗时按压力强度也应有所不同。各部位的局部解剖结构不同，所能承受的压力强度也不相同，在骨骼凸起部位按压力应较其他部位适当减轻。力度大小可根据患者体质、病情及承受能力确定。正确的刮拭手法，应该是始终保持稳定的按压力的。每次刮拭应速度均匀，力度平稳。

二、点、面、线相结合

点即穴位，穴位是人体脏腑经络之气输注于体表的部位。面即指刮痧治疗时刮板边缘接触皮肤的部分，约有1寸宽。这个面，在经络来说是其皮部；在全息穴区来说，即为其穴区。线即指经脉，是经络系统中的主干线，循行于体表并连及深部，约有1毫米宽。点、面、线相结合的刮拭方法，是在疏通经脉的同时，加强重点穴位的刺激，并掌握一定的刮拭宽度。因为刮拭的范围在经脉皮部的范围之内，经脉线就在皮部范围之下，刮拭有一定的宽度，便于准确地包含经络，而对全息穴区的刮拭，更是具有一定面积的区域。刮痧法，以疏通调整经络为主，重点穴位加强为辅。经络、穴位相比较，重在经络，刮拭时重点是找准经络，宁失其穴，不失其经。只要经络的位置准确，穴位就在其中，所以要始终重视经脉整体疏通调节的效果。点、面、线相结合是刮痧的特点，也是刮痧简便易学、疗效显著的原因之一。

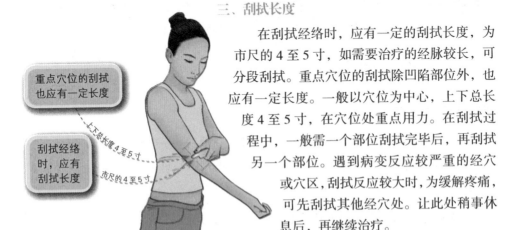

三、刮拭长度

在刮拭经络时，应有一定的刮拭长度，为市尺的4至5寸，如需要治疗的经脉较长，可分段刮拭。重点穴位的刮拭除凹陷部位外，也应有一定长度。一般以穴位为中心，上下总长度4至5寸，在穴位处重点用力。在刮拭过程中，一般需一个部位刮拭完毕后，再刮拭另一个部位。遇到病变反应较严重的经穴或穴区，刮拭反应较大时，为缓解疼痛，可先刮拭其他经穴处。让此处稍事休息后，再继续治疗。

刮拭后的反应

刮痧治疗，由于病情不同，治疗局部出现不同颜色、不同形态、不同数量的痧。

皮肤表面的痧有鲜红色、暗红色、紫色及青黑色。痧的形态有散在、密集或斑块状，湿邪重者皮肤表面可见水疱样痧。皮肤下面深层部位的多为大小不一的包块状或结节状。深层痧表面皮肤隐约可见青紫色。进行刮痧治疗时，出痧部皮肤有明显的发热感。

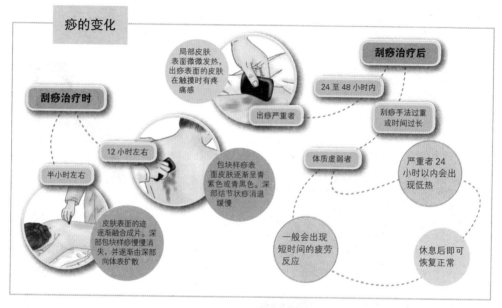

经过刮痧治疗后，刮出的痧一般 5 ~ 7 天即可消退。痧消退的时间与出痧部位、痧的颜色和深浅有密切的关系。阴经所出的痧，较阳经所出的痧消退得慢，慢者一般延迟至 2 周左右消退。胸背部的痧、上肢的痧、颜色浅的痧及皮肤表面的痧消退较快，下肢的痧、腹部的痧、颜色深的痧，及皮下深部的痧消退较慢。

刮痧操作步骤

（1）首先要向患者作简要解释，以消除其紧张恐惧心理，以取得信任、合作与配合

（2）准备齐全刮痧器具与用品。检查刮具边缘是否光滑、安全，并做好必要的消毒工作

（3）根据病人所患疾病的性质与病情，并结合患者的体质确定治疗部位，尽量暴露，用毛巾擦洗干净，选择合适的体位

（4）在刮拭部位均匀地涂布刮痧介质，用量宜少不宜多

（5）一般右手持刮痧工具，灵活利用腕力、臂力，切忌生硬用蛮力，硬质刮具的平面与皮肤之间角度以 45 度为宜，切不可成推、削之势

（6）用力要均匀、适中，由轻渐重，力度要均匀，并保持一定的按压力，以病人能耐受为度，使刮拭的作用力传达到深层组织，而不是在皮肤表面进行摩擦。刮拭面尽量拉长，点、线、面三者兼顾，综合运用。点是刺激穴位，线是循行经络，面是作用于皮部

（7）刮痧时要顺一个方向刮，不要来回刮，以皮下出现微紫红或紫黑色瘀点、斑块为度。应刮完一处之后，再刮相邻部位，不要无序地东刮一下，西刮一下

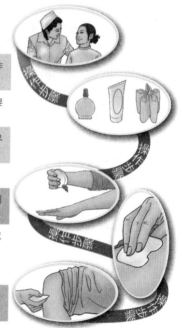

（8）保健刮痧和头部刮治，可不用刮溶介质，亦可隔衣刮拭，以病人能耐受为度

（9）任何病症，宜先刮拭颈项部，再刮其他患处。一般原则是先刮头颈部、背部，再刮胸腹部，最后刮四肢和关节。关节部位应按其结构，采用点揉或挤压手法

（10）刮取头、额、肘、腕、膝、踝及小儿皮肤时，可用棉纱线或头发团、八棱麻等刮擦之。腔部柔软处，还可用食盐以手擦之

（11）刮拭方向方面，原则上按由上而下、由内而外的顺序刮拭

（12）刮完后，擦干水渍、油渍。让病人穿好衣服，休息一会儿，再适当饮用一些姜汁糖水或白开水，会感到异常轻松和舒畅

（13）一般刮拭后半小时左右，皮肤表面的痧点会逐渐融合成片，刮痧后24～48小时，出痧的表面皮肤触摸时有痛感或自觉局部皮肤微微发热。这些都属于正常反应，休息后即可恢复正常。一般深部出现的包块样痧或结节样痧在皮肤表面逐渐呈现紫色或青黑色，消退也较缓

（14）刮痧时限与疗程，应根据不同疾病的性质及病人体质状况等因素灵活掌握。一般每个部位刮20次左右，以使病人能耐受或出痧为度。在刮痧治疗时，汗孔开泄，为了有利于扶正祛邪，防止耗散正气，或祛邪而不伤正，每次刮治时间，以20～25分钟为宜。初次治疗时间不宜过长、手法不宜太重，不可一味片面强求出痧。第二次间隔5～7日痧象消失后或患处无痛感时再实施，直到原处清平无斑块，病症自然就痊愈了。通常连续治疗7～10次为1个疗程，间隔10日再进行下一个疗程的治疗。如果刮拭完成两个疗程仍无效，应进一步检查，必要时改用其他疗法

刮痧板的清洗和保存

水牛角和玉石制的刮痧板，刮拭完毕可用肥皂洗净擦干或以酒精擦拭消毒，绝对不可高温消毒。

水牛角刮痧板长时间置于潮湿之处或浸泡在水里，或长期置于干燥的空气中，均会产生裂纹，影响使用寿命，因此刮毕洗净后应立即擦干，最好放在塑料袋或皮套内密封保存。

玉质刮痧板不怕水泡，也不忌干燥。但是容易碎裂，所以在保存时要避免磕碰。

有些刮痧板的上端有小孔，可以穿入线绳，随身携带，但在携带中要注意避免磕碰。

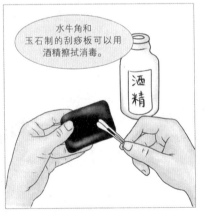

水牛角和玉石制的刮痧板可以用酒精擦拭消毒。

酒精

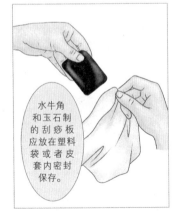

水牛角和玉石制的刮痧板应放在塑料袋或者皮套内密封保存。

刮痧保健的方式

保健刮痧有两种方式：涂刮痧油刮拭和不涂刮痧油刮拭。这两种刮痧的目的不同，所以在刮拭时间、用力程度和保健效果等方面也各有不同。

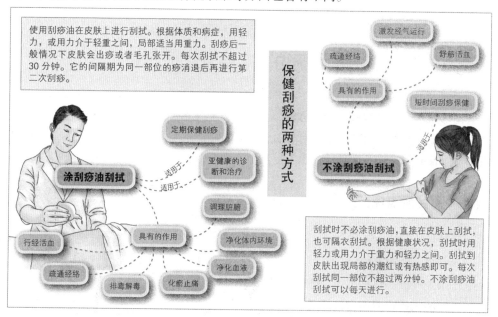

使用刮痧油在皮肤上进行刮拭。根据体质和病症，用轻力，或用力介于轻重之间，局部适当用重力。刮痧后一般情况下皮肤会出痧或者毛孔张开。每次刮拭不超过30分钟。它的间隔期为同一部位的痧消退后再进行第二次刮痧。

保健刮痧的两种方式

涂刮痧油刮拭
定期保健刮痧
适用于
亚健康的诊断和治疗
适用于
调理脏腑
行经活血
具有的作用
净化体内环境
疏通经络
净化血液
排毒解毒
化瘀止痛

不涂刮痧油刮拭
激发经气运行
疏通经络
舒筋活血
具有的作用
短时间刮痧保健
适用于

刮拭时不必涂刮痧油，直接在皮肤上刮拭，也可隔衣刮拭。根据健康状况，刮拭时用轻力或用力介于重力和轻力之间。刮拭到皮肤出现局部的潮红或有热感即可。每次刮拭同一部位不超过两分钟。不涂刮痧油刮拭可以每天进行。

保健刮痧的应用范围

刮痧在中医理论的指导下可以进行宏观的中医定位诊断。与西医学的诊断不同，刮痧保健也可以对亚健康进行定位和定性。

不同的亚健康症状或不同的疾病，出痧和再现阳性反应的部位各异，同一种亚健康症状或同一种疾病，出痧和出现阳性反应的部位又有一定的规律性。这种规律性多与经络的循行分布，全息穴区的分布以及脏腑器官、经络的病理状态有直接的关系，掌握了这种规律，排除局部的病变，就可以根据出痧和阳性反应的部位来判断是否为亚健康状态或疾病的病位。

同一部位，痧象形态、疏密、深浅颜色不同的轻重程度有一定的规律性。皮下或肌肉组织发现有结节或条索状的阳性反应，不伴有疼痛感觉，表示虽然经脉气血瘀滞时间长，但是以前病变的反应，则说明目前没有症状表现。如果发现有结节或条索状的阳性反应，并伴有经脉气血瘀滞时间长，目前仍有炎症或症状表现。

通过痧象和阳性反应的变化可以了解病情的进退，判断刮痧调理的效果。有时候痧象的形态可以反映病变的形态，如乳腺增生者、背部乳腺对应区痧象的形态，即可显示胸部相对应部位乳腺增生的位置和形态，均匀的痧象表示乳腺弥漫性增生，条索状或圆形痧斑表示乳腺条索状或结节状增生，痧的颜色越深，增生部位瘀血越严重。出痧不但可以显示乳腺增生的部位和程度，还可以迅速缓解症状。

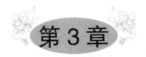

第3章
刮痧的注意事项

刮痧虽然是一种很好的治疗方法，但是毕竟要接触肌肤，不可马虎对待。那么，刮痧前需要注意哪些事项？刮痧有什么慎用证或者禁忌证？弄清楚注意事项，不仅可以规避操作时的失误，而且能让患者更加放心，使整个治疗流程更加安全。

刮痧前的注意事项

一、刮痧疗法的适应症状

刮痧疗法应用范围较广。以往主要用于痧证，现扩展用于呼吸系统和消化系统的疾病，涉及内、外、妇、儿各科疾病。

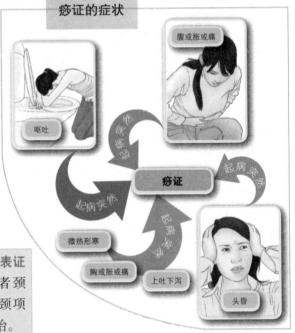

痧证的症状

腹或胀或痛

呕吐

痧证

起病突然

微热形寒

胸或胀或痛

上吐下泻

头昏

（一）痧证（多发于夏秋两季）
取背部脊柱两侧自上而下刮治，如见神昏，可加用眉心、太阳穴。

（二）中暑
取脊柱两旁自上而下轻轻顺刮，手法逐渐加重。

（三）伤暑表证
取患者颈部痧筋（颈项双侧）刮治。

（四）伤暑里证
取背部刮治，并配用胸部、颈部等处刮治。

（五）湿温初起（见感冒、厌食、倦怠、低热等症）
取背部自上而下顺刮，并配用苎麻油蘸在腘窝、后颈、肘窝部擦刮。

（六）感冒
取生姜、葱白各10克，切碎和匀，用布包好，蘸热酒先刮擦前额、太阳穴，然后刮背部脊柱两侧，也可配刮肘窝、腘窝。如有呕恶，加刮胸部。

（七）发热咳嗽

取颈部向下至第四腰椎处顺刮，同时刮治肘部、曲池穴。如咳嗽明显，再刮治胸部。

（八）风热喉痛

取第七颈椎至第七胸椎两旁（蘸盐水）刮治，并配用拧提颈部前两侧肌肉（胸锁乳突肌）约50次。

（九）呕吐

取脊柱两旁自上而下至腰部顺刮。

（十）腹痛

取背部脊柱旁两侧刮治。也可同时刮治胸腹部。

（十一）伤食所致呕吐腹泻

取脊椎两侧顺刮。如胸闷、腹胀剧痛，可在胸腹部刮治。

刮痧还可以治疗其他各种类型的疾病，比如妇科的痛经、闭经、月经不调等。

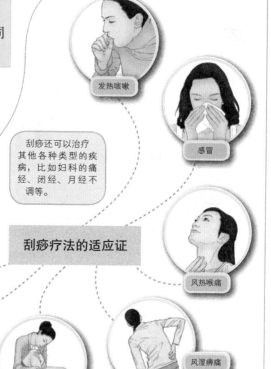

刮痧疗法的适应证

发热咳嗽

感冒

风热喉痛

伤食所致呕吐腹泻

头昏脑涨

小腿痉挛疼痛

风湿痹痛

（十二）疳积

取长强穴至大椎穴处刮治。

（十三）头昏脑涨

取颈背部顺刮。配合刮治或按揉太阳穴等。

（十四）小腿痉挛疼痛

取脊椎两旁（第五胸椎至第七腰椎）刮治，同时配用刮治腘窝。

（十五）汗出不畅

取背部、胸部顺刮。如果手脚出汗不畅，可在肘部、腘窝处刮治。

（十六）风湿痹痛

取露蜂房100克，用酒浸3日后，蘸酒顺刮颈、脊柱两旁，同时取腘窝、肘部或痛处刮治，每日2次。

除了上面提到的 16 种症状外，刮痧还可以治疗其他各种类型的疾病，比如妇科的痛经、闭经、月经不调等，我们在后面会一一提到其刮痧治疗的方法。

二、刮痧疗法的禁忌证

严禁给有刮痧禁忌证者刮痧，常见的刮痧禁忌证有以下几种：

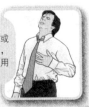

（2）患者有心脏病，如心肌梗死、心绞痛，或患有水肿病，或血友病，或有出血倾向，均不宜用除痧法

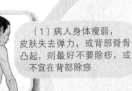

（1）病人身体瘦弱，皮肤失去弹力，或背部脊骨凸起，则最好不要除痧，或不宜在背部除痧

（3）少儿体弱者，老年体弱多病者，不可用本法

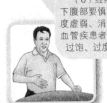

（6）经期、妊娠期下腹部要慎刮或禁刮；极度虚弱、消瘦者慎刮；心血管疾患者慎刮；过饥、过饱、过度疲劳者禁刮

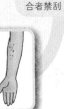

（4）小儿囟门未合者禁刮

（5）皮肤有感染疮疖、溃疡、瘢痕或有肿瘤的部位禁刮

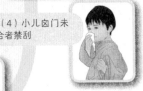

三、刮痧疗法的慎用证

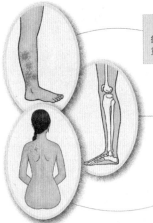

（1）有出血倾向的疾病，如血小板减少症、白血病、过敏性紫癜症等，则不宜用泻刮手法，宜用补刮或平刮法。如出血倾向严重，则应暂不用此法。

（2）新发生的骨折患部不宜刮痧，须待骨折愈合后方可在患部补刮。外科手术瘢痕处亦应在两个月以后方可局部刮痧。恶性肿瘤患者手术后，瘢痕局部处慎刮。

（3）化脓性炎症、渗液溃烂的局部皮肤表面（如：湿疹、疱疹、疔、疖、痈、疮等病症），以及传染性皮肤病的病变局部禁刮，可在皮损处周围刮拭。

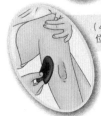

（4）有起因不明的肿块及恶性肿瘤的部位禁刮，可在肿瘤部位周围进行补刮。

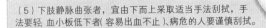

（5）下肢静脉曲张者，宜由下而上采取适当手法刮拭，手法要轻，血小板低下者（容易出血不止）、病危的人要谨慎刮拭。

刮痧时的注意事项

进行治疗刮痧时，皮肤局部汗孔开泄，出现不同形色的痧，病邪、病气随之外排，同时人体正气也有少量消耗。为有利于扶正祛邪，增强治疗效果，治疗刮痧时应选择环境，根据病症选择适当的手法，注意掌握刮拭的时间，防止发生晕刮。危重病人应进行综合治疗。

一、应对晕刮

晕刮，即在刮痧治疗过程中出现的晕厥现象。经络全息刮痧法虽然安全、无副作用，但个别患者有时因其本身在某个时刻不具备接受治疗刮痧的条件，或治疗刮痧时操作者的刮拭手法不当、刮拭时间过长、病人过度紧张，会出现晕刮现象。

在刮痧治疗过程中出现的晕厥现象称为晕刮。

（一）晕刮的原因

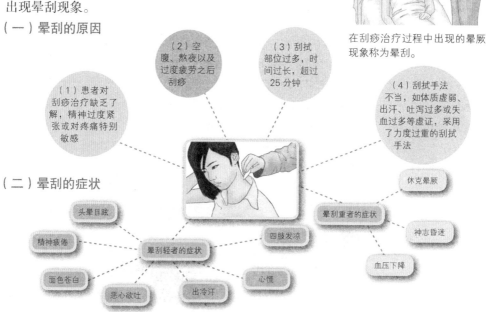

（2）空腹、熬夜以及过度疲劳之后刮痧

（3）刮拭部位过多，时间过长，超过25分钟

（1）患者对刮痧治疗缺乏了解，精神过度紧张或对疼痛特别敏感

（4）刮拭手法不当，如体质虚弱、出汗、吐泻过多或失血过多等虚证，采用了力度过重的刮拭手法

（二）晕刮的症状

晕刮轻者的症状：头晕目眩、精神疲倦、面色苍白、恶心欲吐、出冷汗、心慌、四肢发凉

晕刮重者的症状：休克晕厥、神志昏迷、血压下降

（三）晕刮的治疗

应立即停止原来的刮痧治疗。抚慰患者，让其勿紧张，帮助其平卧，注意保暖，饮温开水或糖水。重者马上拿起刮板用角部点按人中穴，力量宜轻，避免重力点按后局部水肿。对百会穴和涌泉穴施以泻刮法，患者病情好转后，继续刮内关、足三里。采取以上措施后，晕刮可立即缓解。如患者晕刮现象仍然不缓解，则需要立即采取急救措施。

抚慰患者，让其勿紧张，帮助其平卧，注意保暖，饮温开水或糖水

轻者

晕刮的治疗

重者

重者马上拿起刮板用角部点按人中穴，力量宜轻，避免重力点按后局部水肿。对百会穴和涌泉穴施以泻刮法，患者病情好转后，继续刮内关、足三里

（四）晕刮的预防

（1）对初次接受刮痧治疗者，应作好说明解释工作，消除患者不必要的顾虑。

（2）选择舒适的体位以便配合治疗。

（3）空腹、过度疲劳、熬夜后不宜用治疗刮痧法。

（4）根据患者体质选用适当的刮拭手法。对体质虚弱、出汗、吐泻过多、失血过多等虚证，宜用补刮手法。

（5）刮痧治疗部位宜少而精，掌握好刮痧时间，不超过 25 分钟。当夏季室温过高时，患者出汗过多，加之刮痧时汗孔开泄，体力消耗，易出现疲劳，因此要适当地缩短刮拭的时间。

（6）在刮痧治疗过程中，要经常询问病人的感觉并观察病人的反应，及时发现晕刮的先兆。

做到以上几条，完全可以防止晕刮的发生。

二、防痧手法

除痧时手法要均匀一致，防止刮破皮肤，以免引起感染。除痧过程中，应询问病人的感觉情况，以便随时调整病人体位和改进施术的手法。除痧使用的用具必须清洗消毒，特别是给乙肝病人或乙型肝炎表面抗原阳性携带者除痧时，由于皮下渗血，肝炎病毒可能污染用具，刮痧后，用具一定要经高压消毒，以防止血源性传播。

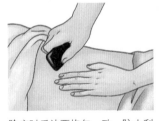

除痧时手法要均匀一致，防止刮破皮肤，以免引起感染。

三、冬日刮痧

在冬天刮痧时，室内一定要暖和，注意刮痧部位刮痧结束后及时覆盖保暖，防止着凉，加重病情，也不要对着空调，要尽量避风。刮痧时尽量使用专用刮痧用具，不要使用其他的代用品刮痧（如铜钱、塑料品、瓷器、红花油等）。前一次刮痧部位的痧斑未退之前，不宜在原处进行再次刮拭出痧。再次刮痧时间需间隔 3～6 天，以皮肤上痧退为标准。

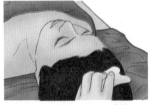

在冬天刮痧时，一定要注意保暖。

四、避风保暖

治疗刮痧时应避风，注意保暖。室温较低时应尽量减少暴露部位，夏季高温时不可在电扇处或有对流风处刮痧。因刮痧时皮肤汗孔开泄，如遇风寒之邪，邪气可通过开泄的毛孔直接入里，不但影响刮痧的疗效，还会因感受风寒引发新的疾病。

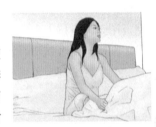

治疗刮痧时应避风，注意保暖。

五、不同部位的刮痧

头部、面部可不必抹刮痧油，保健刮痧可以隔着衣服刮拭；治病出痧，必须使用专门的刮痧油。刮完一次，应在痧退以后再在同一部位刮痧，平时可以用轻手法补刮，促进微循环，以加强退痧作用。

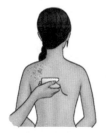

根据不同的皮肤，应采用不同的刮拭方法。

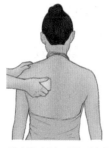

刮痧治疗时，不可过分追求痧的出现。

六、不同皮肤的刮痧

皮肤病患者，皮损处干燥、无炎症、渗液、溃烂者（如神经性皮炎、白癜风、牛皮癣等病症），可直接在皮损处刮拭，皮肤及皮下无痛性的良性结节部位亦可直接刮拭。如皮损处有化脓性炎症、渗液溃烂，以及急性炎症红、肿、热、痛（如湿疹、疱疹、疔、疖、痈、疮等病症），则不可在皮损处或炎症局部直接刮拭，可在皮损处周围刮拭。

七、不必强出痧

进行刮痧治疗时，不可过分追求痧的出现。因为出痧多少受多方面因素的影响。患者体质、病情、寒热虚实状态、平时服用药物的多少及室内的温度都是影响出痧的因素。

一般情况下，实证、热证比虚证、寒证容易出痧；血瘀之证出痧多；虚证出痧少；服药多者，特别是服用了激素类药物者，不易出痧；肥胖之人与肌肉丰满发达者不易出痧；阴经和阳经比较，阴经不易出痧；室温较低时不易出痧。出痧多少与治疗效果不完全成正比。如实证、热证出痧多少与疗效关系密切，而对不易出痧的病证和部位只要刮拭方法和部位正确，就有治疗效果。

实证、热证比虚证、寒证容易出痧；刮痧时，会有少许毛细血管出血，渗到附近组织，然后再吸收，会产生疼痛的感觉，这是增加抵抗力的一种方法，属于正常情况。怕疼的人，可先泡热水澡或热敷再刮痧，可减轻疼痛。进行刮痧治疗后，汗孔会扩张，半小时内不要冲冷水澡，不要吹冷风，可洗热水澡。刮痧后喝一杯温开水，以补充体内消耗的津液，促进新陈代谢，加速体内毒素排泄。

八、痧证太严重时的处理

"刮痧"的"痧"指痧病。在炎热季节，冒暑远行，贪凉，大量饮冷水，或者淋了雨，或是暴食暴饮，接触了秽物臭气等，都会发痧。它使人一时气血阻滞，发病猛烈，必须急救。

发痧后的处理

危重病人，用经络全息刮痧法紧急救治后，有条件者则应去医院由医务人员采取其他疗法综合治疗。各种急性传染性疾病、急性感染性疾病、心脑血管病急性期、各种急腹症、危重症或诊断不明确的疑难病症，须在专业医务人员指导下，结合其他治疗方法来应用本法治疗。

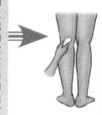

轻度发痧，常见头晕、头闷胀痛、两目发花、周身不适、胸中郁闷、四肢发凉、脉迟缓等。要马上用瓷调羹蘸清水在两肘窝或两腘窝，或在脊椎、颈部两侧，由上而下地刮，直到使皮肤变红，出现紫点为止。也可以用示指和中指蘸清水轻轻提上述皮肉，使之产生痧点。同时服用人丹或金灵丹。

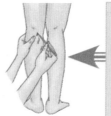

当痧病发作重时，有腹部绞痛、欲吐不吐、欲泻不泻、头汗较多、烦躁闷乱、面白肢冷、脉沉伏等症状。要先用三棱针或空针头，常规消毒后，在腘窝部表浅发紫的小脉管上刺入放血。同时口服十滴水或玉枢丹、无极丹。

痧病极重时，病人已经昏迷，要送医院抢救。

九、刮痧力度的掌握

刮痧手法中的力度,犹如中药处方之药量。一个中药方中药与药之间剂量发生改变,方剂的功能就可能大为不同。这说明中药方中不但药物配伍重要,药量也是很重要的。刮痧、按摩也一样,施术的部位(经络穴位)好像是方剂中的药,其力度好像是方剂中的药物的剂量。只知道经络穴位,而力度掌握不好,效果也会相差甚远。

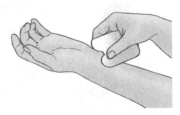

刮痧手法中的力度,犹如中药处方之药量,会直接影响刮痧的效果。

有人问,刮痧、按摩是不是力度越大越好?这是不正确的。力度太轻,即达不到一定力度,起不了效果,但力度太重了会使肌肉组织受伤,甚至加重病情。刮痧有效的力度应该是既要有一定力量,但又不能太重的,在这之间找到一个合适的力度,用此力度进行保健治疗才会有效。合适的力度是对病人使用刮痧、按摩进行保健治疗时,病人既能有酸、麻、胀、痛的感觉,又能忍受得住,这时的力度就是有效的,只有找到这种力度才会有好的效果。

十、不要用红花油作应急刮痧油

古代人们一直用水、酒、植物油作刮痧用润滑油,所以在没有专用刮痧油的时候,也可以用这些传统材料做应急替代品。但并不是所有油剂都适合用于刮痧,比如红花油就最好不要用,因为红花油里面含有的辣椒素会刺激皮肤,当反复刮拭时会使皮肤变得粗糙,引起皮肤过敏或生成黑斑。长期保健最好用专用刮痧油,治疗作用比较好,还没有副作用。

刮痧后的注意事项

一、刮痧后饮用一杯开水

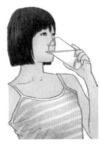

刮痧后饮热水一杯,可以补充水分,促进新陈代谢,加速代谢产物的排出。

治疗刮痧使汗孔汗泄,邪气外排,要消耗部分体内的津液,刮痧后饮热水一杯,不但可以补充消耗的部分水分,还能促进新陈代谢,加速代谢产物的排出。

二、刮痧后3小时可洗浴

治疗刮痧后,为避免风寒之邪侵袭,须待大概3小时,皮肤毛孔闭合恢复原状后,方可洗热水浴。但在洗浴过程中,水渍未干时,可以刮痧。因洗浴时毛孔微微开泄,此时刮痧用时少,效果显著,但应注意保暖。

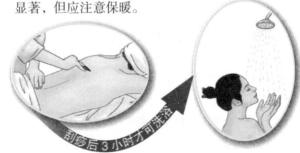

刮痧后3小时才可洗浴

三、每次刮多长时间以及两次刮痧应间隔多久

进行保健刮痧时刮拭按压力度应较小，每个部位刮拭时间宜短，刮至皮肤微有热感或皮肤微微发红即可，不需刮出痧，亦无间隔之说，每日均可进行。

治疗刮痧：体质虚弱，容易出痧者，只要有痧出现，疼痛减轻即可停止刮拭。体质强壮者，可以刮至没有新痧出现时再停止刮拭。在不易出痧的部位，只要毛孔微微张开即可停止刮拭。在有结节、肌肉紧张、僵硬的部位，只要毛孔开泄或局部结节稍软，肌肉紧张、僵硬有所缓解，即可停止刮拭。头部治疗刮痧只要局部有热感即可停止刮拭。面部保健治疗刮痧每个部位根据皮肤状况刮拭 5～15 下，或者刮至局部有热感即可。

每次治疗刮痧不应超过 40 分钟（指用速度缓慢的平补平泻法刮拭）。初次治疗刮痧时间应适当缩短。体质弱或形体瘦弱者总体刮痧时间应当少于 20 分钟。同一部位两次治疗刮痧应间隔 5～7 天，原则是皮肤无痧斑，被刮处用手轻触无痛感时方可进行第二次治疗刮痧。

痧消退的时间快慢与被刮者的体质、病情、出痧部位、痧的颜色和深浅，以及刮痧次数有直接的关系。

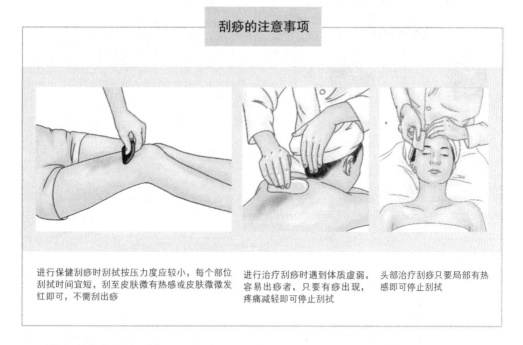

刮痧的注意事项

进行保健刮痧时刮拭按压力度应较小，每个部位刮拭时间宜短，刮至皮肤微有热感或皮肤微微发红即可，不需刮出痧

进行治疗刮痧时遇到体质虚弱，容易出痧者，只要有痧出现，疼痛减轻即可停止刮拭

头部治疗刮痧只要局部有热感即可停止刮拭

四、提高刮痧疗效的要素

刮拭经络穴位和全息穴区是刮痧治疗的方法，因此注意准确的选经取穴，掌握正确的刮拭方法，提高经络穴位和全息穴区的敏感度，是提高刮痧疗效的要素。同时也应注意综合调养，巩固增强治疗效果。

（一）选经配穴与疗效的关系

疾病定位准确，经穴配伍适当，是决定疗效效果的关键。在选经配穴前，首先应确定疾病的部位，根据疾病的病因、病位、病性以及标本缓急选经配穴。在选经配穴时，参考体质类型的特点，更能提高防病治病的效果。人体某脏腑若先天发育不足，就会容易患病。该脏腑患病后治疗时采用阴阳对刮的方法，有利于调整脏腑阴阳的平衡。具体运用时根据病情不同，应有所侧重。急性病邪气偏盛，正气不衰，多属实证。实证多从六腑治，以治阳经为主，治阴经为辅。慢性病正气不足，多属虚证。虚证多从五脏治，以治阴经为主，治阳经为辅。四肢关节或皮肤表面的病变，刮拭的范围应略大于病变局部。

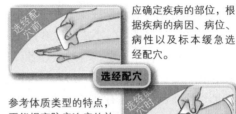

应确定疾病的部位，根据疾病的病因、病位、病性以及标本缓急选经配穴。

选经配穴

参考体质类型的特点，更能提高防病治病的效果。具体运用时根据病情不同，应有所侧重。

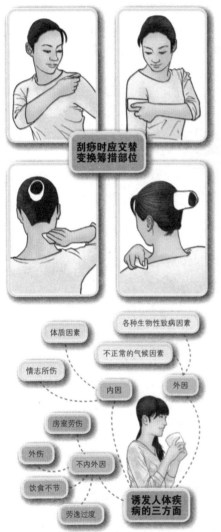

刮痧时应交替变换筹措部位

（二）交替变换刮拭部位、手法与疗效的关系

慢性病经常进行刮痧治疗，经络和全息穴区会产生一定的适应性，使疗效减低。经过治疗，当病情平稳后，为巩固疗效，提高经络和穴区的敏感性，应交替变换刮拭的部位和手法。具体做法是：

（1）适当延长治疗的间隔时间

可把治疗的经穴和全息穴区分成两组，交替治疗，或采用左右肢体经络、穴区交替治疗。这样就使每条经络和穴区治疗的间隔时间延长了。

（2）交替变换刮拭部位和手法

经过几次刮痧治疗后，出痧明显减少或不出痧时，为巩固疗效，避免损伤正气，不宜再用泻法。改为以重点穴位和穴区的治疗为主，对经络的整体治疗为辅，适当减轻刮拭的按压力，重点穴位和穴区可用面刮法、点按法和按揉法相结合。

（三）室温与疗效的关系

刮痧时，环境温度适宜，有助于提高疗效。研究证实，室温过低时，皮肤汗孔紧闭，经络反应力下降，不易激发经气，治疗效果差。冬天室温过低或病人体质虚弱时，可先进行局部热敷，待皮肤毛孔舒张后再进行刮痧治疗，易于激发经气，提高疗效。

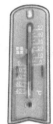

刮痧时，环境温度适宜，有助于提高疗效。

（四）综合调养与疗效的关系

中医认为，人体发生疾病，主要原因在三个方面。第一为内因：体质因素、情志所伤均可使人体正气不足，经络受邪，侵及脏腑。第二为外因：包括风、寒、暑、湿、燥、火等不正常的气候因素和各种生物性致病因素，如细菌病毒等在人体正气不足时乘虚而入。第三为不内外因：包括房室劳伤、饮食不节、劳逸过度，也包括金刃、虫兽、跌仆等外伤。人体疾病的发生是多方面因素综合作用的结果，疾病的痊愈同样也是多方面因素综合作用的结果。为提高和巩固刮痧的疗效，应从以上三方面采取有效的措施，比如加强锻炼，增强免疫力，进行饮食调养，改

各种生物性致病因素

体质因素

不正常的气候因素

情志所伤

内因

外因

房室劳伤

外伤

不内外因

饮食不节

诱发人体疾病的三方面

劳逸过度

变不良习惯等。这几点对扶助人体正气，增强体质的作用是任何医疗手段所不能替代的，同时又是疾病痊愈的必要条件。只有从饮食、生活起居几方面注意调养，方可提高和巩固经络全息刮痧法的疗效。

第4章

经络系统及全息刮痧疗法

一、"全息"一词的由来和含义

"全息"一词,始出于物理学,是"全部信息"的简称(信息是指客观事物的具体性表现)。1948年,物理学家盖柏和罗杰斯,发明了一种新的照相技术,运用这种照相技术,不仅能拍摄到物体的全方位的立体影像,而且底片的任何碎片,仍能显现整体原像。像这样,乙事物包含有甲事物的全部信息,或局部包含有整体全部信息的现象,就叫全息现象。

二、生物全息现象及其原理

生物全息现象是普遍存在的现象,我们这里仅仅从一个生物体的局部和整体之间的关系来简单谈谈。树木的一个分枝,就是整棵树的缩影;吊兰的一个分枝,即是母本的再造;斑马一节肢体的斑纹密度,和躯干上的斑纹密度相等;金钱豹一节肢体的斑点密度,和躯干上的斑点密度相近……植物的一节枝条和动物的一个卵细胞,虽然在外观上不能直接看出是整体的缩影,但它们包含了整体的全部信息,这叫生物的全息律。生物全息律是刮痧保健的基础理论之一。

生物体为什么具有全息律呢?

一个生物体,是由受精卵(在有性生殖过程中)或起始细胞(在无性生殖过程中),主要通过细胞有丝分裂的方式发育而来的,这个受精卵或起始细胞包含一个生物体发育的全部信息。在细胞进行有丝分裂时,含有遗传信息传递基础的染色体,被复制成完全

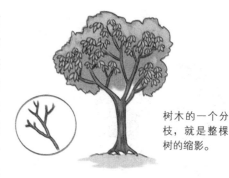

树木的一个分枝,就是整棵树的缩影。

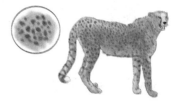

金钱豹一节肢体的斑点密度和躯干的斑点密度相近。

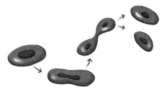

在细胞进行有丝分裂时,会复制成完全一样的两份。

一样的两份,分别分配到两个子细胞中,于是就使每个干细胞,也就是体细胞,都具有了和原初的受精卵或起始细胞完全相同的一整套基因。体细胞进一步分裂,并在整

体的控制和需求下经过特化，形成了一个个形态、功能各异的局部器官。一个个局部器官有机地组合起来，便构成了生物整体，于是生物新个体就形成了。所以，生物体上任何一个细胞、器官或部分，都有着与真正胚胎相同的发育原因和相同的基因，于是也就可以体现出是整体的缩影这样的胚胎性质。生物体上这样一个个相对独立的部分，叫作"全息胚"。像头、耳、鼻、眼、手、足，皆是全息胚。

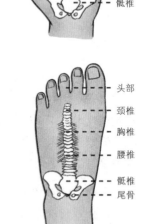

由于人体各个器官的发育，在卵细胞中都是预先有定位的，或者说在受精卵中早已画好了未来整体的图谱，所以这一未来整体的图谱，也应在卵细胞分裂而形成的体细胞、局部器官等任何一个全息胚中都存在着。而中医全息诊疗法中任何一个局部器官的穴区图，都可以看成是未来整体图谱的一部分。全息胚上的穴区，实际上是未来整体中某一器官发育的位点（比如耳穴图谱中的胃区、手诊图谱中的胃区，如果把耳或手比作月季花的一节枝条，让它继续发育的话，胃区将发育为胃腑）。因此也可以称穴区为"全息胚的未来器官"。

由此我们可以知道，某个局部器官的穴区，和其他部位相对照，其生物学性质相似程度较大。举例而言，耳、手、足的肝区或肾区，则与肝脏或肾脏的生物学性质相似程度较大，因为它们都相当于受精卵中同一个位点，有着共同的发育基础，这个位点在整体这个发育程度最高的全息胚上，得到了充分的发育，并特化为肝脏或肾脏，而在耳、手、足这些较大的全息胚上，却滞育在低级发育阶段，以极不发达的形式潜在地存在着，通常人们看到的只是耳、手、足的整体形态，却难以想到这其中还存在着肝、肾的发育基点或区域。

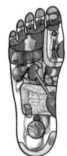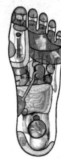

足部反射区。

经络全息刮痧法治病保健的机制

经络全息刮痧法可以预防和治疗疾病，强身健体，对疼痛类疾病有立竿见影的效果，对内脏功能失调引发的各种常见病也有显著疗效。刮痧为什么会有这样的作用呢？主要是因为经络全息刮痧法以经络学说和全息诊疗学说为理论基础，刮拭的是经脉功能活动反应于体表的部位及和内脏对应于体表的全息穴区。刮拭后的局部汗孔开泄，促进邪气外排，同时又可以疏通经络，宣通气血，振奋阳气，补氧祛瘀，调理脏腑，提高机体的抗病能力。

经络全息刮痧法治病的机制可以从以下四个方面认识：

（一）恢复和提高经络的整体调控功能

经络的纵横交错和沟通联络作用，使机体各脏腑组织器官有机地联系起来，这种联系主宰着全身气血运行。经络既是全息穴区和内脏器官的联系途径，又是调节生命活动的信息反馈系统。这种整体调控作用，使机体各脏腑器官组织在功能上能协调共济，成为一个统一的有机整体。

由于刮拭经络和全息穴区的刺激作用，使肌肉收缩舒张，其张力变化的突然刺激以及肌肉收缩而产生的热能和代谢产物（如乳酸、二氧化碳、递质等）的化学刺激，鼓舞和激发了经气，再经过经脉所特有的能量传导作用，并通过多层次的连接，可发挥经络整体性、双向性的良性调控功能。其调控作用通过经络系统可达到全身各脏腑器官，使其气机通畅，阴阳气血平衡，功能活动正常。

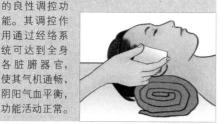

（三）排毒解毒、促进新陈代谢

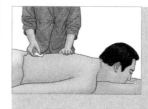

机体的代谢产物通常通过呼吸、汗液、大小便等形式排出体外。代谢产物不能通过正常渠道排出体外，在体内存留时间过长时，就会形成对机体有害的毒素。这些毒素包括细菌、病毒以及它们的代谢产物和氧在体内代谢过程中生成的危害细胞的氧自由基和其他活性物质。它们使经络瘀滞，气机不畅，造成细胞低氧老化，是产生疾病的主要原因之一。

刮痧可以有效地排出体内毒素，补氧祛瘀，活化细胞，加速新陈代谢。在临床观察中发现，完全健康的人，刮拭经络无痧出现；病情较轻，病程较短者，刮出之痧，部位表浅，痧色鲜红；病情重，病程长者，痧色暗红或青紫，出痧部位较深。可以说病情越重，病程越长，痧色越重，部位越深。出痧的过程就是排出体内毒素的过程，刮拭过程刺激局部皮肤和组织可以激发经气，调整经气运行，亦能通过经络的联系作用改善与之相连的脏腑器官的功能活动，促进毒素的排出。

（二）宣通气血、活血化瘀、改善微循环

当病变部位气机不畅，血液循环不良，代谢产物潴留，缺乏氧气和各种营养素时，血液流动速度明显减慢，血管腔扩张，通透性紊乱。刮拭后造成毛细血管破裂，血液渗出脉外，由于皮肤的屏障作用，"痧"在皮肤和肌肉之间形成。含有大量代谢产物的血液渗出后，改变了局部经脉的瘀滞状况，促使气血畅通，而含有丰富营养素和氧气的血液会使凝血机制正常发挥，毛细血管的通透性恢复正常，配合刮拭后血管的瞬间收缩反应，出"痧"会很快停止。这种治疗方式迅速地改变了局部经络的瘀滞状态，变阻滞为通畅，促进了血液、淋巴液和组织间液的循环，使病变器官组织细胞得到了充足的氧气和营养素的供应，改变了低氧状态，活化了细胞，激发和调节了脏腑的功能活动，恢复了患者自身的愈病能力，对脏腑器官产生了治疗和保健作用。

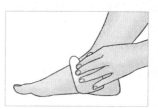

（四）增强机体免疫功能

机体的免疫功能，中医称为正气。正气代表机体的调节适应能力、防御疾病能力和病后的康复能力。一切阻碍机体正常生长和导致疾病的因素，中医称为邪气。正气充足，抗病能力强，则邪气不能侵犯。而经络系统就是人体的保健系统，经络系统运行正常，是人体正气充足的基础。经常进行保健刮痧，可以疏通经络，清除邪气，调整脏腑阴阳气血，激发和加强人体的保健系统，扶植正气，增强抗御病邪的能力。

现代医学认为，清除机体有害异物的过程可以激发免疫系统的功能。人体清除有害异物的天然防御机能是由淋巴系统及血液中的吞噬细胞控制的。刮拭时经络各部位所出现的"痧"，在皮肤与肌肉之间成为异物，从而激发免疫系统的功能。经常刮痧可以使淋巴细胞活力增强，提高机体的应激能力和组织创伤的修复能力，从而加强了机体的免疫功能。

经络全息刮痧法的临床作用

一、治疗作用

疼痛是很多疾病的常见症状，给患者造成难以忍受的痛苦。持续疼痛引起的体内反应，会引发其他疾病。在致病因素未彻底消除前，缓解疼痛只能依靠镇痛药物。过多地服用镇痛药，其副作用甚至会超过原发病对人体的危害。因此，寻找无副作用的有效消除疼痛的方法，是医生和患者共同的愿望。经络全息刮痧法使这一愿望成为现实。由气滞血瘀，经络气血不畅造成的各种痛证，施以刮痧即可解除局部经络气血瘀滞状态，变阻滞为通畅，迅速缓解疼痛。对于经络气血偏盛、偏衰或气血逆乱、运行失常而导致的脏腑功能失调引发的各种内、外、妇、儿科病症，对相关经络穴位运用或泻，或补之不同的刮拭手法，调整经络气血运行，排出体内毒素，加强新陈代谢，使阴阳气血平衡，恢复经络的良性整体调控作用，使人体呼吸、消化、循环、神经、内分泌等系统恢复正常机能，会起到明显的治疗作用。对

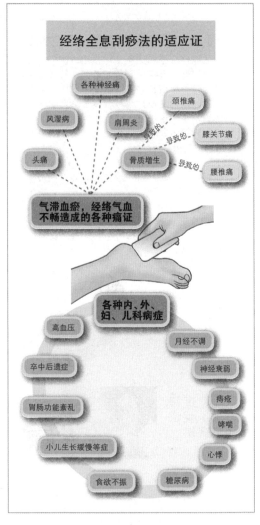

某些器质性病变、疑难病症，经络全息刮痧法会通过恢复和加强患者自身的愈病能力，起到扶正祛邪的作用。

二、保健作用

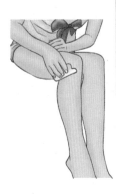

第一，未病先防。 人体疾病的发生，除急性传染性疾病、急性感染性疾病以及突发的意外伤害外，大多数是一个渐进的过程。当人体正气不足时，经络气血运行会发生轻度障碍，造成新陈代谢产物不能及时排出体外，在体内蓄积，导致脏腑器官的细胞发生轻度低氧现象，这是疾病发生的早期病理变化。此时人体的自觉症状不明显，只表现出精力减退，易于疲劳，稍事休息，即可缓解。如果在疾病发生发展的早期治疗，往往是可以达到耗费最小的资源而收到最好的治疗效果的目的。但是，用现代医学的检测手段往往查不出典型阳性结果，难以完成疾病的诊断。如果能坚持保健刮痧，可激发和调节经络脏腑功能，及时清除代谢产物，改变细胞的低氧状态，促进细胞的再生和活化，加强人体的新陈代谢，及时恢复人体正气，防微杜渐，不但可以预防疾病的发生，还可延缓衰老。

第二，已病防变。 根据疾病发生及传变的规律，在病邪尚未传变之时，就作好未受邪之地的预防，则可有效地防止病邪传变，以利于正气的恢复，使疾病尚在早期、初期阶段即可获愈。如外邪侵袭人体，不及时诊治，病邪即由表及里，步步深入，使病情变得深重复杂，正气损伤亦会愈加严重。根据经气运行的五行相生相克制化规律，结合阴阳对刮之原则选经取穴，进行刮痧治疗，就可以达到上述已病防变的目的。

三、诊断作用

经络全息刮痧法的诊断作用有以下几个特点：

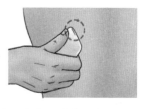

第一，此法简便易行，不须借助任何设备或仪器，即可对病位、病程进行概略分析和诊断，而且具有很高的可参考性

第二，诊断与治疗是同步进行的。因为刮拭出痧的过程就是病情病位的诊断和疾病治疗的过程

第三，这种诊断方法对疾病可起到早期诊断甚至超前诊断的作用。因为疾病早期，用现代医学检测手段尚难发现阳性指标时，经络气血功能的异常已经发生。正确的超前预测诊断可以为治疗和根除病痛争得宝贵的时间，利于患者的康复和对生命的挽救。经络全息刮痧法不但可以在疾病潜伏阶段将其发现，进行治疗，而且还可使今后的预防和保健更具有针对性

经络全息刮痧法可从以下两个方面协助诊断：

第一，循经诊断和全息诊断。"不通则痛，通则不痛"，这是病变诊断的依据之一。气血通畅，机能正常，就没有疼痛反应；经络气血瘀滞，则会出现疼痛反应。当刮拭经脉或全息穴区时，凡出现刮痛、敏感或局部可触及结节等现象，说明此经脉或全息穴区的气血有不同程度的瘀阻，若无局部病变，即可判断相应经络或相联系的脏腑器官发生了不同程度的细胞低氧现象。这就是根据经脉和全息穴区的反应状态，来诊断病变部位的方法。

第二，据"痧"断病。据痧断病就是根据出痧的颜色、形态及出痧部位来诊断疾病。首先，根据痧的颜色和形态诊断疾病。在刮拭过程中，邪气深浅和病变久短的不同，痧色形状各异。其次，根据出痧部位诊断病变的部位。出痧部位的深浅，可以反映病邪的深浅。如痧出在皮肤表面，说明病情轻浅，邪气在表；出痧的部位深在皮下，或在肌肉筋脉之中，说明病邪在肌肉关节或脏腑。在骨骼凸起部位出现密集成团的青黑色痧点或瘀斑，多为该处有骨质增生。也可根据出痧的经络、腧穴或全息穴区判断病位。根据背部膀胱经上五脏六腑之俞穴和相应经脉出痧状况，判断经络脏腑之病变。如胃俞出现包块样痧时，即可判断病邪在胃经或胃。

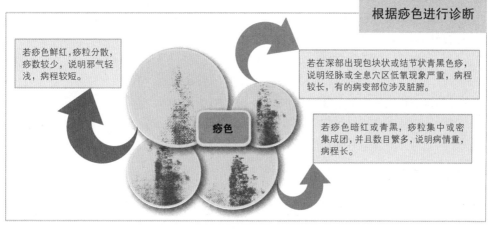

根据痧色进行诊断

若痧色鲜红，痧粒分散，痧数较少，说明邪气轻浅，病程较短。

若在深部出现包块状或结节状青黑色痧，说明经脉或全息穴区低氧现象严重，病程较长，有的病变部位涉及脏腑。

痧色

若痧色暗红或青黑，痧粒集中或密集成团，并且数目繁多，说明病情重，病程长。

另外，还可根据痧色及形态的变化来判断疾病的转归，如治疗后痧色变浅，痧形状缩小或消失，说明治疗有效，病情向愈。反之，说明病变严重，刮痧未能控制住病情，病情在加重。后一种情况比较少见，一旦发生应加以重视，尽快做出明确诊断，进行综合治疗。

这种据痧断病的方法虽尚属粗浅的定位，仍需进一步探索和总结，加以完善，但仅从初步诊断来看，就已显示出刮痧诊断作用有一定的实用价值。

第5章

人体不同部位的刮痧方法

　　针对人体的不同部位，要用不同的刮痧方法，这样才能使治疗达到更好的效果。比如，脸部刮痧手法最好要轻柔，而背部刮痧则要按照不同的情况，适当考虑加大力度。不同的刮痧方法可以更好地作用于不同的病症情况，达到事半功倍的效果。

头部刮痧法

　　元明时期，已有较多的疗法记载，以瓷勺刮背，驱散邪气。至清代，不仅在《理瀹骈文》等著作中记载着有关刮痧证的内容，而且还出现了刮痧专著，比如《七十二种痧证救治法》对刮痧疗法的理论和操作做了全面系统的描述。

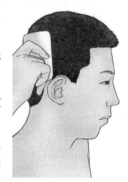

头部用的刮痧板是天然牛角材质。

　　头部刮痧所用的刮痧板用有活血润养功效的天然牛角做成，一端为梳形，可用于头部经络的疏通；另一端为波浪形，可作用于点按头部相应的穴位。头部有头发覆盖，须在头发上面用面刮法刮拭。不必涂刮痧润滑剂。为增强刮拭效果可使用刮板薄面边缘或刮板角部刮拭，每个部位刮30次左右，刮至头皮有发热感为宜。如果有出血性疾病，比如血小板减小症，则无论头部还是其他部位都不能刮痧。如果有神经衰弱，最好选择白天进行头部刮痧。

　　经常做头部刮痧可以促进头部血液循环，消除疲劳，消除头痛，改善大脑供血状况。长期做头部刮痧还有利于改善头发干燥、脱发的现象。

头部刮痧的选穴与方法：

太阳穴	太阳穴用刮板角部从前向后或从上向下刮拭
头部两侧	刮板竖放在头维穴至下鬓角处，沿耳上发际向后下方刮至后发际处
头顶部	头顶部以百会穴为界，向前额发际处或从前额发际处向百会穴处，由左至右依次刮拭
后头部	后头部从百会穴向下刮至后颈部发际处，从左至右依次刮拭。风池穴处可用刮板角部刮拭
头部	可采取以百会穴为中心，向四周呈放射状刮拭的方法

全息穴区	额顶带从前向后或从后向前刮拭。顶枕带及枕下旁带从上向下刮拭。顶颞前斜带或顶颞后斜带及顶后斜带从上向下刮拭。额中带、额旁带治疗呈上下刮拭，保健上下或左右方向刮拭均可。全息穴区的刮拭采用厉刮法

面部刮痧法

面部刮痧在各大中医美容机构为主要的治疗美容手段，对提升面部皮肤健康水平有显著功效，尤其是对眼袋、黑眼圈、斑点痘痘等常见问题有良好的治疗效果。面部刮痧根据面部生理结构，设计专用刮痧板，沿面部特定的经络穴位，施用一定的手法，使面部经络穴位因刮拭刺激而血脉畅通，达到行气活血、疏通毛孔腠理、排出痧气、调整面部生物信息、平衡阴阳的目的。同时，面部经络穴位受刮拭刺激而产生热效反应，使颜面局部血容量和血流量增加，将受损变化枯、弱细胞激活，促使代谢产物交换排出，氧化、修复、更新而发挥正常作用，最终达到排毒养颜、舒缓皱纹、活血除疮、抗氧嫩白、行气消斑、保肤健美的效果。

面部刮痧可以起到美容的效果，是各大中医美容机构的主要手段。

面部刮痧的选穴与具体方法：

（一）均匀涂上面部精油。

（二）用刮痧板轻按面部穴位，由下往上：承浆、两地仓、两迎香、巨髎、颧髎、两鼻通、睛明、印堂、攒竹、鱼腰、丝竹空、瞳子髎、球后、承泣、四白、太阳。

（三）用刮痧板点按面部穴位：印堂、发际、攒竹、发际、鱼腰、发际、丝竹空、发际、太阳、翳风、听会、听宫、耳门。

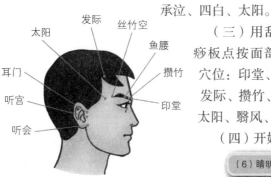

（四）开始刮痧，刮痧路线起止点及顺序如下：

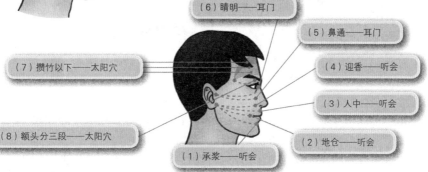

（6）睛明——耳门

（5）鼻通——耳门

（7）攒竹以下——太阳穴

（4）迎香——听会

（3）人中——听会

（8）额头分三段——太阳穴

（2）地仓——听会

（1）承浆——听会

43

（五）用刮痧板轻轻按抚全脸。

（六）按（四）所述刮痧路线，再由额头刮至下颌，即由8线至1线。提拉左边脸颊，提拉右边脸颊。

（七）用刮痧板轻轻按抚全脸。

（八）颈部路线：由神经沿着淋巴走向，从耳后至锁骨轻刮，向下排颈部淋巴液。

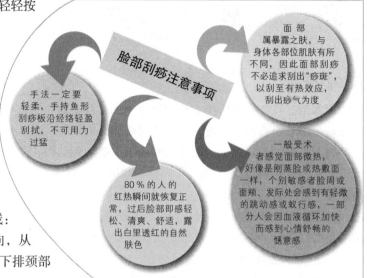

脸部刮痧注意事项

手法一定要轻柔，手持鱼形刮痧板沿经络轻盈刮拭，不可用力过猛

面部属暴露之肤，与身体各部位肌肤有所不同，因此面部刮痧不必追求刮出"痧斑"，以刮至有热效应，刮出痧气为度

80%的人的红热瞬间就恢复正常，过后脸即感轻松、清爽、舒适，露出白里透红的自然肤色

一般受术者感觉面部微热，好像是刚蒸脸或热敷面一样，个别敏感者脸周或面颊、发际处感到有轻微的跳动感或蚁行感，一部分人会因血液循环加快而感到心情舒畅的惬意感

颈部刮痧法

颈部经常一受寒就感觉酸、僵硬，长时间保持不动则易造成气血不通。可用刮痧板从发际往下刮痧呈紫红色点状，坚持到颜色恢复正常就不痛。

首先，被刮痧人面部朝下，在胸前垫一个枕头，这样有利于刮痧板和颈部穴位的接触。

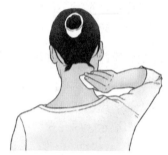

颈部受寒感觉脖子酸时，可用刮痧板从发际往下刮痧来治疗。

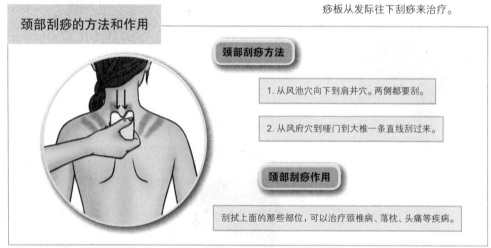

颈部刮痧的方法和作用

颈部刮痧方法

1. 从风池穴向下到肩井穴。两侧都要刮。

2. 从风府穴到哑门到大椎一条直线刮过来。

颈部刮痧作用

刮拭上面的那些部位，可以治疗颈椎病、落枕、头痛等疾病。

刮拭颈部能很好地解决头晕、头痛等头部问题。颈部是连接头部和躯干的桥梁，非常重要。我们可以用刮痧的方法把颈部的经络疏通，把颈椎、颈部的肌肉群调顺，包括中间的督脉和两端的膀胱经、胆经，它们都与头部相连。我们把它们疏通了，头部的很多症状也就迎刃而解了。我们可以刮一刮颈部，然后观察出痧的位置，看看是中间出痧多还是两侧出痧多，是督脉有瘀滞还是膀胱经或是胆经有瘀滞。任何一条经脉有瘀滞都会影响到躯干的一系列的问题。颈部的不同区段分别对应着大脑、咽喉、五官、颈肩，观察出痧的位置，可以判断出头部及肩颈哪个位置出现了问题。比如最上边的颈椎出现病变说明头部供血不足，容易出现头晕等症状。我们还可以根据出痧的颜色深浅来判断病变时间的长短。出痧的颜色越深，说明瘀血的时间越久，代谢的产物越多。出痧很多，但是颜色鲜红，并无大碍，说明经脉瘀滞的时间很短，如果出痧很稀疏，那就更没什么问题了，根本不用担心。颜色发紫就说明病情比较严重。有些人气血不足，就不容易出痧。

怎样判断身体是否有问题

这要依赖刮痧时的手感。气血供应不足的人，血液的营养供给和供氧量都不足，皮下就会有一些结节。

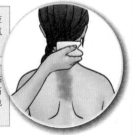

这是因为人体组织在低氧的情况下会增生，局部的肌肉长期处于紧张状态，就会粘连。这时候进行刮拭，手感就会不一样，会感到不顺畅，被刮的人也会感觉到疼痛或是有个包。这时，尽管没有起痧，也说明这个地方气血有瘀滞，经脉不顺畅，也会引发一系列的问题。

颈部刮痧的具体操作方法：

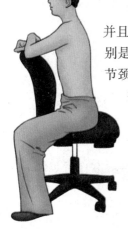

颈部刮痧前的准备姿势。

被刮痧者倒坐在椅子上，手臂搭在椅背上，肌肉放松，这样能减轻疼痛。

涂刮痧油，并用刮板把油涂匀。颈部的刮痧要先刮中间（督脉），并且一定要从发际里面开始刮，因为颈椎的第一节位置比较高，特别是头部不舒服的人，一定要从比较高的位置刮起，才能刮到第一节颈椎，才能真正有效。左手拖住被刮者的额头，右手从上向下刮拭颈部，压力逐渐增大，可以根据每个人的承受能力来决定刮痧的力度，但是一定要压下去。毛孔张开或者没有新的痧出现就可以停止刮痧了。这一段就算刮完了，就可以换下一段继续刮。低头时最高的凸起部位是大椎，也就是第七颈椎。我们做颈部刮痧，刮过第七颈椎就可以了。然后再刮两边（膀胱经）。中指放在刮痧板的两个角中间，然后用两个角同时刮拭颈部的两侧，一定要压下去，要有力度。最后用单角从上向下刮最外面的两侧（胆经）。先刮风池穴。很多人刮这个位置都会感到疼痛。凡是有头部不舒服的，以及有感冒头疼、血压高头疼、颈椎问题引起的头晕的，刮拭这个部位时都会感到疼痛。再向下刮两侧的胆经，这个地方的肌肉容易紧张、僵硬，不要使劲硬刮，可以用按揉的方式轻刮。每次刮完痧之后要等待 5 到 7 天，等痧完全消退才能再刮第二次。大概 1 周一次。等到不再出痧，症状完全消失，可以每天刮一刮，这时就不必使用刮痧油，隔着衣服刮就可以。

背部刮痧法

背部保健十分重要。传统刮痧保健里最重要的就是背部刮痧。刮背既有诊断作用，又有治疗作用、保健作用，它需要一定的方法、技巧和规律。五脏六腑都由神经连接在脊柱上，这些神经都走在脊柱之内，穿透在背部的肌肉之间，支配体内的脏腑器官。不同的脏腑器官在脊椎上有不同的区段。这些和不同器官对应的区段叫"脊椎对应区"。比如心脏的脊椎对应区、肺的脊椎对应区，肝脏的、脾脏的、胰腺的脊椎对应区。

背部刮痧的范围是以脊柱为中心，左右延伸各3寸，这样可以调节背部的肌肉。背部的肌肉如果紧张、僵硬，会影响背部血管和神经的运行，从而影响脏腑的健康。所以，刮得宽一点儿，把背部肌肉的紧张、僵硬、痉挛舒缓，脏腑的亚健康问题就会得以解决。背部的最中间是督脉，督脉两边是膀胱经。刮拭之后，我们就能够根据出痧的情况，即阳性反应的情况，对五脏六腑的健康状况做一个判断。背部与脏腑的关系更为紧密，背部刮痧是对脏腑进行保健治疗的捷径。背部刮痧因为面积最大，离脏腑最近，所以对脏腑保健的效果最好，是调理亚健康体质的捷径。如果同一个部位反复地出现同样的痧就说明相应的脏腑功能比较薄弱，就要警惕了。就像经济管理里的短板理论，一个人生命的终结肯定是一个脏器先衰竭了，而不是所有脏器同时衰竭。这个最先出问题最先衰竭的脏器一定是功能比较弱的部位。通过背部刮痧发现自己的薄弱器官，重点去呵护它，就会延缓它出现问题的时间，延长寿命。

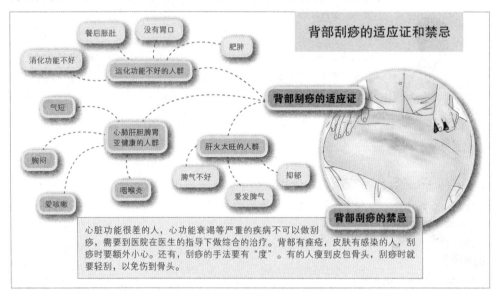

背部刮痧时，被刮痧者倒坐在椅子上，两臂张开趴到椅背上，这样肌肉就会比较放松、不紧张。涂上刮痧油，先刮中间，再刮两边。以两个肩胛骨下角的连线为界，把背部分为上下两段，上段主要对应心和肺，下段主要对应肝、胆、脾、胃。先刮上段，先中间后两边。刮的时候刮痧板应该稍微翘起来一点儿，从颈部大椎开始从上往下刮。每次刮痧，拉的线条不要太长，5寸左右即可。再往下刮肝、胆、脾、胃的部分。

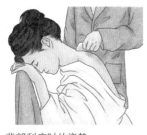

背部刮痧时的姿势。

然后用刮痧板的两角刮外侧。最后沿着肋骨的走势从里往外刮，这时刮痧板的角度要很小，几乎贴着皮肤。左边这部分是脾胃和胰腺的体表投影区，经常刮拭这有健脾和预防糖尿病的作用。右边这部分是肝胆的体表投影区，现代人生活压力很大，抑郁、容易发脾气都是肝郁气滞的表现。经常地刮一刮，有疏肝解郁的作用。刮的时候压力要大，这样才能引起经脉的传导，从而调理肺腑。刮完之后擦掉刮痧油，要一边揉一边擦，有助于张开的毛孔快速地闭合。

背部刮痧使用的工具和产品

（1）背部刮痧油。功能：活血化瘀，止痛、消炎。

（2）体霜。滋润、保湿、体香。

（3）刮痧工具。方形刮痧板。

（4）艾灸条。7炷。

背部刮痧的具体操作程序如下：

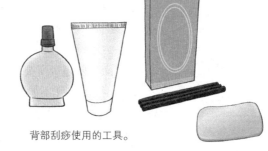

背部刮痧使用的工具。

（1）刮痧：先刮督脉，用方形刮痧板的一角，板身与皮肤倾斜45度，由上至下（大椎—骶骨）刮拭督脉，每个动作重复5～8次，直至出痧。

（2）用方形刮痧板的一角横刮双侧的肩颈。

（3）用方形刮痧板的一角刮双侧肩胛缝。

（4）刮膀胱经：先刮外膀胱经，后刮内膀胱经（内膀胱经在脊椎两侧各旁开1.5寸的位置，外膀胱经在脊椎两侧各旁开3寸的位置）。

（5）向下斜刮肋骨缝：刮五条至六条肋缝即可（不可刮在肋骨上），以督脉为刮拭起点，刮至肋骨下为止。

（6）化痧斑：用艾灸棒艾灸背部痧斑，目的是活血化瘀、代谢体毒。

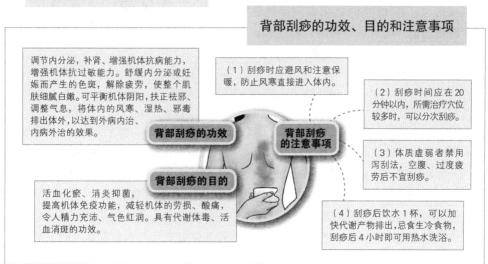

背部刮痧的功效、目的和注意事项

背部刮痧的功效

调节内分泌，补肾、增强机体抗病能力，增强机体抗过敏能力。舒缓内分泌或妊娠而产生的色斑，解除疲劳，使整个肌肤细腻白嫩。可平衡机体阴阳，扶正祛邪、调整气息，将体内的风寒、湿热、邪毒排出体外，以达到外病内治、内病外治的效果。

背部刮痧的目的

活血化瘀、消炎抑菌，提高机体免疫功能，减轻机体的劳损、酸痛，令人精力充沛、气色红润。具有代谢体毒、活血消斑的功效。

背部刮痧的注意事项

（1）刮痧时应避风和注意保暖，防止风寒直接进入体内。

（2）刮痧时间应在20分钟以内，所需治疗穴位较多时，可以分次刮痧。

（3）体质虚弱者禁用泻刮法，空腹、过度疲劳后不宜刮痧。

（4）刮痧后饮水1杯，可以加快代谢产物排出，忌食生冷食物，刮痧后4小时即可用热水洗浴。

背部由上向下刮拭。一般先刮后背正中线的督脉，再刮两侧的膀胱经和夹脊穴。肩部应从颈部分别向两侧肩峰处刮拭。用全息刮痧法时，先对穴区内督脉及两侧膀胱经附近的敏感压痛点采用局部按揉法，再从上向下刮拭穴区内的经脉。

胸部刮痧法

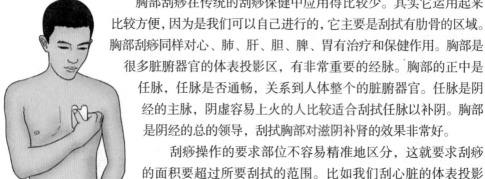

胸部刮痧在传统的刮痧保健中应用得比较少。其实它运用起来比较方便，因为是我们可以自己进行的，它主要是刮拭有肋骨的区域。胸部刮痧同样对心、肺、肝、胆、脾、胃有治疗和保健作用。胸部是很多脏腑器官的体表投影区，有非常重要的经脉。胸部的正中是任脉，任脉是否通畅，关系到人体整个的脏腑器官。任脉是阴经的主脉，阴虚容易上火的人比较适合刮拭任脉以补阴。胸部是阴经的总的领导，刮拭胸部对滋阴补肾的效果非常好。

刮痧操作的要求部位不容易精准地区分，这就要求刮痧的面积要超过所要刮拭的范围。比如我们刮心脏的体表投影区，很多人并不能准确地找到心脏的精确的位置大小，这没有关系，可以尽量在上下左右扩大刮痧的范围，超过心脏的体表投影区即可。

胸部刮痧在运用方面比较简单，是我们自己都可以进行的刮痧保健方法。

胸部是肋骨所在的地方，一般刮痧都是从上向下，但是在胸部，只有中间是从上向下的，其他有肋骨的地方都要横着大面积地刮拭。对于比较瘦的人，刮拭时力度要轻，时间不宜过长，否则会伤害骨膜。对于正常人，肋骨的区域也不要刮太长时间，刮到毛孔微微张开即可，不可刮过度，会造成局部软组织的损伤。另外，胸部的乳头区域也不可以刮拭。如果刮拭过度，在12小时之内做局部的热敷，疼痛就会慢慢消退。还有，空腹时、熬夜后、剧烈运动和大量出汗之后不宜刮拭。这些时候身体十分疲惫，容易产生晕刮的现象。

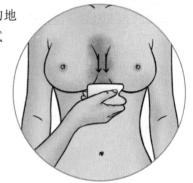

胸部刮痧时，只有中间是从上向下刮拭的。

胸部刮痧的具体方法

涂好刮痧油后，先刮中间的任脉。这时采用单角刮痧法，用刮痧板的一个角从上向下刮拭。胸部的皮肤比较薄比较娇嫩，对疼痛的感受比较敏感，所以刮拭时要慢要轻。上面的区域对应心肺等器官。

胸部正中线任脉天突穴到膻中穴，用刮板角部自上向下刮拭。

胸部两侧以身体前正中线任脉为界，分别向左右（先左后右）用刮板整个边缘由内向外沿肋骨走向刮拭，注意隔过乳头部位。中府穴处宜用刮板角部从上向下刮拭。

刮拭胸部重点是任脉周围，从天突经璇玑、华盖、紫宫、玉堂、膻中到中庭，从上向下刮拭可刺激胸腺，胸腺为锥体形，由不对称的左、右两叶组成。胸腺大部分位于上纵隔的腹侧部分，小部向下伸入前纵隔。一部分在胸腔，一部分在颈部。在胸腔的部分位于胸骨与心包之间。位于颈部的部分，则在胸骨舌骨肌与胸骨甲状肌之后，气管的前方及两侧，其上端有时可高达甲状腺的下缘。

注：胸腺既是淋巴器官，又具有内分泌功能。胸腺培养各种 T 细胞，在细胞免疫功能中起着重要作用。另外，胸腺能产生激素样物质，如胸腺素和胸腺生成素等。

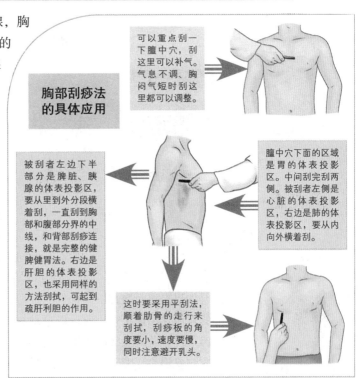

可以重点刮一下膻中穴，刮这里可以补气。气息不调、胸闷气短时刮这里都可以调整。

膻中穴下面的区域是胃的体表投影区。中间刮完刮两侧。被刮者左侧是心脏的体表投影区，右边是肺的体表投影区，要从内向外横着刮。

被刮者左边下半部分是脾脏、胰腺的体表投影区，要从里到外分段横着刮，一直刮到胸部和腹部分界的中线，和背部刮痧连接，就是完整的健脾健胃法。右边是肝胆的体表投影区，也采用同样的方法刮拭，可起到疏肝利胆的作用。

这时要采用平刮法，顺着肋骨的走行来刮拭，刮痧板的角度要小，速度要慢，同时注意避开乳头。

胸部刮痧法的具体应用

腹部刮痧法

现代人热衷于减肥。其实很多人并不胖，只是胖在肚子上，所以腹部的减肥很重要。但是对于腹部的肥胖，减肥并不是唯一的目的。有句话叫"腰带长寿命短"。这是因为腰腹部穿行的经脉特别多，经脉管理的权限相应地也就非常大，遍布全身。这里是人体的中枢枢纽部位。如果一个人很胖，肚子很大，腹部脂肪很多，就会对穿行于腹部的经脉产生压迫，使得经脉的气血运行阻力加大，容易产生瘀滞。中枢枢纽发生瘀滞，身体上半部和下半部都会气血不足，废物也运不走。所以胖人容易头晕，有心脏病、脂肪肝，腿和膝关节也容易发生疼痛。

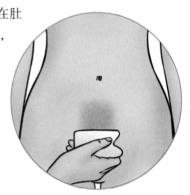

腹部刮痧法的目的不仅仅是减肥。

腹部刮痧的方法

腹部刮痧操作简便，如果是要减肥的话，可以每天刮拭。最简便的方式就是不用脱掉衣服，可以隔着较薄衣服力度大一点儿地刮，刮到腹部发热一样有效。

腹部可以自己操作，刮痧时保持站立，两脚分开与肩同宽，收缩腹部，想象把肚

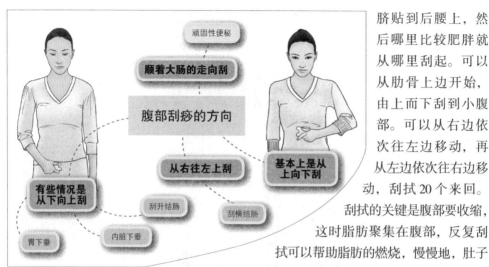

脐贴到后腰上，然后哪里比较肥胖就从哪里刮起。可以从肋骨上边开始，由上而下刮到小腹部。可以从右边依次往左边移动，再从左边依次往右边移动，刮拭20个来回。

刮拭的关键是腹部要收缩，这时脂肪聚集在腹部，反复刮拭可以帮助脂肪的燃烧，慢慢地，肚子就会变小。同时还刮拭到了经脉，起到保健的作用。

但是如果是进行腹部脏腑保健的刮痧，就不要收缩腹部。如果上腹部的胃消化功能不好，就可以重点刮肋骨下方。有些人"喝凉水都长肉"，有些人怎么吃都不长肉，可以以打圈的方式刮拭肚脐周围。这时要用力，力度要作用到肠胃上，才能起到"刮皮肉以调脏腑"的效果。下面是小腹部，它是泌尿系统的投影区。有些人年纪大了，这里就会出问题，尿失禁或者排尿困难。女性的宫寒等妇科疾病也可以通过刮拭小腹部来调节。小腹的中间是子宫的区域，两边是卵巢的区域。如果有妇科问题，刮拭这些部位时会感到疼痛，这时可以把衣服撩起来，涂上刮痧油继续刮，这些地方往往能刮出痧来，就有一个活血化瘀的作用。

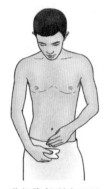

进行腹部刮痧可以使肚子变小，同时经脉也得到了刮拭。

想通过刮痧改善便秘的问题，可以在晚上睡觉之前和早晨起床之前重点刮大肠的部位。还可以从上到下刮肚脐的两侧，就会刮到治疗便秘的天枢穴。

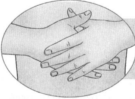

肚脐容易受凉，消化和吸收不好的人，可以以相同的手法揉肚脐。再往下可以揉小腹部。

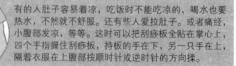

有的人肚子容易着凉，吃饭时不能吃凉的，喝水也要热水，不然就不舒服。还有些人爱拉肚子。或者痛经，小腹部发凉，等等。这时可以把刮痧板全贴在掌心上，四个手指握住刮痧板，持板的手在下，另一只手在上，隔着衣服在上腹部按顺时针或逆时针的方向揉。

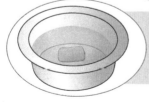

对于寒气特别大特别重的人，还有一个好方法。先把刮痧板泡在将近八十摄氏度的温水里约10分钟，等板从里到外热透，取出擦干，这时它就像一个小热水袋。这就不用隔着衣服了。躺在床上，哪凉就把板放在哪里揉。因为玉可以聚热，这个"小暖水袋"会长期保持热度。宫寒、痛经的人，每次行经之前用这个方法把小肚子揉暖，痛经就会得到很大的改善。

四肢刮痧法

中医认为，人体的四肢和五脏是紧密相连的，是一体的。一个人的脏腑如果出现了问题，四肢关节也会有所反应。刮拭和调理四肢关节可以保健内脏。经络有"连接脏腑，网络肢节"的作用，把整个身体连为一体。所以，我们可以"查外而治内"，身体内部的问题会表现在外部。通过对身体外部的治疗可以作用于身体内部。所以，对四肢进行刮拭可以对内脏起到保健的作用。

如果四肢出现问题，会在面部有所表现。左右两边的上肢分别对应左右两边的两颊。很多人两颊上容易长斑，而且很难消除。按照全息经络的原理，这是上肢出现了问题。上肢和颈部、颈椎相连。所以，两颊长斑的人，往往颈肩会有问题。实际上，两颊的斑是颈肩部气血瘀滞的一个表现。现代女性两颊上长斑的越来越多，

> 两颊长斑的人，往往颈肩会有问题。

这和她们的生活习惯、穿衣戴帽的习惯密切相关。现代人使用电脑过多，不注意肩颈的保养。尤其是办公室的白领，工作时颈肩部长期保持同一姿势，肩颈的肌肉就会紧张、僵硬、痉挛，长此以往，这里的经络气血穿过的时候的阻力就会加大，就容易产生气血的瘀滞。反映在脸上，两颊上的斑就长出来了。

面部的嘴角两侧区域对应着人的下肢。看一个人腿脚好不好其实不用看腿，只要观察这个区域即可。很多人这两个部位黯淡没有光泽，这样的人往往腿部酸软无力，甚至发沉，严重者可能有膝关节的疼痛等问题。这些都可以在脸上体现出来。所以，想要消除两颊上的斑，想要面颊下部红润起来，只要疏通四肢的气血经络，脸上的问题就会迎刃而解。也就是说，想要美容，首先要关心我们自己的身体，同时调理面部和身体。

> 面部的嘴角两侧区域对应着人的下肢。看一个人腿脚好不好其实不用看腿，只要观察这个区域即可。

四肢和脏腑的关系也十分密切。手臂内侧有三条经络，手臂外侧也有三条经络，上肢总共六条经络，下肢也有六条经络。它们分别连接人体的五脏六腑。所以，刮拭四肢，通过经脉线的传导，就可以达到调节脏腑的作用。

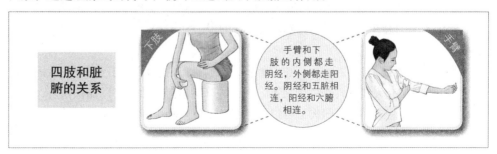

四肢和脏腑的关系

下肢

手臂和下肢的内侧都走阴经，外侧都走阳经。阴经和五脏相连，阳经和六腑相连。

手臂

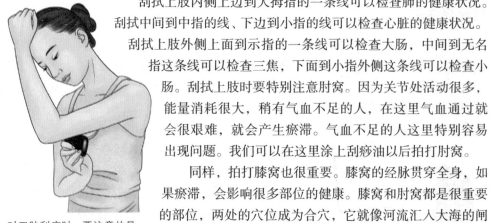

刮拭上肢内侧上边到大拇指的一条线可以检查肺的健康状况。刮拭中间到中指的线、下边到小指的线可以检查心脏的健康状况。刮拭上肢外侧上面到示指的一条线可以检查大肠，中间到无名指这条线可以检查三焦，下面到小指外侧这条线可以检查小肠。刮拭上肢时要特别注意肘窝。因为关节处活动很多，能量消耗很大，稍有气血不足的人，在这里气血通过就会很艰难，就会产生瘀滞。气血不足的人这里特别容易出现问题。我们可以在这里涂上刮痧油以后拍打肘窝。

同样，拍打膝窝也很重要。膝窝的经脉贯穿全身，如果瘀滞，会影响很多部位的健康。膝窝和肘窝都是很重要的部位，两处的穴位成为合穴，它就像河流汇入大海的闸门，如果这些穴位瘀阻了，闸门关上了，精气就无法汇入五脏六腑。

人体衰老的很重要的表现是肢体灵活性变差、变僵硬，这是因为筋骨不再柔软。人的衰老是从"筋"开始的。那

对四肢刮痧时，要注意的是，四肢上有些关节的部位，脂肪较少，骨骼凸起，要根据骨骼的形态顺势减轻力度。肌肉丰满的地方，比如三角肌等，轻刮并不会起作用，就要用点儿力。

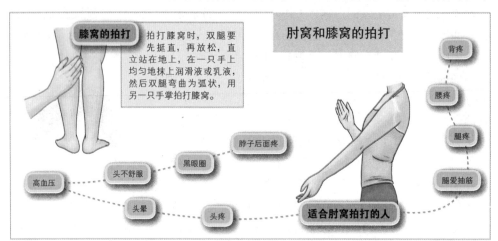

么哪个经脉哪个脏腑主筋呢？肝主筋，肝胆相连，肝经是腿的内侧的中线，也就是和裤子内侧裤线平行的一条线。胆经位于腿的外侧的中线，也就是和裤子外侧裤线平行的一条线。肝经和胆经都与人体的衰老有关。做好这两条经脉的保健可以延缓衰老。

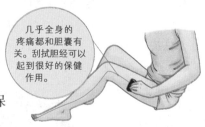

几乎全身的疼痛都和胆囊有关。刮拭胆经可以起到很好的保健作用。

肾和膀胱的经脉在下肢后面。想要补肾，提高免疫力，可以刮一刮腿的后面。脾经和胃经与消化有关，脾胃是后天之本，想要提高身体抵抗力，病后加快恢复，使脸部更紧致，延缓衰老，紧实肌肉，可以常常刮一下脾经和胃经。

耳部刮痧法

耳是人整体的一部分，对耳部进行刮拭，刺激耳郭的有关穴位时，可通过耳郭—经络—脏腑通路，传达到脏腑，调节脏功能。

刮痧美容法

面颊：在耳垂5、6区交界线的周围。

主治三叉神经、腮腺炎、痤疮及疖肿。

心：在耳甲中心最凹陷处。

通过刮拭，可宁心安神，调和气血，清心泻火。

肝：在耳甲艇部位。

疏肝利胆，驱除风邪，调和气血，明目健胃。

脾：耳甲腔的外上方。

生气血，营养肌肉，健脾补气。

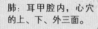

肺：耳甲腔内，心穴的上、下、外三面。

利小便，补虚清热，皮肤疾患。

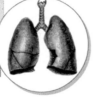

肾：在对耳轮下脚的下缘，小肠穴直上方。

壮阳气，益精液，强腰脊，补脑髓，利水道，明目聪耳。

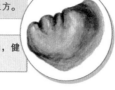

胃：在耳轮脚消失处。

消化食，主治胃痛、胃炎、消化不良、牙痛等。

大肠：在耳轮脚上方内1/3处。

肠炎、痢疾、腹泻、阑尾炎、便秘、消化不良等。

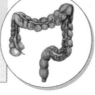

小肠：在耳轮脚上方中1/3处。

消化不良、腹泻、腹胀、肠结核等。

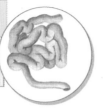

三焦：在屏间切迹的上方。

综合体内五脏六腑的作用，如水肿。

手部刮痧法

手是人体的缩影，我们全身的五脏六腑在手上都能找到相对应的位置。

大拇指走的是肺经，那也就是说大拇指跟肺脏相连，所以要

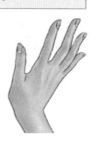

保护我们的肺脏可以刮一刮大拇指。肺经上的穴位，主治呼吸系统的毛病，如：咳嗽、喘息、咽喉肿痛、外感风寒等。所以，呼吸道有炎症或者感冒的人都应该刮一刮大拇指。大拇指有个穴位在手指甲盖旁边，叫少商穴，从它这一直刮下来，沿着大拇指的外侧，一直刮到手腕内侧前边往下，这个方向刮下来就能强壮我们的肺。刮大拇指的具体操作方法为：从指尖开始，刮到手腕。刮的时候刮痧板和手呈45度角，

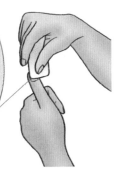

如果大拇指越到根部越细；或者您拿一只手迅速按一下大拇指的指肚，不能迅速弹起来的话，那就说明您的肺气不足，容易感冒，要注意休息，而且应该经常地刮一刮大拇指。

注意不要大于45度角。可以从指尖刮向手腕，也可以从手腕刮向指尖，往哪个方向刮，刮痧板就往哪边倾斜，但是注意不要来回刮，否则很容易把皮肤刮破。此外，刮的时候用力不能太轻，否则治疗效果不明显。正确的用力大小，应该是以感觉力量能压到肌肉上为宜。然后可以刮刮指背，再刮刮指腹，把手指的各个方向，各个部位都刮到。

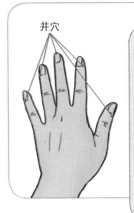

井穴

刮一刮示指指甲盖旁边的井穴有治疗痔疮和肛裂的作用，俗话说十人九痔，假如一刮示指的井穴特别的疼，就要注意纠正便秘的习惯，否则容易出现痔疮。假如有痔疮或肛裂，刮示指的经穴一定很疼，经常刮一刮，出一点儿小小的痧点儿，对痔疮、肛裂都有很好的治疗作用。如果示指有些弯曲，就说明胃不太好，大肠也不太健康，也应该经常刮一刮示指来进行调节。

刮拇指的时候，除了刮拭整个手指，还有一个地方是重点要刮的，就是手指上的井穴。每个指尖的部位都有一个穴位叫作"井穴"，是经脉的源泉。大拇指的井穴在手指甲盖的外侧。经脉如河流，出发地是井穴，所以井穴不通，气血就不通。如果嗓子发炎疼痛，刮这个穴位的时候会很疼，越疼越要刮，有时候刮完以后这里会出一个痧点，这对嗓子的症状缓解是很有效的。

示指这个部位走的是大肠经，也就是说示指跟大肠相连，我们刮拭示指，可以强健大肠，还可以对胃有保健作用。假如经常有胃疼、腹胀、便秘等症状，就可以刮一刮示指。坚持经常刮拭大拇指，还能起到预防感冒的作用，而且对于呼吸系统的毛病，比如咳嗽、咽炎等也有不错的治疗作用。刮示指的时候先刮手指背侧，再刮侧面，把手指的各个方向，各个部位都刮到。

除了大拇指和示指，剩下的三个手指头也分别代表不同的身体部位。

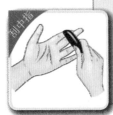

刮中指

想要心脏好，经常刮中指和小指

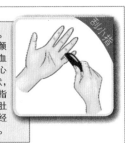

刮小指

要想保护心脏，要经常刮一刮中指和小指。中指和小指不够直，而且指尖部位的颜色暗，都是一个心经气血失调、气血不足的表现。这样的人容易有头晕、心悸、气短、胸闷等症状。针对这些症状，我们可以使用刮痧板经常地刮一刮中指和小指，特别是刮一刮中指肚。中指肚是中指的井穴。小指的井穴也就是心经的井穴，在小指的内侧手指甲盖旁边。

肝胆的保健

五个手指头并拢漏缝

肝胆的气血不足

通过刮拭无名指根部和中指根部会有好的保健

如果中指根部和无名指根部开始变细，把五个指头并拢的时候，手指头漏缝了，就说明肝胆的气血不足，因为这个部位跟肝胆有关系。这样的人容易出现眼睛干涩、视力减退，尤其是女性容易出现内分泌系统的毛病，容易脾气急躁。出现这些情况，就可以拿刮痧板刮一刮无名指的根部，中指的根部，把它的前、后、左、右都可以重点刮一刮，坚持一段时间就对肝胆系统有治疗保健作用。

如果无名指上两节跟其他的手指相比，看上去明显变细了，说明三焦经的气血不调。这种人容易出现神经功能失调。这样的人心理承受能力

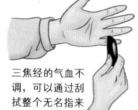
三焦经的气血不调，可以通过刮拭整个无名指来进行调节。

较差，容易失眠、多梦、偏头疼、神经衰弱。经常地对无名指整个的手指头来进行刮拭，可以调节神经系统，还可以调节内分泌系统。

最后剩下的就是小指了，如果您小指尖端不直，往一侧或者往前弯曲，或者小指特别的短，就代表心肾先天的功能比较弱。那就可以经常地刮一刮小指，从指尖刮到手指的外侧，沿着手掌的外侧一直刮下来，然后刮到手臂内侧小指下方这个部位，这样对心、肾、泌尿、生殖系统，都有一个很好的保健作用。

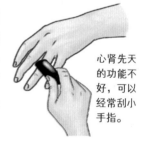
心肾先天的功能不好，可以经常刮小手指。

除了手指，手掌上也有一些部位能直接反映身体各部分的情况。

大鱼际位于大拇指下，饱满的、隆起的那一块肌肉中。它代表的是脾。中医说的脾，主要指的是人的消化吸收功能。刮拭大鱼际就能强壮我们的消化系统。刮拭大鱼际这个部位的时候压力要大一些，因为这里的肌肉比较丰厚。如果大鱼际长得特别饱满，说明先天的脾胃功特别强壮。

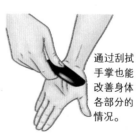
通过刮拭手掌也能改善身体各部分的情况。

小鱼际的位置位于小拇指下，那块比较饱满的、隆起的肌肉中，代表的是肾。如果小鱼际特别饱满，弹性特别的好，说明肾经特别充足。这样的人精力充沛。如果小鱼际瘪瘪的，用手一压半天都不起来，就说明肾气不足。这个时候就应该注意不要过多地透支体力，还需要经常刮一刮小鱼际。

手掌的中心比较凹陷的那一块部位，和胃相对应。如果胃怕凉，经常地胃胀、胃疼，可以用刮痧板，刮一刮手掌心这个位置，这样有强壮胃的作用。这个部位还是中医的心包经所在，也是一个重要的穴位劳宫穴的位置，刮刮这个位置，既可以强壮胃，对心脏也有好处。

手掌刮痧注意事项

在刮拭大鱼际、小鱼际和手掌中心的时候，要注意保持正确的手法

要先涂刮痧油，手掌的皮肤比较厚，所以可以少涂一点儿刮痧油

刮的时候刮痧板和手呈45度角，不要大于45度角。可以从上往下刮，也可以从下往上刮，往哪个方向刮就往哪边倾斜

不要来回刮，否则很容易把皮肤刮破。用力不能太轻。太轻的话，治疗的效果不明显。正确的用力大小，应该是以感觉力量能压到肌肉上为宜

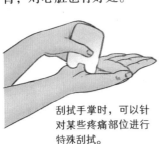

刮拭手掌时，可以针对某些疼痛部位进行特殊刮拭。

另外，在刮手掌的时候，如果发现某些区域特别的疼痛，下面感觉不平顺，那么针对这个疼痛的点还有一种特殊的刮法。可以把刮痧板平放在这个区域，然后做一个平面的按揉，压住皮肤不动，要有渗透力，作用力要渗透到肌肉的深部，做一个弧形的旋转的按揉，这样叫作平面按揉法。平面按揉法对疼痛点，也就是经脉淤滞的部位，进行一个重点的刮拭，作用力能够直接渗透到淤滞的部位，缓解局部经脉淤滞的状况。

除了手指和手掌心，手部还对应着我们身体的一个重要部位——脊柱。

由于手背的皮肤特别薄，很容易把皮肤刮破，所以刮拭手背之前，一定要涂抹刮痧油，之后用刮痧板一厘米一厘米的往前刮拭

如果有疼痛的时候，要体会一下它是酸疼、胀疼还是刺疼，假如感觉是酸疼，说明是气血不足的虚证

如果刮起来有点胀疼，按中医的话说叫气滞，是气机的不通畅和失调

手背刮痧注意事项

假如刮起来的感觉像小针扎一样刺痛，则是血瘀的表现

刮痧的时候有酸痛、胀痛和刺痛的感觉，就说明脊椎可能有潜在的健康隐患

对于刮拭起来感觉疼痛的地方，可以多滴一滴刮痧油，把润滑度增加一些，做一个重点的刮拭，这样局部疼痛的症状慢慢就会减轻的

如果经常刮拭，相对应的颈椎、腰椎这些区域的病变，也可以向康复方面发展，也就是说能对它们起到一个治疗作用

手背对应我们的背部，是腰背部整个脊柱的缩影。它以中指为中心。

中指握起拳来，靠近手掌的这一节骨头，对应着我们的颈椎。中指上边这两节，对应我们的后头部和大脑。然后，手背，也就是中指下这个长度，叫第三掌骨，跟我们的胸椎、腰椎相对应。脊柱的每节骨头，在手背上都能找到具体的位置。找的时候把手握拳，手背上中指突起的地方和我们脖子上的大椎相对应，手腕的横纹的中点和我们脊柱最下端的尾骨相

对应，手背中间就代表我们的腰部，和肚脐平行的位置，相当于第二腰椎。人体一共有五节腰椎，它上面一点点就是第一腰椎，下面就是第三、四、五节腰椎。

手背刮痧还能帮缓解突然的扭伤。比方说突然出现了腰扭伤，特别疼，可以拿刮痧板刮手背上相对应的部位，也能起到治疗和缓解的作用。中间的第三掌骨正对应脊柱，刮第三掌骨和第四掌骨的骨缝处，把刮痧板立起来垂直，把刮板压下去，然后压住皮肤不要动，上下移动寻找那个最疼的点，压住它，慢慢地揉。骨缝的地方对应的就是脊柱两侧的肌肉，用这种按揉的方法，把手部痉挛的点、僵硬的点揉软了、揉开了的时候，相对应的肌肉痉挛的症状也会得到缓解。

手部刮痧的时候两只手都可以刮拭，没有必要分男左女右。不过，在刮的过程中有一点是要特别注意的：如果刮痧的时候，发现伴有手指的关节僵硬不灵活，说明骨头可能有病变，比如类风湿等。这种情况下一定要及时去医院做进一步的检查。

最后还要注意的是，要想刮痧的效果好，刮的速度可以慢一点儿，一边刮一边寻找哪里疼痛明显，遇到了这样的地方，就涂上刮痧油多刮几下，经常地刮拭，疼痛越来越轻，这个保健作用就特别明显了。此外，手指的刮痧保健是促进气血的循环，所以刮完痧以后配合一个手指的主动运动，把手指张合几次，这样的话，效果会更好。

刮痧的时候，每次刮20下到30下，刮到微热就可以了，每天可以刮拭一到两次。

检查脊椎法

检查脊椎方法 1：刮拭手背中指第三节

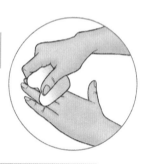

在手背中指第三节颈椎区先涂刮痧油再刮拭，感觉光顺平坦为正常；感觉疼痛、凹凸或有沙砾、结节状物，则表示颈椎部位已处于亚健康状态或有病理改变。

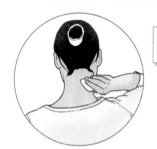

检查脊椎方法 2：刮拭后头部顶枕带

刮拭后头部顶枕带全息穴区，感觉刮痧板下光顺平坦为正常；感觉疼痛、有结节等阳性反应，则表示其对应的部位已处于亚健康状态或有病理改变。

检查脊椎方法 3：刮拭手背脊椎区

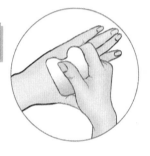

在手背第三掌骨处先涂刮痧油，刮拭手背第三掌骨的胸椎、腰椎、腰骶区。此处感觉刮痧板下光顺平坦为正常；疼痛、弯曲、凹凸或有沙砾、结节状物以及出痧，则表示脊椎相应部位已处于亚健康状态或有病理改变。

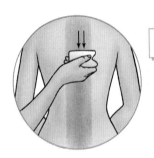

检查脊椎方法 4：刮拭背部脊椎

在背部脊椎部位先涂刮痧油，刮拭后背正中线，即脊椎后面的棘突部位，再刮拭夹脊穴和两侧的腰背肌部位。

检查脊椎方法 5：刮拭足部脊椎区

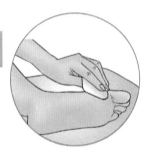

在足弓处先涂刮痧油，刮拭足内侧从大踇趾后面到足跟的脊椎全息穴区。感觉刮痧板下光顺平坦为正常；出痧、有结节或有疼痛感，则表示其对应的部位已处于亚健康状态或有病理改变。

应用什么样的刮痧手法诊断才能更准确

应该用按压力大、速度慢的平补平泻手法刮拭，按压力一定要渗透到肌肉深部，在指背和第二、三掌骨处刮拭时，按压力应渗透到骨骼处，并且边刮拭边体会，比较刮痧板下的感觉就会发现各种阳性反应。

检查心肺法

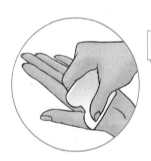

检查心肺方法 1：刮拭手部大鱼际、中指、小指

刮拭手部大鱼际、中指和小指，重点刮拭指尖甲根部两侧。感觉刮痧板下光顺平坦，没有疼痛为正常；有疼痛感觉，并有大鱼际颜色青暗，中指、小指末端弯曲的现象，则表示心脏功能有亚健康表现。如手掌皮肤干燥，可涂少量美容刮痧乳再刮拭。

检查心肺方法 2：拍打肘窝

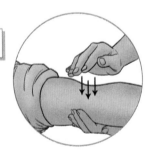

在肘窝处涂上刮痧油，用拍打法拍打肘窝，注意拍打力度由轻渐重，两次拍打中间要有间歇，拍打至没有新的痧出现时即可停止操作。

检查心肺方法 3：刮拭心脏体表投影区

涂刮痧油后刮拭胸部正中和左胸部心前区以及左背部的心脏体表投影区。刮拭时如有疼痛感、发现结节或有痧出现，则表示心脏处于亚健康状态；如果出现青紫色、青黑色痧斑且面积较大，并有疼痛感觉的结节，则表示心脏低氧明显，应及早去医院做进一步的检查治疗。心脏体表投影区：胸骨正中、左前胸部和左背部肩胛骨体表皮肤部位。

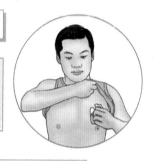

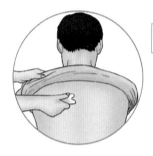

检查心肺方法 4：刮拭背部心俞、肺俞

刮拭背部双侧心俞穴、肺俞穴，如果出现紫红色密集的痧斑，并有疼痛的感觉或发现结节，表示心经、肺经气血瘀滞，且时间较长；如心俞出现紫黑色痧斑、结节较大，疼痛非常明显，应警惕心脏的病变，及早到医院进一步检查治疗。人体穴位分布是对称的，刮拭时应相应选取两侧同时进行

在对心肺进行方法 1 的刮拭时，应注意以下几点：

（1）拇指侧肺经出现中、重度痧象表示易感冒、气短、咳嗽或曾有肺部疾病。

（2）中间心包经出现中度或重度痧象表示易胸闷、气短、心悸或者有失眠、多梦。

（3）小指侧心经出现重度痧象表示心脏明显低氧，应及早到医院做进一步的检查和治疗。

检查肾脏法

检查肾脏方法 1：刮拭手部小鱼际、小指

刮拭手部小鱼际和小指，重点刮拭指甲根部两侧，有疼痛感觉，则表示有肾虚。如手掌皮肤干燥，可涂少量美容刮痧乳再刮拭以保护皮肤。手部小鱼际是与肾脏对应的全息穴区。观察手部形态，如小鱼际不饱满、弹性减弱、颜色晦暗以及小指短小，靠近手掌的指关节弯曲均是不同程度的肾虚表现。

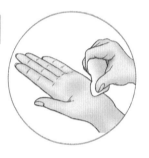

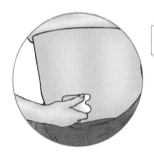

检查肾脏方法 2：刮拭背部肾俞、志室、命门穴

涂刮痧油后刮拭背部肾俞穴、志室穴、命门穴，如穴位处出现紫红色或青紫色密集的痧斑并有疼痛的感觉，或发现结节以及经穴周围肌肉僵硬、两侧肌肉张力不平衡，均表示肾气不足。

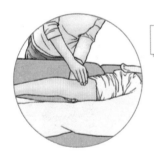

检查肾脏方法3：拍打膝窝

涂匀刮痧油，用拍打法拍打膝窝，拍打的范围应涵盖膝窝委阳、委中、阴谷三穴。

在对肾脏进行方法3的刮拭时，应注意以下几点：

（1）膝窝外侧及中部膀胱经委阳、委中区域出现中度或重度痧象：表示肾虚，腰背或下肢疼痛。

（2）膝窝内侧肾经阴谷区域出现中度或重度痧现象：表示肾虚，经常腰酸、腰痛、下肢酸沉以及乏力、怕冷、头晕。

检查大脑法

检查大脑方法：刮拭中指背和全头

在中指背第一、二节部位涂刮痧油后，用面刮法仔细缓慢刮拭，刮痧板下感觉光顺平坦为正常，感觉疼痛、凹凸或有沙砾、结节状物，或出现青紫色痧点，表示大脑疲劳或低氧。

按照侧头部、头顶部、后头部的顺序，仔细刮拭全头，检查有无疼痛和结节等阳性反应，有阳性反应的区域正是经脉气血瘀滞的部位，也是造成大脑疲劳和低氧的原因。

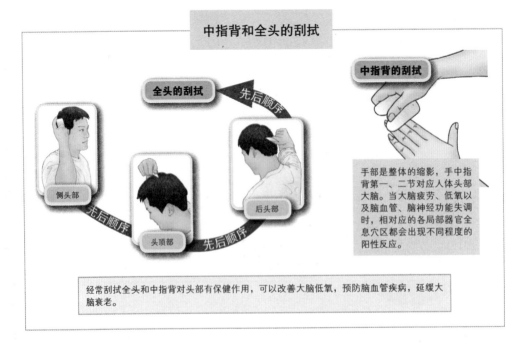

中指背和全头的刮拭

全头的刮拭

先后顺序

侧头部

头顶部

先后顺序

后头部

先后顺序

中指背的刮拭

手部是整体的缩影，手中指背第一、二节对应人体头部大脑。当大脑疲劳、低氧以及脑血管、脑神经功能失调时，相对应的各局部器官全息穴区都会出现不同程度的阳性反应。

经常刮拭全头和中指背对头部有保健作用，可以改善大脑低氧，预防脑血管疾病，延缓大脑衰老。

检查其他脏腑法

检查其他脏腑方法1：刮拭头部额旁一、二、三带和额顶带

用厉刮法刮拭头部双侧额旁一、二、三带和额顶带，感觉刮痧板下光顺平坦为正常；感觉疼痛、有结节等阳性反应，则表示其对应的脏腑处于亚健康状态或有病变，可根据阳性反应诊断规律判断轻重程度。

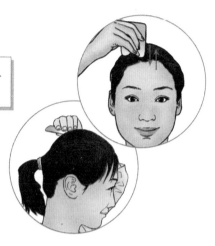

检查其他脏腑方法2：刮拭全手掌

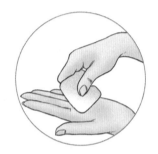

刮拭手掌的各全息穴区，以及各手指指甲根部两侧处，感觉刮痧板下光顺平坦为正常；如有疼痛或出痧，则其对应的部位处于亚健康状态或有潜在病变。

检查其他脏腑方法3：刮拭手部第二掌骨桡侧全息穴区

五指并拢，虎口朝向面部，拇指自然弯曲，用垂直按揉法依次按揉第二掌骨桡侧的各全息穴区。仔细查找，若发现疼痛敏感点，则表示其对应的部位有亚健康或潜在病变，可根据阳性反应的诊断规律判断亚健康或病变的轻重程度。

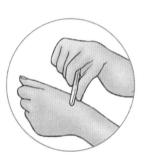

检查其他脏腑方法4：刮拭背部双侧膀胱经

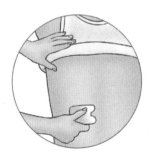

在双侧膀胱经处涂刮痧油后刮拭，仔细体会各部位刮痧板下的感觉：光顺平坦、无疼痛感觉为正常；有结节、肌肉紧张僵硬等阳性反应或出现轻重不同的痧斑，则表示该穴位对应的脏腑处于亚健康状态或有潜在病变，可根据痧象种类和阳性反应的规律判断亚健康或病变的轻重程度。

第6章
常见疾病的刮痧疗法

　　人体病症有千千万万种，而有一些疾病是常见的，比如感冒、中暑等，人们对此总结出了一些常用规律，而针对这些常见疾病，也有着相应的刮痧疗法。找准相应的全息穴区，加上治疗时的一些小提示，便可以很好地缓解病情。

内科疾病的刮痧疗法

一、发热

　　发热是指体温升高超过正常范围，可见于多种疾病，诸如病毒、细菌、立克次体、原虫、寄生虫所引起的各种传染病，身体局部感染，组织破坏或坏死等感染性疾病；药物反应、甲状腺功能亢进、神经性低热等非感染性疾病。经医生明确诊断、指导用药后，可用刮痧辅助退热。

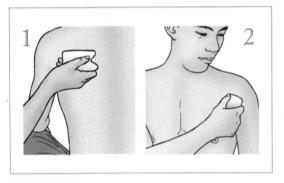

【刮痧治疗】

头部: 全息穴区——额中带、额旁一带(双侧)。
胆经——双侧风池。
背部: 督脉——大椎至至阳。膀胱经——双侧大杼至肺俞、肩胛部。(如图 1)
上肢: 肺经——少商。三焦经——双侧外关。
胸部: 肺经——中府。(如图 2)
下肢: 肾经——双侧复溜。

小贴士:

　　（1）刮痧后，饮 2 ~ 3 杯热水，以协助发汗退热。刮痧后半个小时内不宜洗澡。
　　（2）勿暴漏出痧部位，御寒为主。
　　（3）避开皮肤有疖肿、破损、痣斑等的部位。
　　（4）饭后 1 小时、空腹或大汗后的病人不宜刮痧。如高热不退，需送医院就诊，以查明是否其他原因。
　　（5）饮食宜选用清淡而易于消化的流食和半流食，禁食高脂肪油煎熏烤炒炸的食物。

二、头痛

头痛是很多疾病都可以引起的一种自觉症状，局部疾病有颅内脑实质疾患、脑水肿、脑血管病后遗症、脑炎后遗症、脑血管疾患、脑膜疾患、近颅腔的眼耳鼻咽疾患等，感染中毒性疾病有流感、肺炎、疟疾、伤寒、煤气中毒、尿毒症、菌血症等，心血管系统疾病有高血压、动脉硬化、贫血、心脏病等，机能性疾病有神经衰弱、偏头痛、精神紧张性头痛、癔症和癫痫后头痛等。明确诊断后，均可照此法刮痧治疗。

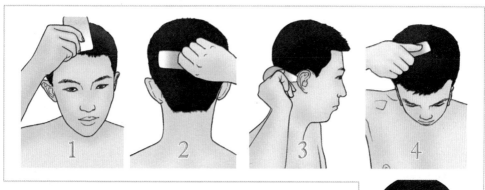

【刮痧治疗】

头部：全息穴区——额中带、额顶带后 1/3、顶颞前斜带下 1/3（患侧）。（如图 1 ~ 3）

经外奇穴——双侧太阳。（如图 5）

胆经——双侧曲鬓、风池。

胃经——双侧头维。

督脉——百会（如图 4）。以其为中心，分别向前至神庭、向左右至耳上区、向后至哑门。

疼痛重者加阿是穴。

肩部：胆经——双侧肩井。

上肢：大肠经——双侧曲池、合谷。

小贴士：

刮痧治疗头痛的时候效果非常好，但应结合现代的诊断方法，注意颅脑内的实质性病变要结合其他治疗方法。

三、感冒

感冒是四季常见外感病，中医又有风寒外感、风热外感和暑湿外感之分。常见有头痛、发热、畏寒、乏力、鼻塞、流涕、打喷嚏、咽痛、干咳、全身酸痛等症状，部分患者还可出现食欲不振、恶心、便秘或呕吐、腹泻等消化道症状。

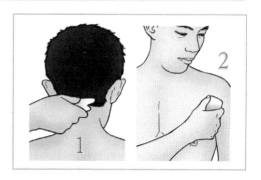

【刮痧治疗】

头部：全息穴区——额中带、额旁一带（双侧）。
督脉——百会至哑门。
胆经——双侧风池。（如图1）
大肠经——双侧迎香。
背部：督脉——大椎至至阳。
胸部：肺经——双侧中府。（如图2）
上肢：大肠经——双侧曲池、合谷。
肺经——双侧列缺（如图3）、尺泽。
下肢：胃经——双侧足三里。（如图4）

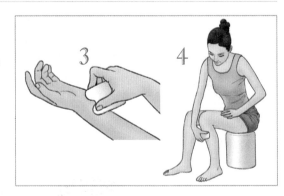

小贴士：

　　平时经常易患感冒的人，在易感季节每天使用艾柱灸双侧足三里穴可以起到预防感冒的作用。

四、中暑

　　中暑是盛夏感受暑热所致，由于病情轻重程度之不同而症状表现各异。临床可见大量汗出、口渴、头昏耳鸣、胸闷、心悸、恶心、四肢无力、皮肤灼热等症状，甚则猝然昏倒，不省人事。高温作业如出现类似症状可照此刮痧治疗。

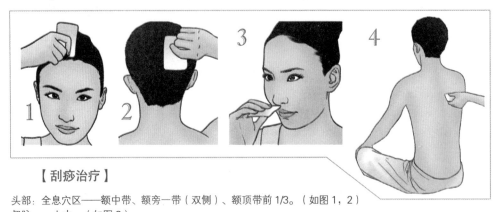

【刮痧治疗】

头部：全息穴区——额中带、额旁一带（双侧）、额顶带前1/3。（如图1，2）
督脉——人中。（如图3）
背部：督脉——大椎至至阳。（如图4）
膀胱经——双侧肺俞至心俞。
小肠经——双侧天宗。
上肢：心包经——双侧曲泽至内关。
大肠经——双侧曲池、合谷。
下肢：膀胱经——双侧委中。

【药物辅助治疗】

1. 藿香正气水、十滴水、人丹、千金消暑丸。
2. 口服补充淡盐水至少300毫升。

小贴士：

　　中暑发病急骤，必须及时给予治理，否则会有生命危险。首先应该把患者移至通风阴凉的地方。重者严密观察病情的变化。

五、失音

失音是指声音不畅，甚至嘶哑不能发音。各种原因引起的急慢性喉炎、咽炎、声带疲劳、声带小结等，均可照此刮痧治疗。

【刮痧治疗】

头颈部：全息穴区——额中带、额旁一带（双侧）。
督脉——哑门至大椎。
任脉——廉泉（如图1）、天突（如图2）。
胃经——双侧人迎。
大肠经——双侧天鼎。
上肢：肺经——双侧列缺。
下肢：肾经——双侧照海。

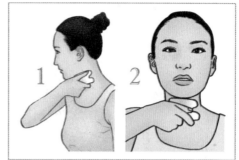

小贴士：

失音患者使用单味中药胖大海泡水喝，有非常好的效果。

六、咳嗽

咳嗽是呼吸系统疾病的主要症状之一。根据其发病原因，可概括分为外感咳嗽和内伤咳嗽两大类。外感咳嗽起病急、病程短，同时往往伴随上呼吸道感染的症状。内伤咳嗽病程长，时轻时重。本症常见于急慢性支气管炎、肺炎、支气管扩张、肺气肿、肺结核等疾病。

【刮痧治疗】

头部：全息穴区——额中带、额旁一带（双侧）。（如图1~3）
背部：督脉——大椎至至阳。（如图4）
膀胱经——双侧大杼至肺俞。
胸部：任脉——天突至膻中。（如图5）
前胸——由内向外刮拭。
肺经——双侧中府。
上肢：肺经——双侧尺泽、列缺（如图6）。
大肠经——双侧合谷。

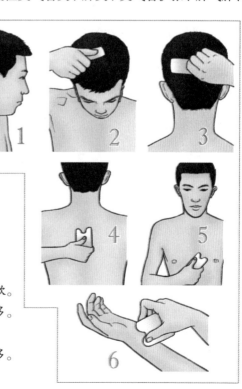

【药物辅助治疗参考】

（1）二陈丸：用于痰湿内停引起的咳嗽。

（2）二母宁嗽丸：用于痰热壅肺引起的咳嗽。

（3）蛇胆川贝末：用于风热咳嗽、久咳痰多。

（4）橘红丸：用于肺胃湿热，咳嗽痰盛。

（5）枇杷止咳糖浆：用于伤风感冒咳嗽痰多。

（6）莱阳梨膏：用于肺燥咳嗽、干咳痰少。

七、哮喘

哮喘是一种常见的反复发作性的呼吸系统疾病。喉中痰鸣声谓之哮，呼吸急促困难谓之喘。哮和喘常相伴发生，难以严格划分，故称为哮喘。支气管哮喘、喘息性慢性支气管炎、阻塞性肺气肿以及其他疾病所见的呼吸困难皆可照此刮痧治疗。

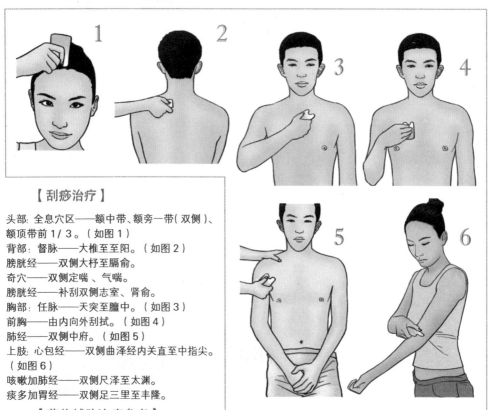

【刮痧治疗】

头部：全息穴区——额中带、额旁一带（双侧）、额顶带前1/3。（如图1）

背部：督脉——大椎至至阳。（如图2）

膀胱经——双侧大杼至膈俞。

奇穴——双侧定喘、气喘。

膀胱经——补刮双侧志室、肾俞。

胸部：任脉——天突至膻中。（如图3）

前胸——由内向外刮拭。（如图4）

肺经——双侧中府。（如图5）

上肢：心包经——双侧曲泽经内关直至中指尖。（如图6）

咳嗽加肺经——双侧尺泽至太渊。

痰多加胃经——双侧足三里至丰隆。

【药物辅助治疗参考】

（1）气管炎丸：用于老年性哮喘，支气管扩张，慢性支气管炎。

（2）痰咳净：用于急慢性支气管哮喘。

八、肺炎

肺炎发病急剧，最常见的症状为寒战、高热、胸痛、咳嗽、咳吐铁锈色痰。体温可在数小时内升达39～40℃，持续高热，同时伴头痛、疲乏、全身肌肉酸痛。若病变范围广泛，可因低氧引起气急和发热。部分肺炎患者伴有明显的消化道症状，如恶心、呕吐、腹胀、腹泻、黄疸等。

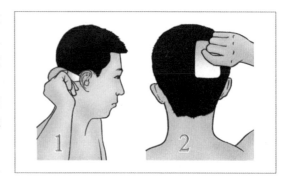

【刮痧治疗】

头部：全息穴区——额旁一带（双侧）、额顶带前1/3。（如图1，2）
背部：督脉——大椎至至阳。
膀胱经——双侧风门、肺俞、心俞。
胸部：任脉——天突至膻中。（如图4）
前胸——由内向外刮拭。
上肢：肺经——双侧尺泽、孔最。（如图3）
大肠经——双侧曲池。
下肢：胃经——双侧丰隆。

【药物辅助治疗参考】

（1）清开灵：主治各种高热证，可清热解毒。

（2）清肺抑火丸：用于肺胃实热引起的咳吐黄痰、大便秘结。

（3）牛黄清肺丸：用于肺热咳嗽、喘促胸满、大便燥结。

九、胃脘痛

胃脘痛是指疼痛在上腹心窝处及其邻近部位，故古代又有心痛之称。本证常见于急慢性胃炎、胃及十二指肠溃疡，以及胃痉挛或胃神经官能症等。食欲不振、胃扩张可参考此症刮痧治疗。

【刮痧治疗】

头部：全息穴区——额旁二带（双侧）、额顶带中1/3。
背部：膀胱经——双侧胆俞、脾俞、胃俞。（如图2）
腹部：任脉——上脘、中脘。（如图1）
上肢：心包经——双侧内关。（如图3）
下肢：胃经——双侧梁丘、足三里。（如图4）

【药物辅助治疗参考】

（1）胃气止痛丸：用于热胃寒证。

（2）九气拈痛丸：用于脘腹、两胁胀满疼痛。

（3）活胃散：用于胃寒作痛。

（4）气滞胃痛冲剂：用于治疗胃痛、腹痛、胁痛等诸种疼痛。

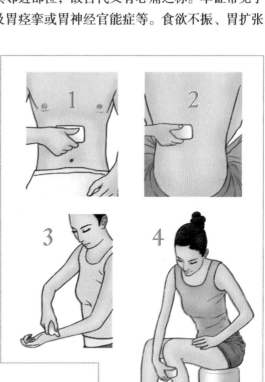

十、呃逆

呃逆是一种气逆上冲胸膈，致喉间呃逆连声，声短而频，不能自制的症状。常见于胃肠神经官能症，或某些胃肠、腹膜、纵隔、食道的疾病。

【刮痧治疗】

头部：全息穴区—额中带、额旁二带（双侧）。
背部：膀胱经——双侧膈俞、膈关。（如图2）
腹部：任脉——中脘。
奇穴——双侧呃逆（如图1）、鱼腰（如图3）。
上肢：心包经——双侧内关。
下肢：胃经——双侧足三里。
久呃不止者加刮任脉——气海、关元。（如图4）肾经——双侧太溪（如图5），用补刮法。

【药物辅助治疗参考】

（1）南瓜蒂4只，水煎服，连服3至4次。

（2）柿蒂10克，水煎服。

（3）刀豆子60克，炙后研末，每次服6克，日服2次。

（4）鲜姜、蜂蜜各30克，鲜姜取汁去渣与蜂蜜共调匀，1次服下。

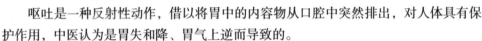

十一、呕吐

呕吐是一种反射性动作，借以将胃中的内容物从口腔中突然排出，对人体具有保护作用，中医认为是胃失和降、胃气上逆而导致的。

常见的神经性呕吐、急慢性胃炎、幽门痉挛或狭窄、先天性肥厚性幽门梗阻、不完全性幽门梗阻、胆囊炎、肝炎、腹膜炎、胰腺炎、百日咳、晕车晕船、耳源性眩晕等所出现的呕吐，在明确病因后，皆可照此对症刮痧治疗。

【刮痧治疗】

头部：全息穴区——额旁二带（双侧）、额顶带中1/3。
背部：督脉——至阳至脊中。（如图2）
膀胱经——双侧膈俞至胃俞。（如图1）
腹部：任脉——天突、中脘。
上肢：心包经——双侧内关。（如图4）
下肢：胃经——双侧足三里。
脾经——双侧公孙。（如图3）

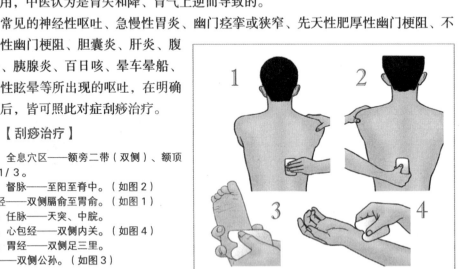

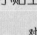 小贴士：

对于某些严重的疾病引起的呕吐，比如说上消化道严重梗阻、癌肿引起呕吐，刮痧只能做对症处理，还需要结合其他的治疗方法对原发病进行积极的治疗。

十二、腹胀

腹胀为自觉腹部胀满，嗳气和矢气不爽，严重时则有腹部鼓胀膨隆的症状。常见于消化不良、肠功能紊乱、肠道菌群失调、各类肠炎、肠结核、肠梗阻，慢性肝、胆、胰腺疾患，以及心肾功能不全等疾病。明确诊断后，皆可照此对症刮痧治疗。

【刮痧治疗】

头部：全息穴区——额顶带后 1 / 3、额旁二带（双侧）。
背部：督脉——大椎至命门。（如图 1）
膀胱经——双侧肝俞至胃俞，大肠俞至小肠俞。
腹部：任脉——上脘至下脘、气海。（如图 2）
胃经——双侧天枢。（如图 3）
下肢：胃经——双侧足三里。（如图 4）
肝经——双侧太冲。

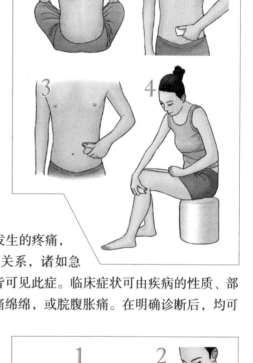

十三、腹痛

腹痛是泛指胃脘以下，耻骨以上部位发生的疼痛，多与脾、胃、大肠、肝、胆等脏器有密切关系，诸如急慢性胰腺炎、急慢性肠胃炎、胃肠痉挛等皆可见此症。临床症状可由疾病的性质、部位的不同而表现各异，或腹痛剧烈，或腹痛绵绵，或脘腹胀痛。在明确诊断后，均可照此对症刮痧治疗。

【刮痧治疗】

头部：全息穴区—额旁二带（双侧）、额顶带中 1 / 3。
背部：膀胱经——双侧脾俞至大肠俞。（如图 1）
腹部：任脉——中脘至关元。
胃经——双侧天枢。
上肢：心包经——双侧内关。（如图 2）
下肢：胃经—双侧梁丘、足三里至上巨虚。

十四、腹泻

腹泻也称泄泻，主要表现是大便次数增多，便质稀薄如糜，可像浆水样。秋冬季节多见。急慢性肠炎、肠结核、肠功能紊乱、慢性结肠炎、直肠炎、伤食泻、结肠过敏等，都可有腹泻出现，均可照此刮痧治疗。

【刮痧治疗】

头部：全息穴区——额旁二带（双侧）、额顶带后 1 / 3。
背部：膀胱经——双侧脾俞至大肠俞。（如图 1）
腹部：任脉——中脘至气海。（如图 2）
胃经——双侧天枢。

下肢：胃经——双侧足三里至上巨虚。（如图3）
脾经——双侧阴陵泉、公孙。

【药物辅助治疗参考】

（1）附子理中丸：用于虚寒性泄泻，受寒或进冷食发作加重者。

（2）肉果四神丸：用于早晨起床即泻者（中医称五更泻）。

（3）胡椒末和少量大米饭捣成药饼填入肚脐中，用胶布固定，24小时一换。

（4）艾条灸长强穴、神阙穴。每穴灸15分钟，每天灸1次。

十五、便秘

凡大便干燥，排便困难，秘结不通超过3天者，称为便秘。如大便秘结不通，多日一解，排便时间延长，或虽有便意而排便困难，均可照此刮痧治疗。

【刮痧治疗】

头部：全息穴区——额顶带中1/3、额顶带后1/3。
背部：膀胱经——双侧大肠俞。
腹部：胃经——双侧天枢。（如图1）
脾经——双侧腹结。
上肢：三焦经——双侧支沟。（如图2）
大肠经——双侧手三里。
下肢：胃经——双侧足三里至上巨虚。

【药物辅助治疗参考】

（1）麻仁润肠丸：用于津液不足、肠道失润所致的习惯性便秘。

（2）胡桃肉5枚，每晚临睡吃，开水送下。大便通后可每日食3至5枚，连服1至2个月。

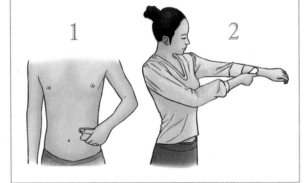

小贴士：

患者应注意改变饮食习惯，多吃蔬菜水果，进行适当的体育锻炼，养成定时排便的习惯。

十六、胆囊炎.胆石症

急性胆囊炎可见右季肋部和上腹部持续剧烈疼痛，有时疼痛可放射至右肩胛区，常伴恶心呕吐、发热等症。慢性胆囊炎可见胆囊区轻度触痛，消化不良、胃部饱胀、嗳气等。慢性胰腺炎、胆结石，皆可照此刮痧治疗。

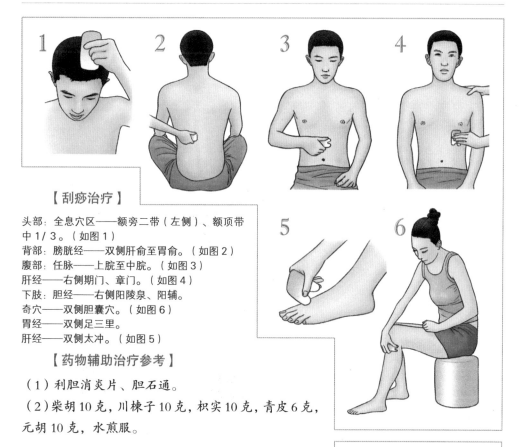

【刮痧治疗】

头部：全息穴区——额旁二带（左侧）、额顶带中1/3。（如图1）

背部：膀胱经——双侧肝俞至胃俞。（如图2）

腹部：任脉——上脘至中脘。（如图3）

肝经——右侧期门、章门。（如图4）

下肢：胆经——右侧阳陵泉、阳辅。

奇穴——双侧胆囊穴。（如图6）

胃经——双侧足三里。

肝经——双侧太冲。（如图5）

【药物辅助治疗参考】

（1）利胆消炎片、胆石通。

（2）柴胡10克，川楝子10克，枳实10克，青皮6克，元胡10克，水煎服。

十七、心绞痛

心绞痛是由冠状动脉供血不足，心肌急剧的而短暂的缺血低氧引起的。典型的心绞痛发作，多在劳动或兴奋时、受寒或饱餐后突然发生，疼痛位于胸骨上段或中段之后，亦可波及大部分心前区，可放射至肩、上腰、颈或背，以左肩或左上肢由前臂内侧直达小指与无名指较多见。疼痛性质因人而异，多为压榨性、窒息性或闷胀性，有时伴有濒死的恐惧感觉，每次发作历时1至5分钟，偶可持续15分钟之久，休息后或用西药硝酸盐制剂后可以缓解。病重的患者疼痛可能在休息时发生。有些患者夜间发生疼痛，发作时面色苍白，表情焦虑，严重的可出冷汗，多种心脏疾病都可出现心绞痛。

【刮痧治疗】

头部：全息穴区——额中带、额旁一带（右侧）。

背部：督脉——大椎至至阳。

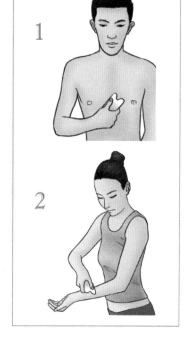

膀胱经——双侧厥阴俞至心俞、神堂。
胸部：任脉——天突至膻中、巨阙。（如图1）
上肢：心包经——双侧部门至间使、内关。（如图2）
下肢：肾经——双侧太溪。（如图3）
心绞痛发作时：重点刮拭至阳、双侧心俞、膻中、双侧内关。

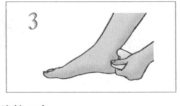

【药物辅助治疗参考】

（1）发作时可选西药硝酸甘油，中药冠心苏合丸或速效救心丸。

（2）预防复发可选用复方丹参片、愈风宁心片、山海丹、通脉冲剂等。

十八、心悸

心悸是指病人自觉心慌不安，不能自主，或伴见脉象不调。一般呈阵发性，每因情绪波动或劳累过度而发作。本症可见于各种原因引起的心律失常，如各类心脏病、甲亢、贫血、神经官能症等。

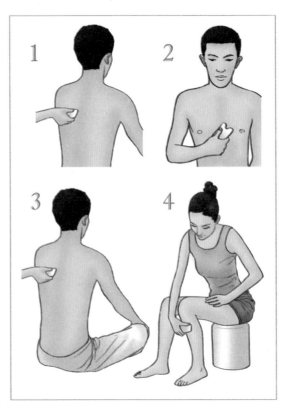

【刮痧治疗】

头部 全息穴区——额中带、额旁一带(右侧)。
背部：督脉——大椎至至阳。（如图1）
膀胱经——双侧心俞、胆俞。（如图3）
胸部：任脉——膻中至巨阙。（如图2）
上肢：心经——双侧阴郄至神门。
心包经——双侧郄门至内关。
下肢：心神不宁加胆经——双侧阳陵泉。
胃经——双侧足三里。（如图4）

【药物辅助治疗参考】

天王补心丹、柏子养心丸、安神定志丸。

十九、失眠、多梦

失眠是指经常不能获得正常的睡眠。轻者入睡困难，或睡而不实，或醒后不能入睡；重者可彻夜不眠。本症可单独出现，也可与头痛、头晕、心悸、健忘等症同时出现。神经衰弱、神经官能症以及因高血压、贫血等引起的失眠、多梦均可参照本症刮痧治疗。

【刮痧治疗】

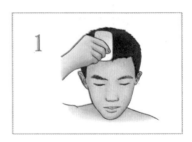

头颈部：全息穴区——额旁一带（右侧）、额顶带后1/3、顶颞后斜下1/3（双侧）。（如图1）
胆经——双侧风池。
奇穴——四神聪（如图2）、双侧安眠（如图3）。
背部：膀胱经——双侧心俞（如图4）、脾俞（如图5）、肾俞。
上肢：心经——双侧神门。
下肢：脾经——双侧三阴交。

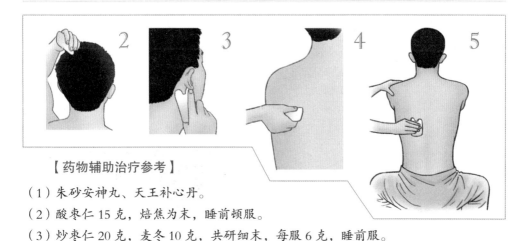

【药物辅助治疗参考】

（1）朱砂安神丸、天王补心丹。

（2）酸枣仁 15 克，焙焦为末，睡前顿服。

（3）炒枣仁 20 克，麦冬 10 克，共研细末，每服 6 克，睡前服。

二十、眩晕

眩晕以头晕眼花、恶心呕吐、耳鸣等为特征。可见于高血压病、脑动脉硬化、贫血、内耳性眩晕、神经衰弱等多种疾病。

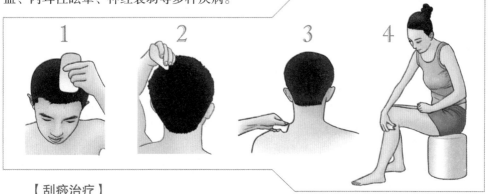

【刮痧治疗】

头颈部：全息穴区——额中带、额顶带后 1/3、顶颞后斜带下 1/3。（双侧）（如图 1）
奇穴——四神聪。（如图 2）
督脉——百会至风府。
胆经——双侧头临泣、风池至肩井。（如图 3）
背部：膀胱经——双侧肝俞、肾俞。
下肢：胃经——双侧足三里。（如图 4）
脾经——双侧三阴交。
肝经——双侧太冲。
肾经——双侧涌泉。

【药物辅助治疗参考】

（1）天麻 10 克，钩藤 20 克，水煎服。

（2）泽泻 30 克，白术 10 克，水煎服。

（3）绿豆衣 6 克，桑叶 30 克，荷叶 30 克，水煎代茶饮。

（4）白蒺藜 10 克，石决明 15 克，菊花 5 克，珍珠母 15 克，水煎服。

二十一、高血压

凡动脉血压长期持续超过 140/90 毫米汞柱（18.7/12.0kPa），则称为高血压，分为原发性和继发性。原发性高血压占高血压患者的大多数，发病原因不明确；继发性高血压是指由某些明确疾病引起的高血压。

高血压者常有头痛、头晕、耳鸣、失眠、心烦易激动、腰腿酸软等症。日久可导致心脏与心、脑、肾及眼底血管发生病变。无论是原发性高血压还是继发性高血压，皆可照此刮痧治疗。

【刮痧治疗】

头颈部：全息穴区——额中带、额顶带后 1 / 3、额旁二带（左侧）。血管舒缩区。

督脉——百会至风府。

胆经——双侧头临泣至风池、肩井。

奇穴——双侧太阳、血压点（如图1）、降压沟（如图2）。

背部：督脉——大椎至长强。

膀胱经——双侧肺俞至心俞。

上肢：大肠经——双侧曲池。

下肢：胆经——双侧风市。

胃经——双侧足三里。

肾经——双侧太溪。

肝经——双侧太冲。

【药物辅助治疗参考】

（1）牛黄降压丸、降压片、脑立清。

（2）夏枯草20克水煎，每日1剂，分3次服。

（3）草决明子炒黄捣成粗粉，每次用3克，加糖、开水冲泡服用，每日3次。

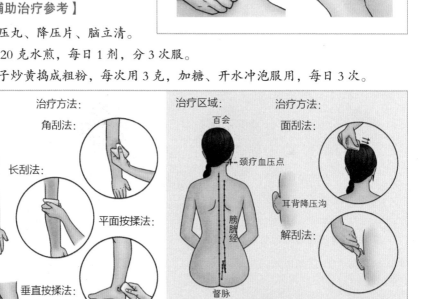

二十二、低血压

收缩压低于12kPa（90mmHg），舒张压低于8kPa（60mmHg）的属于低血压，凡血压偏低，自觉头晕、四肢乏力、心悸气短、不耐劳作者，皆可照此刮痧治疗。

【刮痧治疗】

头颈部：全息穴区——额中带、额旁一带（双侧）、额顶带后1 / 3。

督脉——百会。（如图1）
奇穴——双侧血压点。（如图2）
背部：膀胱经——双侧厥阴俞至膈俞、肾俞、志室。
胸部：任脉——膻中至中脘。
上肢：心包经——双侧内关。（如图3）
下肢：胃经——双侧足三里。
脾经——双侧三阴交。
肾经——双侧涌泉。（如图4）

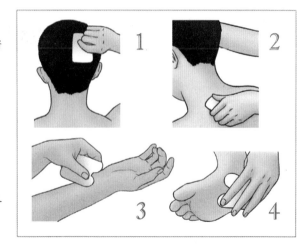

【药物辅助治疗参考】

（1）生脉饮口服液。

（2）人参或西洋参3至5克，水煎连渣服。

二十三、贫血

血液内红细胞数目或血红蛋白含量低于正常值，即为贫血，可见面色不华、唇爪苍白、头晕眼花、健忘心悸等症。凡缺铁性贫血、再生障碍性贫血、失血性贫血、溶血性贫血等，明确诊断后，皆可照此刮痧治疗。

【刮痧治疗】

头部：全息穴区——额旁二带（双侧）、额顶带后1/3。
督脉——百会。（如图2）
背部：膀胱经——双侧膈俞、脾俞、肾俞。（如图1）
腹部：任脉——中脘。
肝经——双侧章门。（如图3）
下肢：脾经一双测血海、三阴交。
胃经——双侧足三里。

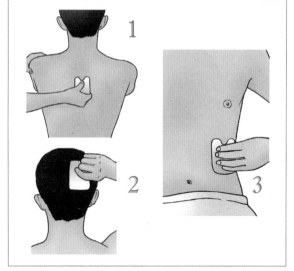

【药物辅助治疗参考】

（1）胎盘粉冲服，每次6克，每日2次。

（2）八珍益母丸、人参养荣丸、十全大补丸、人参归脾丸。

二十四、盗汗

睡而汗出，醒后即止叫盗汗，多为阴虚所致，可见于结核病、心脏病及虚损诸证。自汗和无汗也可照此刮痧治疗。

【刮痧治疗】

头部：全息穴区——额旁一带（右侧）、额顶带后1/3。

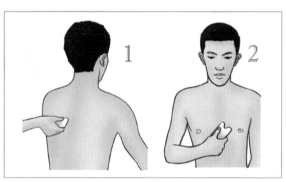

背部：督脉——大椎至至阳。（如图1）
膀胱经——双侧肺俞至心俞。（如图3）
奇穴——与大椎至至阳平行的双侧夹
脊穴。
胸部：任脉——膻中。（如图2）
上肢：心经——双侧阴郄。
下肢：脾经——双侧三阴交。（如图4）
肾经——双侧复溜。

【药物辅助治疗参考】

六味地黄丸、中华鳖精口服液。

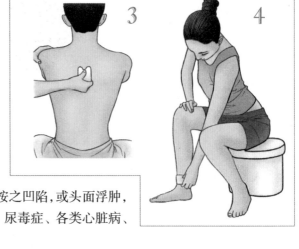

二十五、水肿

下肢肿胀，甚至腰以下皆肿，按之凹陷，或头面浮肿，可见于慢性肾炎、慢性肾盂肾炎、尿毒症、各类心脏病、心功能不全、心力衰竭等病症。

【刮痧治疗】

头部：全息穴区——额顶带后三分之一、额旁二带（右侧）、额旁三带（双侧）、顶枕带下三分之一。
背部：膀胱经——双侧肺俞、三焦俞至膀胱俞。（如图2）
腹部：任脉——水分至关元。
肾经——双侧肓俞至大赫。
头面先肿者：加刮大肠经——双侧偏历至合谷（如图1）。
三焦经——双侧支沟至阳池。
下肢先肿者：加刮肾经——双侧复溜至太溪、涌泉（如图3）。

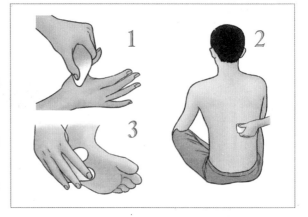

【药物辅助治疗参考】

（1）五苓散、己椒苈黄丸、六味地黄丸、杞菊地黄丸或其口服液。

（2）冬瓜皮（干者）60克至90克，加水煎浓汤口服，每日2至3次。

二十六、泌尿系感染

泌尿系感染是指因细菌等感染所造成的泌尿系急性炎症，包括尿道炎、膀胱炎、肾盂肾炎等。主要表现为尿频、尿急、尿痛，可伴有发热、畏寒，炎症侵及肾盂时可伴腰痛。尿液镜检有白细胞或脓球。慢性泌尿系感染、泌尿系结石、尿毒症、尿潴留、尿血皆可照此刮痧治疗。

【刮痧治疗】

头部：全息穴区——额旁三带（双侧）、额顶带后三分之一。（如图1）
手部：全息穴区——第二掌骨桡侧的下腹

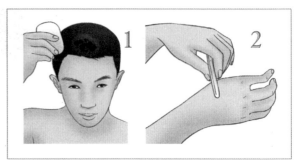

穴区。（如图2）
背部：膀胱经——双侧三焦俞至膀胱俞。
腹部：任脉——气海至中极。（如图4）
　　　肾经——双侧水道至归来。
上肢：三焦经——双侧会宗。（如图3）
下肢：肾经——双侧筑宾、太溪、水泉。
（如图5）

【药物辅助治疗参考】

（1）知柏地黄丸。

（2）吡哌酸、呋喃妥因。

（3）糯稻根须30克，用水煎，
取汁服，次数不限。

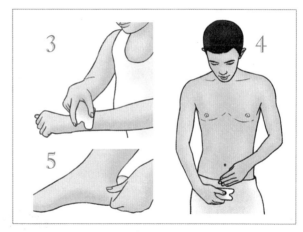

二十七、卒中后遗症——半身不遂

卒中风治疗后，由于治疗不彻底或者治疗不及时而遗留有半身不遂、肢体麻木，口眼歪斜，语言不利等症状为卒中后遗症。凡脑血管病后遗症、脑性瘫痪皆可照此刮痧治疗。

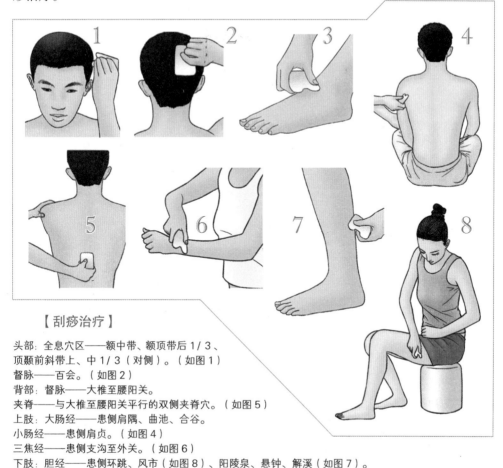

【刮痧治疗】

头部：全息穴区——额中带、额顶带后1/3、
顶颞前斜带上、中1/3（对侧）。（如图1）
督脉——百会。（如图2）
背部：督脉——大椎至腰阳关。
夹脊——与大椎至腰阳关平行的双侧夹脊穴。（图5）
上肢：大肠经——患侧肩髃、曲池、合谷。
小肠经——患侧肩贞。（如图4）
三焦经——患侧支沟至外关。（如图6）
下肢：胆经——患侧环跳、风市（如图8）、阳陵泉、悬钟、解溪（如图7）。

膀胱经——患侧殷门、委中、承山（如图3）。
胃经——患侧足三里、丰隆。

【药物辅助治疗参考】

（1）人参再造丸、大活络丹、曲克芦丁丸、愈风宁心片。

（2）豨莶草30克，伸筋草30克，水煎蒸洗患肢，每日1次，每次30分钟。

二十八、面神经麻痹

本病有中枢性和周围性之分，可见一侧面部板滞、麻木、瘫痪，不能作蹙额、皱眉、露齿、鼓颊等动作，口角向健侧歪斜，漱口病侧漏水，进食常有食物停留于齿颊间，或眼睑闭合不全，迎风流泪。本病初起可见耳后、耳下及面部疼痛。周围性面神经麻痹、面肌痉挛可照此刮痧治疗。

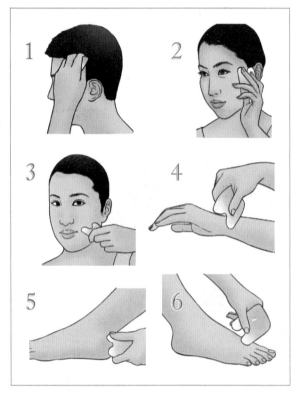

【刮痧治疗】

头部：全息穴区——额中带、顶颞前斜带下1/3（双侧）。（如图1）
奇穴——患侧太阳、牵正。（如图2）
胆经——患侧阳白、风池。
大肠经——患侧迎香。
三焦经——患侧翳风。
胃经——患侧地仓至颊车。（如图3）
上肢：大肠经——对侧合谷。
小肠经——对侧养老。（如图4）
下肢：胃经——对侧内庭。（如图6）
膀胱经——对侧昆仑。（如图5）

【药物辅助治疗参考】

（1）葛根汤、天麻丸。

（2）活鳝鱼血外涂患侧。

（3）将白芥子捣为细末，蜜调制成膏药，贴敷于患侧太阳穴上。

小贴士：

患者应避免脸部受寒风吹，必要时可戴口罩和眼罩进行防护。注意少言笑，可配合热敷、理疗、按摩综合治疗。

二十九、三叉神经痛

三叉神经痛主要表现为顽固性头痛，或面颊部疼痛。常突然发作，呈阵发性放射性电击样剧痛，如撕裂、针刺、火烧一般，极难忍受，可伴恶心呕吐，面色苍白，畏光厌声等。刮痧治疗时，可根据三叉神经眼支、上颌支和下颌支所支配不同区域的疼痛来选经穴区。

【刮痧治疗】

头部：全息穴区——额中带、额旁二带（左侧）、顶颞后斜带下 1/3（双侧）。
眼支：奇穴——患侧太阳。（如图 2）
膀胱经——患侧攒竹。（如图 4）
胃经——患侧头维。
胆经——患侧阳白。
上颌支：胃经——患侧四白。
大肠经——患侧迎香。
胆经——患侧上关。
下颌支：任脉——承浆。
胃经——患侧颊车、下关。（如图 3）
三焦经——患侧翳风。
上肢：小肠经——眼支加对侧后溪，上颌支加对侧阳谷。
下肢：胆经——下颌支加对侧侠溪。（如图 1）

【药物辅助治疗参考】

（1）麦角胺 1 片，每日 3 次，适宜发作时服用，不宜久服。

（2）镇脑宁、正天丸、复方羊角冲剂。

（3）全蝎 2 克，蚯蚓干 3 克，甘草 2 克，共研细末，分 2 次早晚口服。

（4）茶叶、生姜、红糖。先将茶叶、生姜水煎取汁，再兑入红糖，口服。

三十、糖尿病

糖尿病是体内胰岛素的绝对或相对的分泌不足而引起以糖代谢紊乱为主的全身性疾病，主要症状表现为多饮、多食、多尿、消瘦。化验检查可见血糖和尿糖增高，中医谓之"消渴"，并据多饮、多食、多尿的轻重不同，而分为上消、中消、下消。尿崩症和神经性多饮多尿症可照此刮痧治疗。

【刮痧治疗】

头部：全息穴区——额旁三带（双侧）、额顶带前 1/3、后 1/3。
背部：膀胱经——双侧胰俞（如图 7）、肺俞、脾俞至肾俞、阳纲至意舍。（如图 5）
腹部：任脉——中脘至气海。（如图 6）
上肢：三焦经——双侧阳池。（如图 2）
下肢：胃经——双侧足三里。

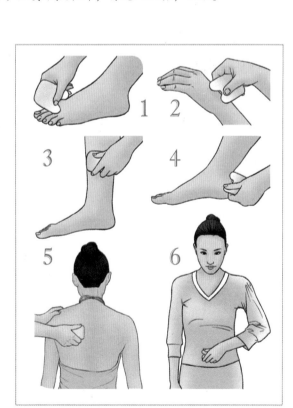

脾经——双侧三阴交。（如图8）
多饮加膀胱经——双侧肺俞至心俞。
多食加胃经——双侧内庭。（如图1）
脾经——双侧漏谷。（如图3）
多尿加肾经——双侧太溪。（如图4）

【药物辅助治疗参考】

（1）降糖舒、降糖甲片、
六味地黄丸（水丸）。

（2）南瓜不拘量煮食。

（3）玉米须15克，绿豆20克，
水煎取汁服，每日2次。

（4）柿叶30克，莲子50克，
分5份，每天1份水煎，每
日分2次早晚口服用。

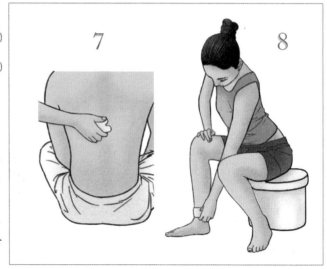

三十一、胃痛

胃痛又称胃脘痛，由外感邪气，内伤情志，脏腑功能失调等导致的
气机郁滞，胃失温煦与滋养导致。以上腹胃脘部近歧骨处疼痛为主症的
病证。该病在消化系统中最为常见，人群中发病率最高，西医学中可
见急慢性胃炎、消化性溃疡、胃痉挛等疼痛。

胃痛又称胃脘痛，
是发病率最高的消
化系统疾病。

（一）病因病机

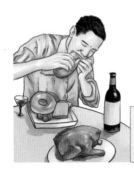

（1）寒邪客胃外感寒邪，脘腹受凉，寒邪内
客于胃，或过服寒凉，寒凉伤中，致使胃气
不和收引作痛。

（2）饮食伤胃饮食不节，暴饮暴食，损伤脾胃，内生食滞，胃气失和
而疼痛；五味过极，辛辣无度，肥甘厚腻，饮酒如浆，则蕴湿生热伤脾
碍胃，脘闷胀痛。

（3）肝气犯胃忧思恼怒，情志不遂，肝
失疏泄，气机阻滞，横逆犯胃，胃失和降
而发胃痛。

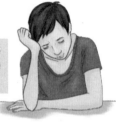

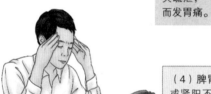

（4）脾胃虚弱素体禀赋不足或劳倦过度，或久病脾胃受损，
或肾阳不足失于温煦均可引起脾胃虚弱，中焦虚寒，致使胃
失温养作痛，或如《证治汇补·心痛》曰："服寒药过多，
致脾胃虚弱，胃脘作痛"。

（二）证候特征

胃痛根据其病因不同大体可分七型，以胃脘部疼痛，常伴有食欲不振、痞闷或胀满、恶心呕吐、吞酸嘈杂为主要症状。除上述症状外，各型又有其显著特征，寒邪客胃型可见恶寒喜暖，得温痛减，遇寒加重；饮食停滞可见胀满拒按，嗳腐吞酸，或呕吐不消化食物，其味腐臭，吐后痛减；肝气犯胃型见胃部攻撑作痛，胸闷嗳气，喜叹息；胃热炽盛型见嘈杂吞酸、心烦、口苦或黏；瘀阻胃络型见胃痛如针刺，痛处固定；胃阴亏虚型可见胃痛隐隐，灼热不适，嘈杂似饥；脾胃虚寒型主要见胃痛绵绵，空腹为甚，得食则缓，喜热喜按，泛吐清水。

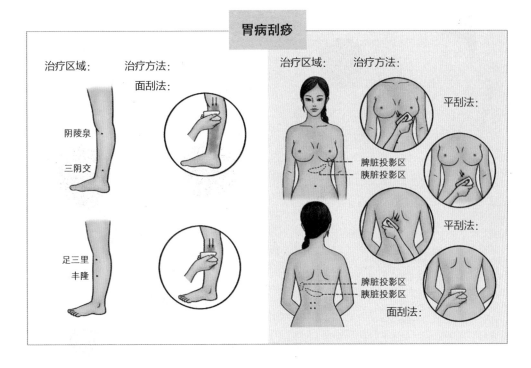

胃病刮痧

治疗区域：　治疗方法：
　　　　　　面刮法：
阴陵泉
三阴交
足三里
丰隆

治疗区域：　治疗方法：
　　　　　　平刮法：
脾脏投影区
胰脏投影区
平刮法：
脾脏投影区
胰脏投影区
面刮法：

（1）寒邪客胃
取穴：中脘至脐中、内关、梁丘、足三里、公孙。

（2）饮食停滞
取穴：天枢、足三里、内关、里内庭、下脘至脐中、阴陵泉。

（3）肝气犯胃
取穴：足三里、中脘、太冲、期门、内关、膻中。

（4）胃热炽盛
取穴：上脘、梁丘、行间、内庭、合谷、三阴交。

（5）瘀阻胃络
取穴：中脘、足三里、内关、膈俞、期门、公孙、三阴交。

（6）胃阴亏虚
取穴：脾俞至胃俞、中脘、章门、内关、足三里、血海、三阴交。

（7）脾胃虚寒
取穴：脾俞至胃俞、中脘、章门、内关、公孙、关元至气海。

外科疾病的刮痧疗法

一、颈椎病

颈椎病是一种慢性、复发性的中老年疾病，表现为在生理退行性变化过程中，因颈椎骨质增生、椎管狭窄等颈椎病变使颈椎逐渐发生一系列解剖病理变化，从而引起颈神经根椎体周围软组织、颈脊髓受刺激或压迫，出现颈项、肩臂、肩胛上背、上胸壁及上肢疼痛或麻痛、头晕恶心，甚或呕吐等症状。这些症状常随颈部的活动位置而减轻或加重。

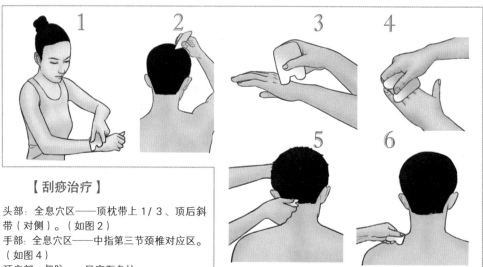

【刮痧治疗】

头部：全息穴区——顶枕带上 1/3、顶后斜带（对侧）。（如图 2）

手部：全息穴区——中指第三节颈椎对应区。（如图 4）

颈肩部：督脉——风府至身柱。

胆经——双侧风池至肩井。（如图 6）

膀胱经——双侧天柱至大杼。（图 5）

背部：小肠经——双侧天宗。

上肢：大肠经——双侧曲池。

三焦经——双侧外关（如图 1）、中渚（如图 3）。

阿是穴——疼痛局部。

下肢：胆经——双侧阳陵泉至悬钟。

【药物辅助治疗参考】

（1）尪痹冲剂、颈复康。

（2）菊花、槐花、绿茶，沏水频服。

【颈椎病的分型及分型治疗】

颈椎病的临床表现较复杂，根据组织结构及症状不同，分为 6 种类型：颈型、神经根型、脊髓型、椎动脉型、交感神经型及混合型。其中颈型颈椎病和神经根型颈椎病最为常见。

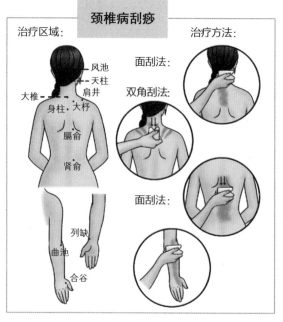

颈椎病刮痧

治疗区域：

大椎 身柱 大杼 膈俞 肾俞 风池 天柱 肩井 列缺 曲池 合谷

治疗方法：

面刮法：

双角刮法：

面刮法：

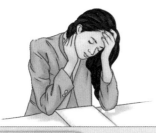

（2）神经根型颈椎病 神经根型脊椎病主要发于中、老年人，发生率仅次于颈型。主要是颈椎、椎间孔、邻近组织粘连，关节错位等病变使神经受压刺激所致，其中以颈5、颈6、颈7神经受累多见。其症状是受累一侧单根或几根神经根由颈部向肩、臂、前臂及手部呈电击样放射，常为钻痛或刀割样痛，多数还可表现患侧上肢沉重无力、麻木等，病程较长者可发生肌肉萎缩，咳嗽、打喷嚏、头颈过伸或过屈等活动诱发加剧。患者颈项强硬，活动受限，颈生理前凸变小，颈部有多处压痛点，最有诊断意义的是相应颈椎两侧有放射性压痛。压头试验、上举试验、臂丛神经牵拉试验常为阳性，X线检查示颈椎生理前凸减小或消失，椎间隙变窄，钩椎关节骨刺，椎间孔缩小，少数有椎体或关节脱位等改变。本病临床分为风寒阻络与气血瘀滞2型。

（1）颈型颈椎病 颈项疼痛常常是其首发症状。时轻时重，可持续数月至数年。多由于睡眠时头颈部位置不当，受寒或体力活动时颈部突然扭转而产生，呈持续性酸痛或钻痛，头部活动时加重，可向肩背部及头后上肢扩散，疼痛伴有颈部僵硬感，转动时颈部可发生响声。检查颈部有明显的压痛，无神经功能障碍表现，X线检查常显示弯曲度改变。

二、落枕

落枕是指起床后突感一侧颈项强直，不能俯仰转侧，患侧肌肉痉挛，酸楚疼痛，并向同侧肩背及上臂扩散，或兼有头痛怕冷等症状。可见于颈肌劳损、颈项纤维组织炎、颈肌风湿、枕后神经痛、颈椎肥大等疾病。

【刮痧治疗】

头颈部：全息穴区——顶枕带上1/3、顶后斜带（对侧）。
胆经——患侧风池至肩井。（如图3）
阿是穴——疼痛局部。
背部：督脉——风府（如图7）至至阳（如图2）。
膀胱经——患侧大杼至膈俞。
上肢：三焦经——患侧中渚。（如图5）
小肠经——患侧后溪。（如图6）
奇穴——患侧落枕穴。（如图4）
下肢：胆经——患侧阳陵泉至悬钟。（如图1）

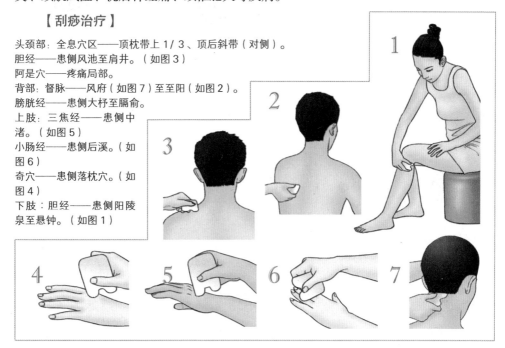

三、肩关节炎

本病是肩关节囊及关节周围软组织的慢性炎症反应，表现为肩关节疼痛，活动受限。凡肩关节扭伤、疼痛皆可照此刮痧治疗。

　　肩周炎是指由多种因素引起的肩关节囊和关节周围软组织的一种退行性、慢性的病理变化。以肩周围疼痛、活动功能障碍为主要表现，其名称较多，如：本病好发于50岁左右患者而称"五十肩"；因患者局部常畏寒怕冷，且功能活动明显受限，形同冰冷而固结，又称"冻结肩"；此外，还有漏肩风、肩凝症等称谓。

　　肩周炎的发病为慢性过程。初期为炎症期，肩部疼痛难忍，尤以夜间为甚。睡觉时常因肩部怕压而取特定卧位，翻身困难，疼痛不止，不能入睡。如果初期治疗不当，将逐渐发展为肩关节活动受限，不能上举，呈冻结状。常影响日常生活，吃饭穿衣、洗脸梳头均感困难。严重时生活不能自理，肩臂局部肌肉也会萎缩，患者极为痛苦。

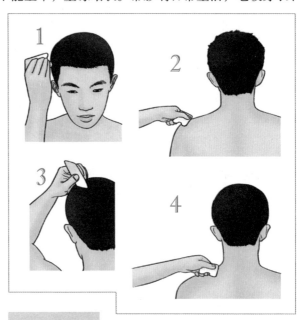

【刮痧治疗】

头部：全息穴区——顶颞前斜带中1/3（对侧）或顶颞后斜带中1/3（对侧）。（如图1、3）

背部：督脉——大椎至至阳。

膀胱经——患侧大杼至膈俞。

小肠经——患侧天宗。

胸背部：胆经——患侧肩井（如图4）。

患侧腋前线、腋后线。

大肠经——患侧肩髃。（如图2）

小肠经——患侧肩贞分别至大肠经臂臑。

肺经——患侧云门。

上肢：大肠经——患侧曲池。

三焦经——患侧外关、中渚。

阿是穴——疼痛局部。

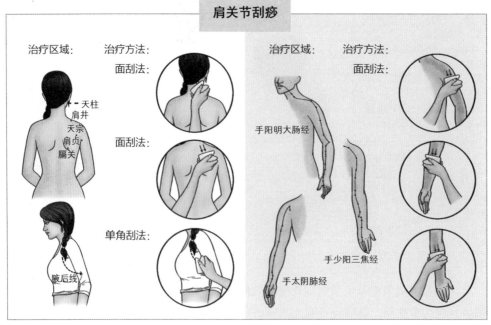

肩关节刮痧

治疗区域：　　治疗方法：

天柱
肩井
天宗
肩贞
膈关

面刮法：

面刮法：

腋后线

单角刮法：

治疗区域：　　治疗方法：

手阳明大肠经

手少阳三焦经

手太阴肺经

面刮法：

四、腕关节痛

由于劳累、外伤、风湿、类风湿及其他各种原因而产生的腕关节疼痛，皆可照此刮痧治疗。

【刮痧治疗】

头部：全息穴区——顶颞后斜带中 1/3（对侧）。（如图 4）

上肢：大肠经——患侧曲池、偏历至阳溪、合谷。（如图 3）三焦经——患侧外关（如图 5）至阳池、中渚（如图 2）。

肺经——患侧列缺至鱼际。

心包经——间使至大陵（如图 1）。

阿是穴——疼痛局部。

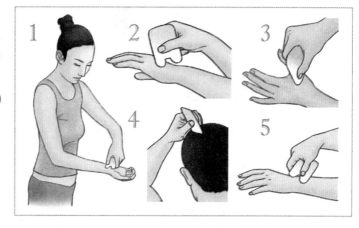

五、腰痛

由于劳累、外伤、风湿、受寒等各种原因产生的腰部一侧、两侧或正中部位疼痛。如腰肌劳损、腰椎骨质增生、腰椎椎管狭窄、骶髂关节炎、腰部扭伤等各种病症引起的急慢性腰痛等，可照此刮痧治疗。

【刮痧治疗】

头部：全息穴区——顶枕带中 1/3、额顶带后 1/3。（如图 1）

背部：督脉——悬枢至腰俞。

膀胱经——双侧肾俞、志室。

奇穴——双侧腰眼（如图 3）。

下肢：膀胱经——双侧委中至承山。

因扭伤所致腰痛加：小肠经——患侧后溪。

督脉——人中。（如图 2）

阿是穴——疼痛局部。

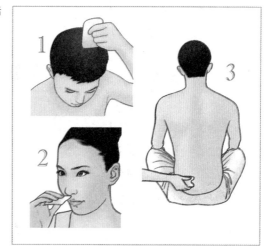

【药物辅助治疗参考】

（1）大秦艽丸。尪痹冲剂。

（2）鲜丝瓜藤煎水服。

（3）核桃仁 9 份，生姜 1 份，共煮烂，加红糖及白酒，饭后服。

六、膝关节痛

本症见于风湿性或类风湿性关节炎、膝关节韧带损伤、膝关节半月板损伤、膝关节骨质增生、关节周围纤维组织炎等，其他凡是因寒、热、风、湿等因素而产生的膝关节痛，皆可照

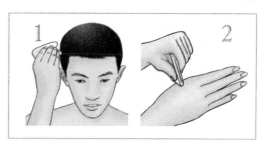

此刮痧治疗。

【刮痧治疗】

头部：全息穴区——顶颞前斜带上1/3（对侧）或顶颞后斜带上1/3（对侧）。（如图1）

手部：全息穴区——第二掌骨桡侧腿穴（如图2）

下肢：奇穴——患侧双膝眼（如图3）、鹤顶。

胃经——患侧梁丘、足三里。（如图4）

脾经——患侧血海、阴陵泉。（如图5）

胆经——患侧阳陵泉。

膀胱经——患侧委阳、委中、承山。

肾经——患侧阴谷。

【药物辅助治疗参考】

对寒湿所致膝关节痛，笋叶30克，苡仁30克，炙甘草10克，水煎取汁服，每日早晚各一次。

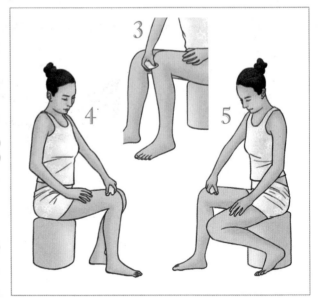

七、类风湿性关节炎

本病表现为手指、腕、膝等多关节肿痛和运动受限，日久可发生肌肉萎缩，关节畸形肿大固定，功能丧失。

【刮痧治疗】

头部：全息穴区——额顶带后1/3、额中带、顶颞前斜带或顶颞后斜带（对侧）。（如图2）

背部：督脉——大椎（如图3）至腰俞。

膀胱经——双侧大杼至肾俞。（如图1）

四肢：阿是穴——病变关节局部。

【药物辅助治疗参考】

（1）尪痹灵2号。雷公藤片。

（2）可遵嘱用激素类药物。

（3）鸡血藤30克，每日1剂，水煎分2次早晚服。

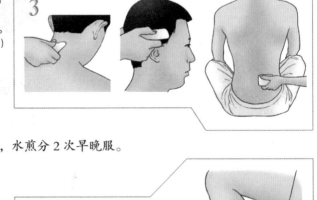

八、足跟痛

本症指一侧或双侧脚后跟疼痛，常见于肾虚、劳损、挫伤、跟骨骨质增生等病证。

【刮痧治疗】

头部：全息穴区——额顶带后1/3、顶颞前斜带上1/3或顶颞后斜带上1/3（对侧）。（如图5）

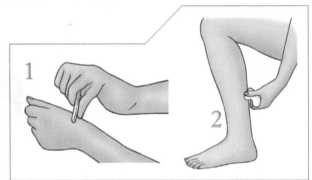

手部：全息穴区——第二掌骨桡侧足
区。（如图1）
上肢：心包经——患侧大陵。（如图3）
下肢：膀胱经——患侧委中至承山（如
图2），委阳至申脉。
肾经——患侧太溪、照海、水泉（如
图6）、涌泉（如图4）。
阿是穴——疼痛局部。

【药物辅助治疗参考】

（1）六味地黄丸。

（2）长服核桃仁、黑芝麻以
及其他坚果。

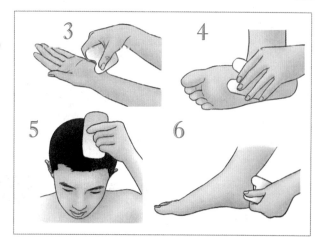

九、腓肠肌痉挛

腓肠肌痉挛，即"小腿抽筋"。是指一侧或双侧小腿因寒冷，或姿势突然改变等，
引起腓肠肌突然发作的强直性痛性痉挛、牵掣、痛如扭转、不能活动，持续数十秒至
数分钟或更久，其痛楚难以名状。

【刮痧治疗】

头部：全息穴区——额旁二带(左侧)、额顶带后1／3、顶颞前斜带上1／3或顶颞斜带上1／3（对
侧）。
上肢：三焦经——患侧液门。（如图1）
下肢：膀胱经——患侧委中、承筋至承山。（如图2）
胆经——患侧阳陵泉至悬钟。（如图3）
脾经——患侧阴陵泉至三阴交。（如图4）

【药物辅助治疗参考】

（1）肌肉注射维生素 B_1 和维生素 B_{12}。

（2）常服活性钙或其他钙剂。

（3）白芍30克，炙甘草15克，日1剂，水煎分2
次早晚口服。

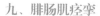

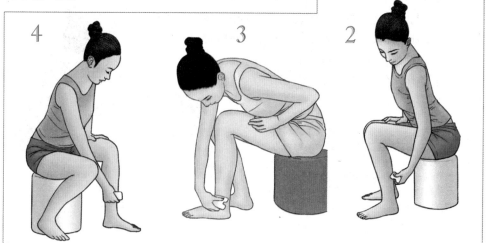

十、下肢静脉曲张

下肢静脉曲张是指下肢浅表静脉发生扩张延长成蚯蚓状、弯曲成团状，晚期可并发慢性溃疡的病变。本病多见中年男性，或长时间负重或站立工作者。本病静脉未破溃前属中医"筋瘤"范畴，静脉破溃后属"臁疮"范畴。下肢静脉曲张是静脉系统最重要的疾病，也是四肢血管疾患中最常见的疾病之一。站立过久或走远路后患肢发胀，易疲劳。

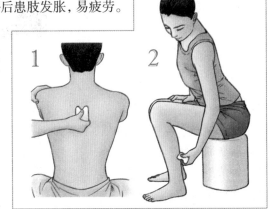

【刮痧治疗】

头部：全息穴区——额旁一带（右侧）、额顶带后1/3、顶颞前斜带上三分之一或顶颞后斜带上1/3（对侧）。

背部：膀胱经——双侧心俞。（如图1）

上肢：肺经——双侧太渊。

下肢：膀胱经——患侧承山至委中。（如图2）

胆经——患侧外丘至阳陵泉。

胃经——患侧足三里。

阿是穴——自下而上补刮静脉曲张处局部皮肤。

小贴士：

（1）避免长期站或坐，应常让脚做抬高放下运动，可能的话，小走一番。

（2）应养成每日穿弹力袜运动腿部一小时之习惯，如散步、快走、脚踏车、跑步或跑步机等。

（3）应养成一日数次躺下将腿抬高高过心脏的姿势，如此可促进腿部静脉循环。

十一、血栓闭塞性脉管炎

本病常发于下肢，初起的症状为下肢发凉，怕冷和麻木，足和下肢酸痛，常出现间歇性跛行。进入中期后会持续性疼痛，入夜疼痛剧烈不能入睡，小腿与足部皮肤苍白，肌肉萎缩，趾甲变厚，足背和胫后动脉搏动减弱或消失。到了后期会出现足趾坏死，创口流稀薄脓液或紫黑血水，疼痛剧烈，伴发热口干，食欲不振等。

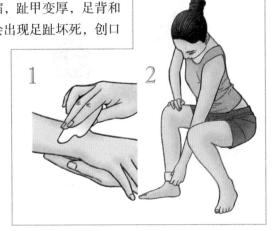

【刮痧治疗】

头部：全息穴区——额旁一带（右侧）、额顶带后1/3、顶颞前斜带上1/3或顶颞后斜带上1/3（对侧）。

背部：膀胱经——双侧膈俞至肝俞。

上肢：三焦经——患侧外关（如图1）、中渚。

下肢：脾经——患侧血海、三阴交（如图2）。

膀胱经——患侧委中。

胃经——患侧足三里至丰隆。

【药物辅助治疗参考】

四妙勇安汤、复合维生素、各种抗生素。

小贴士：

如病变部位在上述施治部位处，当慎刮。可取病变部位以外同经其他穴位施治。

十二、痔疮

本病分为外痔和内痔，平时肛门部有少量炎性分泌物，若并发感染可有疼痛、红肿。久站或排便后及长时间连续行走、剧烈运动后肛门发胀，或突然发生肛部剧烈疼痛。内痔的早期症状是便血，血色鲜红，不与粪便相混。肛周炎、肛红肿可照此刮痧治疗。

【刮痧治疗】

头部：全息穴区—额顶带中 1/3、额顶带后 1/3。（如图 6）
督脉——百会。（如图 5）
背部：督脉——腰俞至长强。
奇穴——痔疮。
腹部：任脉——关元至中极。（如图 2）
上肢：大肠经——双侧手三里至下廉（如图 3）、商阳（如图 1）。
下肢：脾经——双侧血海、三阴交。（如图 4）

【药物辅助治疗参考】

（1）1/5000 高锰酸钾液，乘热坐浴，每日 1 次，每次 30 分钟。

（2）地榆槐角丸。

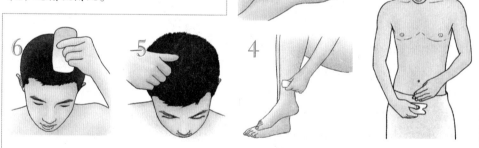

十三、阳痿、早泄

阳痿、早泄均指男性性功能低下而言。以阳事痿弱不举，或举而不坚，或坚而早泄，不能进行正常性生活为主要表现。凡男女性功能低下或亢进、不育症、不孕症、习惯性流产，皆可照此刮痧治疗。

【刮痧治疗】

头部：全息穴区——额旁三带（双侧）、额顶带后 1/3。
督脉——百会。（如图 1）

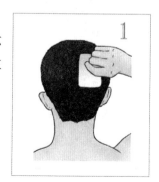

背部：督脉——命门。
膀胱经——双侧肾俞、关元俞至下
髎、志室。
腹部：任脉——关元至中极。（如
图3）
下肢：胃经——双侧足三里。（如
图2）
脾经——双侧阴陵泉至三阴交。（如
图4）
肝经——双侧蠡沟。

【药物辅助治疗参考】

（1）金匮肾气丸。健阳片。

（2）五味子10克，水煎取
汁冲蜂蜜30克口服，每日
1次。

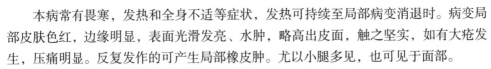

十四、丹毒

本病常有畏寒，发热和全身不适等症状，发热可持续至局部病变消退时。病变局
部皮肤色红，边缘明显，表面光滑发亮、水肿，略高出皮面，触之坚实，如有大疱发
生，压痛明显。反复发作的可产生局部橡皮肿。尤以小腿多见，也可见于面部。

【刮痧治疗】

头部：全息穴区——额旁一带（右侧）、额旁
二带（左侧）、额顶带后1/3。
背部：督脉——大椎至身柱。
上肢：大肠经——双侧曲池、合谷（如图1）。
下肢：脾经——患侧血海（如图2）、阴陵泉。
膀胱经——患侧委阳、委中。

【药物辅助治疗参考】

冰片酒渍，外涂患处，不拘时。

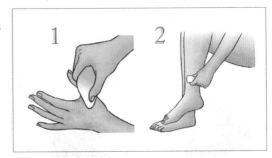

十五、疲劳综合征

疲劳综合征是指饮食不周，睡眠不足，体力消耗过多，身体长期劳累，烦躁，
抑郁，心理压力过大引发的身心疲惫
症状，是一种无器质性病变的亚健康
状态。

【刮痧治疗】

头部：以头顶（百会穴）为中心，分别向前（至
前额）、后（至天柱穴如图1）、左、右刮
拭（分别至太阳、风池穴）。
肩：双侧肩周部（从上向下至肩井穴）。
背部：胸椎、腰椎及两侧（督脉、膀胱经）。（如
图2）
足部：足跗外侧：（膀胱经：京骨穴）。

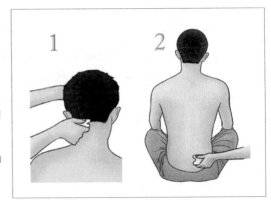

小贴士：

　　疲劳综合征患者应该劳逸结合。要学会调节生活，作短期旅游，游览名胜；爬山远眺，开阔视野；呼吸新鲜空气，增加精神活力；忙里偷闲听听音乐，跳跳舞，唱唱歌，都是解除疲劳，让紧张的神经得到松弛的有效方法，也是防止疲劳症的精神良药。

泌尿生殖疾病的刮痧疗法——妇科疾病

一、月经不调

　　月经的周期或经量出现异常，都称为月经不调。包括月经先期、月经后期、月经先后无定期、经期延长、月经过多、月经过少等。不孕症可参考本病刮痧治疗。

【刮痧治疗】

头部：全息穴区——额旁三带（双侧）、额旁二带（右侧）、额顶带后1/3。（如图4）
背部：膀胱经——双侧肝俞、脾俞至肾俞。（如图1）
腹部：任脉——气海至关元。
胃经——双侧归来。
下肢：脾经——双侧血海、三阴交。
肝经——双侧中都、太冲（如图3）。
肾经——双侧交信、太溪（如图2）。
经早：太冲、太溪为重点。
经迟：血海、归来为重点。
经乱：肾俞、交信为重点。

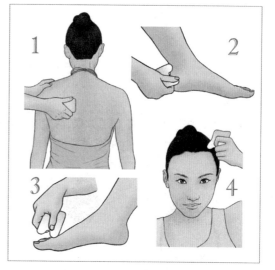

【药物辅助治疗参考】

（1）益母草膏、归脾丸、加味逍遥丸。
（2）枸杞子15克，大枣10枚，猪肝30克，水煎服，每日1至2次。

二、痛经

　　痛经也称行经腹痛，是指妇女在行经前后或正值行经期间，小腹及腰部疼痛，甚至剧痛难忍，常伴有面色苍白，头面冷汗淋漓，手足厥冷，泛恶呕吐，并随着月经周期而发作。痛经可见于子宫发育不良，或子宫过于前屈和后倾，子宫颈管狭窄，子宫内膜异位症等。

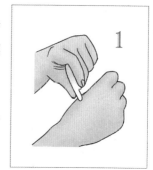

【刮痧治疗】

头部：全息穴区——额顶带后、1/3、额旁三带（双侧）、额旁二带（左侧）。
手部：全息穴区——第二掌骨桡侧下腹区。（如图1）
背部：膀胱经——双侧肝俞至肾俞、次髎（图2）。

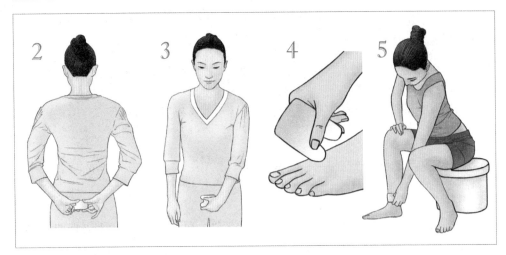

腹部：任脉——气海至中极。

肾经——双侧中注至横骨。（如图3）

下肢：脾经——双侧阴陵泉至地机、三阴交（如图5）。肝经——双侧太冲。（如图4）

【药物辅助治疗参考】

（1）益母草膏、异位痛经丸、良附丸、加味逍遥丸。

（2）大枣10枚，小茴香10克，干姜6克，水煎服，每日1至2次。

三、闭经

闭经又称经闭，是指女子如果超过18岁还没有来月经；未婚女青年有过正常月经，但已停经3个月以上，也叫闭经。前者叫原发性闭经，后者叫继发性闭经。

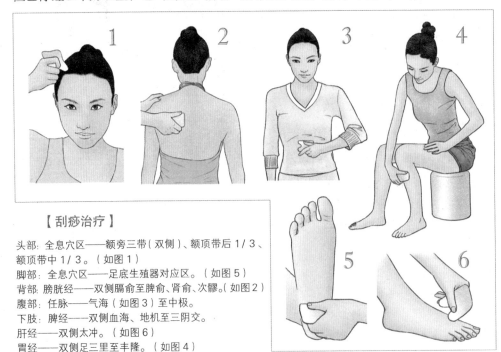

【刮痧治疗】

头部：全息穴区——额旁三带（双侧）、额顶带后1/3、额顶带中1/3。（如图1）

脚部：全息穴区——足底生殖器对应区。（如图5）

背部：膀胱经——双侧膈俞至脾俞、肾俞、次髎。（如图2）

腹部：任脉——气海（如图3）至中极。

下肢：脾经——双侧血海、地机至三阴交。

肝经——双侧太冲。（如图6）

胃经——双侧足三里至丰隆。（如图4）

【药物辅助治疗参考】

（1）归脾丸、得生丹、金匮肾气丸。

（2）柏子仁10克，研末，猪肝180克，煮熟同食，连服3至4次。

四、盆腔炎（带下病）

妇女阴道内流出的一种黏稠液体、如涕如唾，绵绵不断，通常称白带。若带下量多，或色、质、气味发生变化，或伴有全身症状，则称带下病。可见于阴道炎、宫颈炎、盆腔炎等。

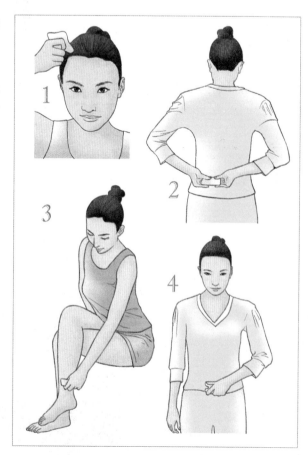

【刮痧治疗】

头部：全息穴区——额旁三带（双侧）、额旁二带（右侧）、额顶带后1/3。（如图1）

背部：膀胱经——双侧脾俞至肾俞，次髎至下髎，白环俞。（如图2）

腹部：任脉——气海至关元。（如图4）
胆经——双侧带脉。

下肢：胃经——双侧足三里。
脾经——双侧阴陵泉至三阴交。
肾经——双侧复溜。（如图3）

【药物辅助治疗参考】

（1）金樱子30克，和冰糖炖服。

（2）千金止带丸。

（3）白扁豆250克（研末），红糖120克，白糖120克，同煮至扁豆熟为度，分2次早晚口服。

五、乳腺增生

乳腺增生即乳房出现片块状、结节状、条索状、砂粒状等数目不一、形状不规则、质地中等、活动、不粘连、边界与周围组织分界不清楚或比较清楚的非炎性肿块。

【刮痧治疗】

头部：全息穴区——额旁二带（左侧）、额顶带前1/3。

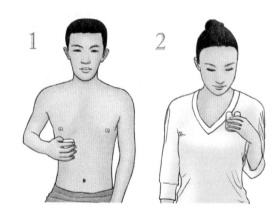

背部：膀胱经——双侧膈俞至胆俞、膏肓。（如图3）
胆经——患侧肩井。
小肠经——患侧天宗。（如图4）
胸部：任脉——膻中。胃经——患侧屋翳。
（如图2）
阿是穴——乳腺增生局部。
肝经——患侧期门（乳头直下，第六肋间隙）
（如图1）。
下肢：胃经——患侧丰隆。
胆经——患侧侠溪。
脾经——患侧血海。
肝经——患侧太冲。

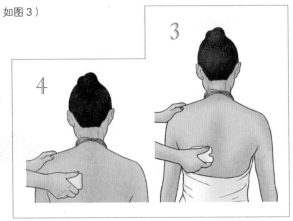

【药物辅助治疗参考】

（1）乳块消、加味逍遥丸。

（2）黄芪30克，生姜5片，炖鸡食肉。

皮肤疾病的刮痧疗法

一、疔、疖、痈、疽

疔、疖、痈、疽是急性化脓性疾病。其特征是病变局部皮肤红肿、疼痛、皮肤灼热，严重者伴全身发热。因其发生部位不同，又有不同名称，但皆可照此刮痧治疗。

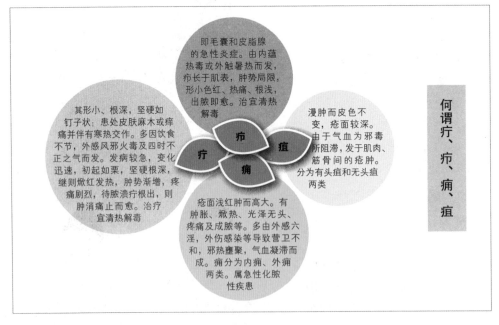

即毛囊和皮脂腺的急性炎症。由内蕴热毒或外触暑热而发，疖长于肌表，肿势局限，形小色红、热痛、根浅，出脓即愈。治宜清热解毒

其形小、根深，坚硬如钉子状；患处皮肤麻木或痒痛并伴有寒热交作。多因饮食不节，外感风邪火毒及四时不正之气而发。发病较急，变化迅速，初起如栗，坚硬根深，继则焮红发热，肿势渐增，疼痛剧烈，待脓溃疗根出，则肿消痛止而愈。治疗宜清热解毒

漫肿而皮色不变，疮面较深。由于气血为邪毒所阻滞，发于肌肉、筋骨间的疮肿。分为有头疽和无头疽两类

疮面浅红肿而高大。有肿胀、嫩热、光泽无头、疼痛及成脓等。多由外感六淫，外伤感染等导致营卫不和，邪热壅聚，气血凝滞而成。痈分为内痈、外痈两类。属急性化脓性疾患

疔 疖 疽 痈

何谓疔、疖、痈、疽

【刮痧治疗】

头部：全息穴区——额旁一带（双侧）、额旁二带（左侧）。
督脉——百会。（如图1）
背部：督脉——身柱至灵台。膀胱经——双侧心俞至膈俞。（如图2）
上肢：心包经——双侧惜门至内关。

下肢：膀胱经——双侧委中。

阿是穴——沿患部周围呈放射状刮拭。

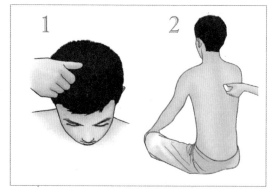

【药物辅助治疗参考】

（1）牛黄解毒丸。

（2）初期，可选金黄膏、紫金锭等外敷；中期，用九一丹放于疮顶，再用金黄膏外敷；后期，用生肌散盖贴。

二、荨麻疹

本病是指皮肤常突然发生局限性红色或苍白色大小不等的风团，境界清楚，形态不一，可为圆形或不规则形，随搔抓而增多、增大。肩觉灼热、剧痒。皮损大多持续半小时至数小时自然消退，消退后不留痕迹。除皮肤外，亦可发于胃肠，可有恶心呕吐、腹痛、腹泻。发于喉头黏膜则呼吸困难、胸闷，甚则窒息而危及生命。风疹可照此刮痧治疗。

【刮痧治疗】

头部：全息穴区——额旁一带（双侧）、顶颞后斜带（双侧）。（如图5）

胆经——双侧风池。（如图2）

背部：膀胱经——双侧膈俞至肝俞、大肠俞。（如图1）

上肢：大肠经——双侧曲池至手三里。（如图3、4）

奇穴——双侧治痒穴。

下肢：脾经——双侧血海、三阴交。（如图6）

【药物辅助治疗参考】

（1）维生素B_1、克感敏、氯苯那敏、防风通圣丸。

（2）荆芥45克，防风45克，白菊花45克，开水冲泡，外洗，不拘时。

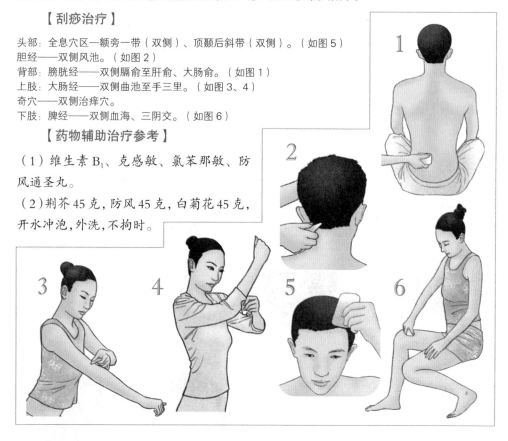

三、痤疮

痤疮也叫"粉刺"，好发于颜面，胸背等处，皮肤起丘疹如刺，可挤出碎米样白色粉质物。常形成丘疹、脓疱或结节等，好发于青年男女，除儿童外，人群中有

80%～90%的人患本病或曾经患过本病。

【刮痧治疗】

头部：全息穴区——额旁一带（双侧）、额旁二带（左侧）。

背部：督脉—大椎至命门。

奇穴——与大椎至命门相平行的双侧夹脊穴。

膀胱经——双侧肺俞、肝俞、脾俞、大肠俞至小肠俞。

上肢：大肠经——双侧曲池、合谷（如图1）。

下肢：胃经——双侧足三里至丰隆（如图2）。脾经—双侧三阴交。

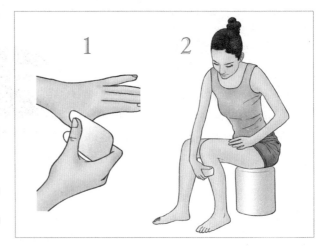

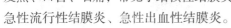

小贴士：

　　痤疮患者饮食方面要注意"四少一多"，即少吃辛辣食物（如辣椒、葱、蒜等），少吃油腻食物（如动物油、植物油等），少吃甜食（如糖类、咖啡类），少吃"发物"（如狗、羊肉等），适当吃凉性蔬菜、水果，也防过量后引起胃病。

五官科疾病的刮痧疗法

一、目赤肿痛

　　目赤肿痛为多种眼科疾患中的一个急性症状，俗称火眼或红眼，常见目睛红赤、畏光、流泪、目涩难睁、眼睑肿胀，可伴头痛、发热、口苦、咽痛，常见于结核性结膜炎、急性流行性结膜炎、急性出血性结膜炎。

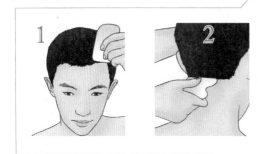

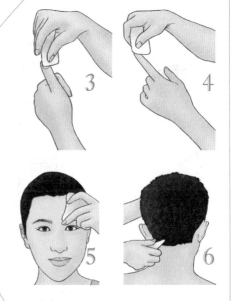

【刮痧治疗】

头部：全息穴区——额中带、额顶带前1/3、顶枕带上1/3。（如图1、2）

膀胱经——患侧攒竹、眉冲。（如图5）

督脉——上星。奇穴——患侧太阳。

胆经——双侧风池。（如图6）
背部：膀胱经——双侧肺俞、肝俞至脾俞。（如图8）
上肢：大肠经——双侧合谷至商阳（如图4）。
肺经——双侧少商。（如图3）
下肢：胆经——患侧光明至阳辅、侠溪。（如图7）

【药物辅助治疗参考】

（1）龙胆泻肝丸、维生素B类。

（2）白菊花60克，煎水熏洗眼外部，每日睡前洗1次。

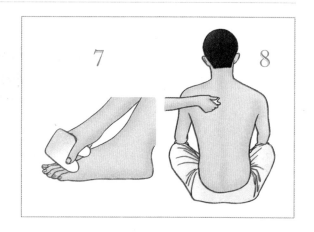

二、麦粒肿

麦粒肿为眼睑发生局限性硬结，也叫睑腺炎，状如麦粒，痒痛并作的病症，俗称针眼。它是一种普通的眼病，人人都有可能罹患，多发于青年人。此病顽固，而且容易复发，严重时可遗留眼睑瘢痕。麦粒肿是皮脂腺和睑板腺发生急性化脓性感染而产生的一种病症，分为外麦粒肿和内麦粒肿。

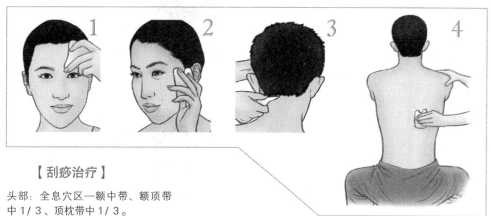

【刮痧治疗】

头部：全息穴区—额中带、额顶带中1/3、顶枕带中1/3。
胃经——患侧承位、四白。
膀胱经——患侧睛明、攒竹（如图1）。
奇穴——患侧太阳。（如图2）
胆经——患侧瞳子髎、风池（如图3）。
背部：膀胱经——双侧肺俞、胃俞（如图4）。
上肢：大肠经——双侧曲池、合谷。

【药物辅助治疗参考】

线绳或麻绳约30厘米长，醋浸后，在患侧中指第三节中部缠绕1至4圈，松紧适宜，越早越好，6至8小时后解去。适用于麦粒肿初发，红肿疼痛者。

三、近视

近视为远看不清楚，喜欢把书报置近于眼前处阅读。如不戴眼镜，在近距离工作或阅读时，易产生肌性眼疲劳，出现视物双影、眼肌痛、头痛恶心等症。假性近视、远视及各种原因引起的视力减退，皆可照此刮痧治疗。

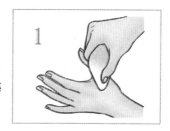

【刮痧治疗】

头部：全息穴区——额中带、额顶带后 1／3、顶枕带下 1／3。

膀胱经——双侧睛明、攒竹、眉冲。

胆经——双侧瞳子髎。

奇穴——印堂、双侧太阳。（如图3）

胆经——双侧风池。（如图2）

三焦经——双侧翳风。

背部：膀胱经——双侧肝俞至肾俞。

上肢：大肠经——双侧合谷。（如图1）

下肢：胆经——双侧光明至阳辅。

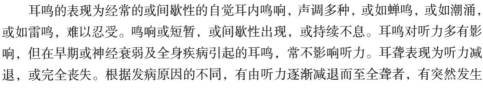

四、耳鸣、耳聋

耳鸣的表现为经常的或间歇性的自觉耳内鸣响，声调多种，或如蝉鸣，或如潮涌，或如雷鸣，难以忍受。鸣响或短暂，或间歇性出现，或持续不息。耳鸣对听力多有影响，但在早期或神经衰弱及全身疾病引起的耳鸣，常不影响听力。耳聋表现为听力减退，或完全丧失。根据发病原因的不同，有由听力逐渐减退而至全聋者，有突然发生耳聋者，有发于双侧者，有只发一侧者。神经性耳鸣、神经性耳聋、中耳炎皆可照此刮痧治疗。

【刮痧治疗】

头部：全息穴区——额旁二带（左侧）、额顶带后 1／3、顶颞后斜带下 1／3（患侧）。

胆经——患侧悬颅至听会、风池。

三焦经——患侧角孙至翳风。（如图1）

背部：膀胱经——双侧肾俞至气海俞。

腹部：任脉——气海至关元。（如图4）

上肢：三焦经——患侧外关（如图3）、中渚（如图2）。

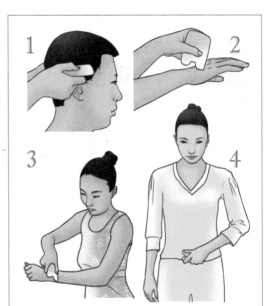

【药物辅助治疗参考】

（1）谷维素、耳聋左慈丸。

（2）芥菜子30克，捣碎，药棉包成小球，每晚睡前，分塞两耳内，次晨更换，适用于两耳暴鸣，病程短者。

五、过敏性鼻炎

过敏性鼻炎常阵发性鼻、软腭局部发痒，或连续反复发作性打喷嚏，分泌物多，出现大量清水涕。如继发感染，分泌物可呈黏脓性，间歇性，发作性鼻塞。暂时性或持久性嗅觉减退和消失。可伴头昏、头痛、慢性咳嗽、注意力不集中、精神不振等症。

【刮痧治疗】

头颈部：全息穴区——额中带、额旁二带（左侧）、顶枕带中 1／3。

大肠经——双侧禾髎至迎香。

奇穴——印堂、双侧上迎香。
胆经——双侧风池。
督脉——风府（如图1）至大椎（如图2）。
背部：膀胱经——双侧肺俞至脾俞。
上肢：大肠经——双侧合谷。（如图3）
肺经——双侧尺泽至列缺。
下肢：胃经——双侧足三里至条口。

【药物辅助治疗参考】

（1）麻黄碱苯海拉明滴鼻液滴鼻，
适用于过敏所致慢性鼻炎。

（2）辛芩冲剂，开水冲服，一次20g，一日3次。

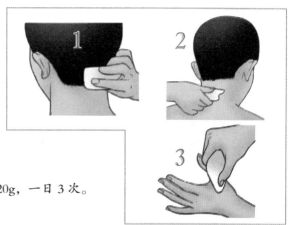

六、鼻窦炎

鼻窦炎以鼻流腥臭脓涕、鼻
塞、嗅觉减退为主症，常伴头痛，
中医称之为"鼻渊""脑漏"等。
急慢性鼻窦炎皆可照此刮痧治疗。

【刮痧治疗】

头部：全息穴区——额中带、额旁一带（双侧）。（如图1）
奇穴——印堂。
督脉——百会。
胆经——双侧风池。
奇穴——双侧上迎香至大肠经—双侧迎香。
膀胱经——双侧攒竹。
背部：膀胱经——双侧胆俞至脾俞。（如图2）
上肢：大肠经——双侧合谷。
肺经——双侧列缺至太渊。（如图4）
下肢：脾经——双侧阴陵泉至三阴交。（如图3）

【药物辅助治疗参考】

（1）藿胆丸、龙胆泻肝丸、鼻窦
炎丸。

（2）滴鼻灵滴鼻。

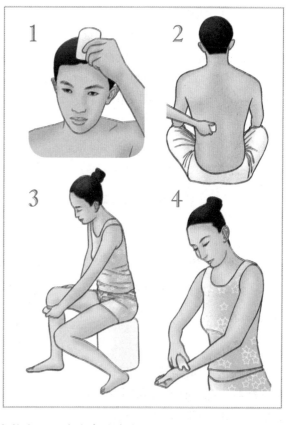

七、鼻出血

鼻出血又称鼻衄，是临床常见症状之一，多由鼻腔病变引起，也可由全身疾病所引起，偶有因鼻腔邻近病变出血经鼻腔流出者。鼻出血多为单侧，亦可为双侧；可间歇反复出血，亦可持续出血；出血量多少不一，轻者仅鼻涕中带血，重者可出现失血性休克；反复出血则可导致贫血。多数出血可自止。

【刮痧治疗】

头部：全息穴区——额中带、额旁一带（患侧）、额顶带后1/3。

督脉——上星。
胆经——双侧风池。
大肠经——患侧迎香至禾髎（出血时禁用，平时用于预防）。
背部：膀胱经——双侧肺俞至胃俞。
上肢：大肠经——双侧三间至二间。（如图1）
下肢：脾经——双侧血海、三阴交。
肝经——双侧太冲至行间。

【药物辅助治疗参考】

（1）用棉球蘸1%麻黄素生理盐水塞入鼻腔，适用于出血较少者。

（2）云南白药。

（3）大蒜捣如泥，贴敷涌泉穴，适用于各种原因所致的鼻出血。

八、牙痛

牙痛为牙齿疼痛，咀嚼困难，遇冷、热、酸、甜等刺激，则疼痛加重，或伴龋齿，或兼牙龈肿胀，或有龈肉萎缩，牙齿松动，牙龈出血等症状。牙神经痛，牙龈炎，下颌关节炎皆可照此刮痧治疗。

【刮痧治疗】

头部：全息穴区——额中带、额顶带中1/3。（如图2）
胃经——患侧下关、大迎至颊车。（如图4）
督脉——水沟至兑端。
上肢：大肠——对侧温溜、合谷（如图1）至二间（如图5）。
下肢：肾经——双侧太溪至水泉。（如图3）
胃经——双侧内庭。

【药物辅助治疗参考】

西瓜霜外敷患处。

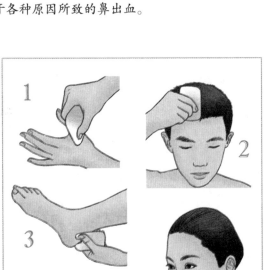

九、咽喉肿痛

咽喉肿痛是指咽喉部红肿疼痛的症状。在多种外感及咽喉部的疾病中可出现此症，本症又有"喉痹""喉喑"等名，急慢性喉炎、扁桃体炎、咽炎可照此刮痧治疗。

【刮痧治疗】

头颈部：全息穴区——额中带、额旁一带（双侧）。
胆经——双侧风池。（如图5）
任脉——廉泉（如图1）、天突（如图7）。

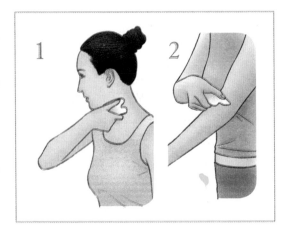

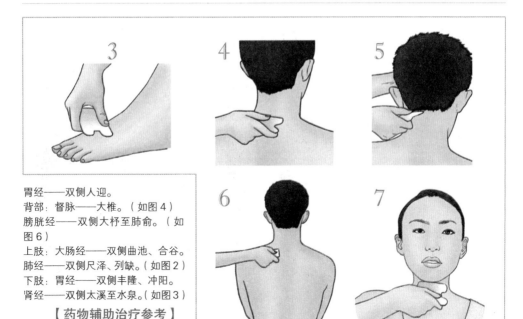

胃经——双侧人迎。
背部：督脉——大椎。（如图4）
膀胱经——双侧大杼至肺俞。（如图6）
上肢：大肠经——双侧曲池、合谷。
肺经——双侧尺泽、列缺。（如图2）
下肢：胃经——双侧丰隆、冲阳。
肾经——双侧太溪至水泉。（如图3）

【药物辅助治疗参考】

四季润喉片、六神丸或喉症丸。

小儿疾病的刮痧疗法

一、小儿腹泻

小儿腹泻是指小儿大便次数增多，便下稀薄，或如水样，多由饮食不当或肠道内感染所致。小儿腹泻四季皆可发生，尤以夏秋两季为多见。

【刮痧治疗】

头部：全息穴区——额旁二带（双侧）。
背部：膀胱经——双侧脾俞、肾俞、大肠俞至小肠俞。（如图1）
腹部：任脉——建里至水分。（如图3）
胃经—双侧天枢。
肝经——双侧章门。（如图2）
下肢：胃经——双侧足三里、内庭。

【药物辅助治疗参考】

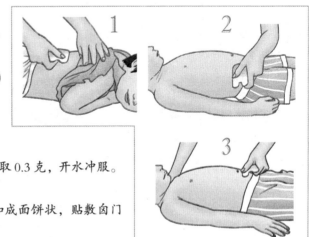

（1）肉豆蔻3克研细末，每次取0.3克，开水冲服。

（2）胡萝卜煮烂捣泥加水服。

（3）绿豆面适量，用鸡蛋清和成面饼状，贴敷囟门处。每晚贴1次，次晨取下。

二、小儿消化不良

小儿消化不良主要表现为纳呆厌食、饮食不化、腹满胀痛、嗳腐呕吐乳食、大便腥臭。小儿营养不良、生长发育缓慢、肠寄生虫病可照此刮痧治疗。

【刮痧治疗】

头部 全息穴区——额旁二带（双侧）。
背部：督脉——大椎至悬枢。（如图4）
膀胱经——双侧脾俞至三焦俞。（如图5）
腹部：任脉—中脘至气海。（如图1）
胃经——双侧天枢。
肝经——双侧章门。
上肢：奇穴——双侧四缝。（如图3）
下肢：胃经——双侧足三里。
脾经——双侧公孙。（如图2）

【药物辅助治疗参考】

（1）小儿化食丸、加味保和丸、启脾丸、健脾丸。

（2）鸡内金，焙干研末，取1至2克开水冲服，每日3次。

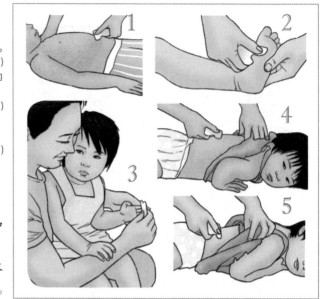

三、小儿遗尿

小儿遗尿指3周岁以上的小儿，睡眠中小便自遗，俗称尿床。多因肾气不足，膀胱寒冷，下元虚寒，或病后体质虚弱，脾肺气虚，或不良习惯所致。仰面平卧体位睡觉这种不良习惯引起的遗尿，不需服药，纠正办法是用布带于小儿腰背后作一大结以使仰卧时不适而转为侧卧。

【刮痧治疗】

头部：全息穴区——额顶带后1/3、额旁三带（双侧）。（如图2）
督脉——百会。
背部：督脉——身柱至命门。
膀胱经——双侧肾俞至膀胱俞。（如图1）
腹部：任脉——关元至曲骨。
下肢：胃经——双侧足三里。
脾经——双侧三阴交。（如图3）
肾经——双侧太溪。（如图4）

【药物辅助治疗参考】

（1）桑螵蛸3克，炒焦研末，加白糖少许，每日下午以温开水调服，连服10日。

（2）益智仁10克，醋炒研末，分3次开水冲服。

（3）五倍子、何首乌各3克研末，醋调敷于脐部。每晚1次，连用3至5日。

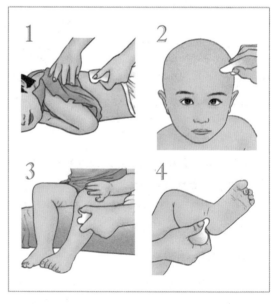

四、小儿腮腺炎

腮腺炎是由腮腺炎病毒引起的一种急性传染病，可见发热、耳下腮部肿胀疼痛，故又有"蛤蟆瘟""大头瘟""痄腮"之称。腮腺炎好发于冬春季，故中医也叫"温毒发颐"。

【刮痧治疗】

头部：全息穴区——额中带、额旁二带（患侧）、顶颞后斜带下 1/3（患侧）。
胃经——患侧大迎至颊车。
背部：膀胱经——双侧肺俞至胃俞。（如图 1）
上肢：大肠经——患侧曲池、合谷。（如图 2）
三焦经——患侧外关。
肺经——双侧少商。
下肢：胃经——双侧丰隆。

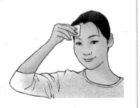

【药物辅助治疗参考】

（1）板蓝根冲剂。

（2）仙人掌去净刺及皮，捣烂敷患处。

（3）夏枯草，板蓝根适量水煎频服，连服 2 至 4 天。

美容保健的刮痧疗法

刮痧，是盛行于我国民间的一种治疗、保健方法，刮痧美容借助刮痧板，通过一定的手法，将力作用于脸、颈部及其他部位的肌肤及深部组织，以达到美容、健体的目的，是一种特殊的物理疗法。其作用主要在以下几方面：

（一）刮痧对皮肤的作用

刮痧的机械作用，使皮下充血，毛细孔扩张，秽浊之气由里出表，体内邪气宣泄，把阻经滞络的病源呈现于体表；使全身血脉畅通，汗孔张开，而使痧毒从汗出而解。同时，可使皮脂分泌通畅，皮肤柔润而富有光泽，肤色红润，皱纹减少，还可以消耗过多的脂肪，加快代谢，且有助于减肥。

（二）刮痧对血管的作用

刮痧术通过经络腧穴刺激血管，改变血管内的血流运动，使人体周身气血迅速得以畅通，病变器官和受损伤的细胞得到营养和氧气的补充，气血周流，通达五脏六腑，平衡阴阳，可以产生正本清源、恢复人体自身愈病能力的作用。

（三）刮痧对人体免疫功能的作用

刮痧有助于提高人体自身的免疫系统功能，促进正常免疫细胞的生长、发育，提高其活性。同时，出痧部位可吸引淋巴细胞、白细胞和其他免疫细胞靠近，从而对病毒、细菌起到吞噬作用。此外，刮痧可使人体的组织胺、类组织胺及乙酰胆碱分泌增多，增加其携带氧气和血红蛋白的数量，使免疫细胞得到足够的营养补给。

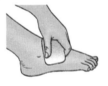

（四）刮痧对消除疲劳、增强体力的作用

在超负荷工作和大量的活动之后，人的肌肉由于过度紧张而收缩，使肌肉内代谢的中间产物——乳酸大量积聚，人就会感到全身疲劳、肌肉酸疼。这时，通过刮痧可转化部分这些中间产物，比如可使 1/5 的乳酸氧化成二氧化碳和水，4/5 的乳酸还原成能量物质，从而使全身肌肉放松，肌张力降低，人也会因此消除疲劳，恢复机体的工作能力。

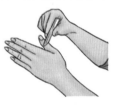

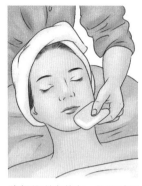

脸部的刮痧美容，是通过刮拭面部来实现的。

面部刮痧养颜美容，通过刮拭面部的经络来疏通气血，改善微循环，清除沉淀在皮肤深层的内毒素及其他代谢产物，增加细胞营养供应，促进新陈代谢，使皮肤表面的分泌功能和清洁过程不断加强。

在刮痧美容的过程中，根据经络、脏腑、阴阳的表里关系，可以判断出病变部位。针对病变部位刮拭躯干四肢有关的经穴和全息穴区，出痧排毒，活血化瘀，疏通经络，增强脏腑功能，改善内分泌，可从根本上治疗和缓解色斑、痤疮等障碍性疾病，使皮肤保持润泽有弹性，延缓皱纹的产生，使人们恢复靓丽容颜，并有益于全身健康。

一、美白

美白从健康做起。以中医经络的观点来看，身体的健康状况会反映在脸部，若是体内经络的脉气不通，脸部皮肤自然暗沉、发黄，色块不均。一个不懂保养的人，在步入中年之后，会发觉脸色失去年少时的白净、光彩，成了名副其实的"黄脸婆"。脸部除了净白以外，还得要透亮，才是健康的表现。

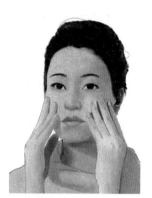

脸部的美白要从健康做起。

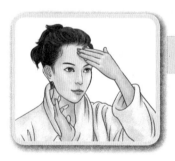

（1）身体要健康，尤其是要保持脸上的穴道畅通。

脸部净白的重点

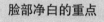

（2）防晒要做好。

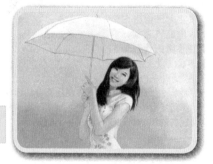

脸部美白方法除了搽防晒保养品，搽美白精华液、美白霜、勤敷美白面膜，打美白针，吃美白食物以外，最快速、有效、易学、实用的方法，就是脸部刮痧、拍打、按摩。

脸部净白刮痧方法：

额头部位由下往上，从眉毛到发际刮，整个额头部位都要刮到。

两颊以鼻子为中心点，横向刮痧，由上到下，由内往耳朵方向刮痧。

人中也要刮痧，这里是子宫、卵巢的反射点，刮痧手法与刮脸颊部位相同。

下巴同样以横向刮痧为宜，以下巴中间、鼻子下为中心点，往左、右两边单方向刮痧。

面部肌肤上的斑点瑕疵、发黄晦暗等问题也可以用刮痧来治疗。以刮痧刺激肌肤经络与腧穴，可以使脸部气血流畅，加速肌肤的新陈代谢，增强皮肤对营养成分的吸收，让体内的毒素由血管或毛孔排出体外。

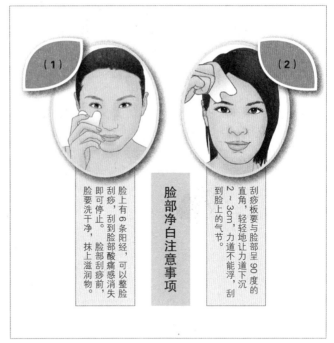

（1）（2）

脸部净白注意事项

脸上有6条阳经，可以整脸刮痧，刮到脸部酸痛感消失即可停止。脸部刮痧前，脸要洗干净，抹上滋润物。

刮痧板要与脸部呈90度的直角，轻轻地让力道下沉2～3cm，力道不能浮，刮到脸上的气节。

【具体操作方法】

清洁肌肤。用温水洁面，包括使用洁面乳、喷雾等。

涂抹介质。

刮痧。

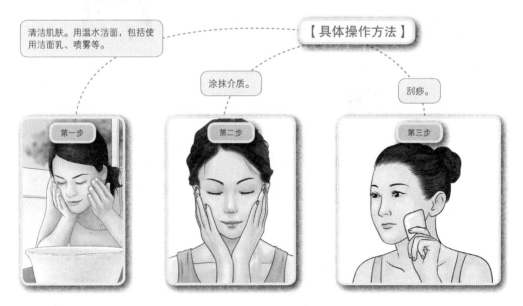

第一步

第二步

第三步

二、防皱

防皱去皱，是指预防或消除面部或颈部的皱纹。皱纹是皮肤老化最初的征兆，皱纹进一步发展，就要增加皮肤弹性，以保持皮肤的平滑。

传统的鱼形刮痧板刮按面部穴位，可以有韵律地刺激皮肤组织、肌肉和神经，促进血液循环。当血液循环变得顺畅，氧气和营养成分就会被及时运送到各个皮肤组织，新陈代谢也会随之加快。因此，刮痧可以增加皮肤与肌肉的弹性，改善局部的血液循环，增加皮肤光泽，保持皮肤水分，使皱纹平展。坚持使用神奇的刮痧板刮脸术，每天晚上用刮痧板进行 1 分钟的脸部刮拭，就能让护肤效果事半功倍，起到激活面部细胞活力的醒肤奇效，令你呈现自然均衡的健康肤色。从而实现"岁月不留痕"的愿望。

刮痧去皱主要有四种常用的方法：

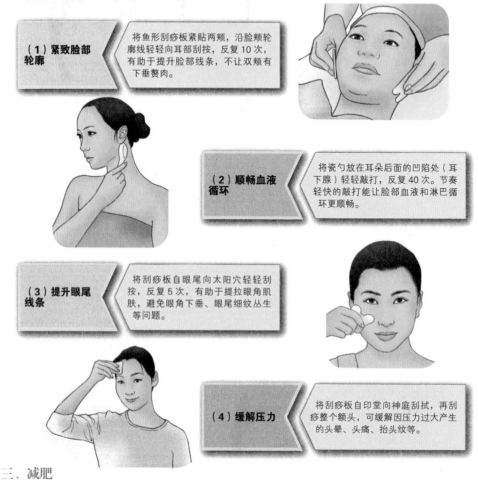

（1）紧致脸部轮廓　将鱼形刮痧板紧贴两颊，沿脸颊轮廓线轻轻向耳部刮按，反复 10 次，有助于提升脸部线条，不让双颊有下垂赘肉。

（2）顺畅血液循环　将瓷勺放在耳朵后面的凹陷处（耳下腺）轻轻敲打，反复 40 次。节奏轻快的敲打能让脸部血液和淋巴循环更顺畅。

（3）提升眼尾线条　将刮痧板自眼尾向太阳穴轻轻刮按，反复 5 次，有助于提拉眼角肌肤，避免眼角下垂、眼尾细纹丛生等问题。

（4）缓解压力　将刮痧板自印堂向神庭刮拭，再刮痧整个额头，可缓解因压力过大产生的头晕、头痛、抬头纹等。

三、减肥

人体肥胖的原因，一是食欲好、食量大、吸收佳，而运动量小；二是脾气虚，运化功能减弱，致使运化水湿功能低下，能量代谢发生障碍，湿聚而成痰，湿和痰（即指多余的水分与脂肪）不断蓄积，则形成形体肥胖。中医认为，脂肪为一种"痰"，即为一种湿气。肥胖的人多半喜欢吃甜食、饮料、冰品，因而导致湿气留驻，造成脂肪聚积。

刮痧的机械作用，使皮下充血，毛细孔扩张，秽浊之气由里出表，体内邪气宣泄，把阻经滞络的病源呈现于体表；使全身血脉畅通，汗腺充溢，而达到开泄腠理，使痧毒从汗而解的目的；同时，可使皮脂分泌通畅，皮肤柔润而富有光泽，肤色红润，皱纹减少；还可以减少脂肪，加快代谢，有助于减肥。坚持对肥胖的局部进行刮痧，对各种原因造成的局部肥胖均有减肥效果。

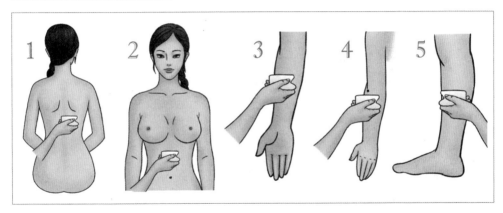

【 **刮痧减肥的选穴与方法** 】

　　减肥刮痧力度要适中，每天刮 1 至 2 次。若按力大、刮拭时间长，必须涂刮痧润滑剂保护皮肤。抹上少许的油膏或乳液以作为润滑剂，可以避免肌肤因过度摩擦而产生不适，甚至于出现破皮的状况，刮痧时力量也可以避免下得太重。

　　背部：膀胱经——双侧肺俞、脾俞、肾俞。（如图 1）

　　胸腹部：任脉——膻中、中脘、关元。（如图 2）

　　上肢：肺经——双侧孔最至列缺。（如图 3）

　　大肠经——双侧曲池。（如图 4）

　　下肢：胃经——双侧丰隆。脾经——双侧三阴交。（如图 5）

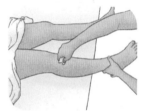

身体局部肥胖的,应当直接刮拭肥胖部位。

　　肥胖的局部：直接刮拭肥胖的局部，应使按压力传导到皮下组织，促其被动运动，有利于加强新陈代谢，消除局部的水分和脂肪，达到减肥目的。

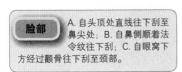

脸部　A.自头顶处直线往下刮至鼻尖处；B.自鼻侧顺着法令纹往下刮；C.自眼窝下方经过颧骨往下刮至颈部。

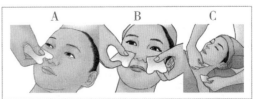

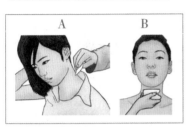

颈部　A.自左右耳后下刮至肩膀；B.自下巴下刮至喉结。

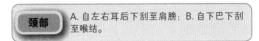

手臂　A.自肩处往下刮至手掌；B.自手腕往下刮至腋下。

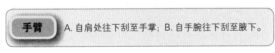

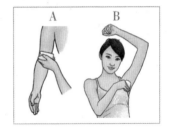

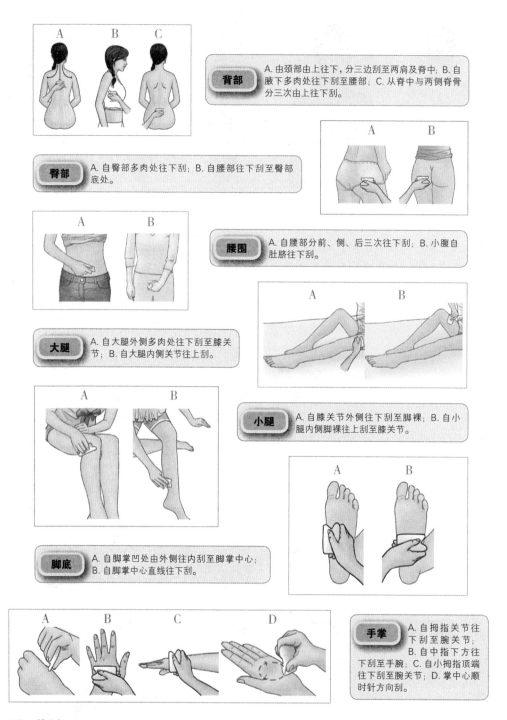

背部 A.由颈部由上往下，分三边刮至两肩及脊中；B.自腋下多肉处往下刮至腰部；C.从脊中与两侧脊骨分三次由上往下刮。

臀部 A.自臀部多肉处往下刮；B.自腰部往下刮至臀部底处。

腰围 A.自腰部分前、侧、后三次往下刮；B.小腹自肚脐往下刮。

大腿 A.自大腿外侧多肉处往下刮至膝关节；B.自大腿内侧关节往上刮。

小腿 A.自膝关节外侧往下刮至脚裸；B.自小腿内侧脚裸往上刮至膝关节。

脚底 A.自脚掌凹处由外侧往内刮至脚掌中心；B.自脚掌中心直线往下刮。

手掌 A.自拇指关节往下刮至腕关节；B.自中指下方往下刮至手腕；C.自小拇指顶端往下刮至腕关节；D.掌中心顺时针方向刮。

四、美颈

颈部是头颅连接躯干的枢纽，支撑着整个头部的重量，又经常暴露在外面，与人接触时，看见颜面，便会看见颈部。人们工作和休息时的不良姿势会使颈部较早地出现脂肪沉积和皱纹。此外，不当的肢体运动也会造成颈部皮肤的老化，激烈体育运动压迫脊椎，也会造成颈部皮肤的纹理松弛。从40岁起，人体颈部皱纹会明显增多，皮肤脱水现象越来越明显。祖国医学认为颈部老化是由于脾胃亏虚，气血化生不足，颈部皮肤失于涵养，或由于过食肥甘味厚，聚湿生痰，阻塞脉络，气血不能荣养颈部肌肤，导致皮肤松弛老化。

刮痧美颈的选穴：腧穴：大椎穴、大杼穴、人迎穴、足三里、扶突穴。

随症加减：脾胃亏虚者加足太阳膀胱经脾俞、胃俞穴。

【刮拭方法】

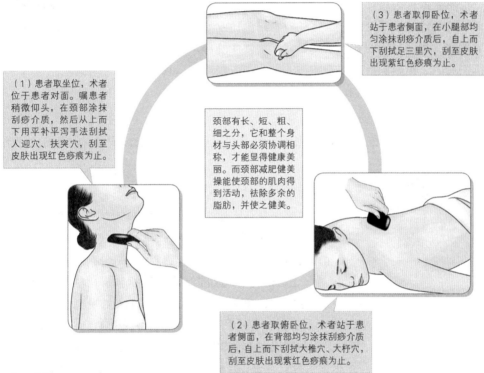

（3）患者取仰卧位，术者站于患者侧面，在小腿部均匀涂抹刮痧介质后，自上而下刮拭足三里穴，刮至皮肤出现紫红色痧痕为止。

（1）患者取坐位，术者位于患者对面。嘱患者稍微仰头，在颈部涂抹刮痧介质，然后从上而下用平补平泻手法刮拭人迎穴、扶突穴，刮至皮肤出现红色痧痕为止。

颈部有长、短、粗、细之分，它和整个身材与头部必须协调相称，才能显得健康美丽。而颈部减肥健美操能使颈部的肌肉得到活动，祛除多余的脂肪，并使之健美。

（2）患者取俯卧位，术者站于患者侧面，在背部均匀涂抹刮痧介质后，自上而下刮拭大椎穴、大杼穴，刮至皮肤出现紫红色痧痕为止。

五、丰胸

丰胸是指丰满女性的乳房及增加胸部肌肉的健美。乳房是成熟女子的第二性征，丰满的胸部是构成女性曲线美的重要部分。女性的乳房以丰盈有弹性、两侧对称、大小适中为健美。

中国医学认为，乳房发育不良属于萎症范围，自古先贤强调治萎当先治脾，中医丰胸处理原则主要以调理气血循环，改善肠胃机能并滋养肝肾为主。乳头属足厥阴肝经，乳房属足阳明胃经，肝主气机疏泻，胃主运化水谷精微，所以乳房的发育、丰满与人的情志是否舒畅，气血运行是否通达有密切关系。肝气旺盛，乳头自然硬挺，脾胃功能好，乳房自然丰满，要治疗乳房萎缩疾病，自然要以注重脾胃功能及补气养血为先，此外，

丰胸可以使女性的乳房丰满和健美。

乳房发育不良与内分泌失调及荷尔蒙的分泌有关，更须温补肾阳增强免疫功能，因此多方面的调理才能达到最理想的效果。如因产后哺乳而塌陷变形，需以补气回阳、活血通络为主，配合全身其他的症状，辨证论治对症下药，再配合针灸及物理能量经络理疗，效果会更好。刮痧用于乳房的美容保健重在肝肾脾胃等脏腑的相关经络。

刮痧时取经外奇穴乳四穴（在乳头为中心的垂直水平线上，分别距乳头二寸）、足阳明胃经足三里穴、足太阴脾经三阴交穴、足厥阴肝经太冲穴。

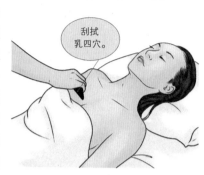

刮拭乳四穴。

患者取仰卧位，术者站于患者侧面，在刮拭部位均匀涂抹刮痧介质后，自外向内用泻法刮拭乳四穴，再刮足阳明胃经足三里穴、足太阴脾经三阴交穴、足厥阴肝经太冲穴。刮至局部皮肤出现红色斑点为止。刮拭乳四穴时手法应稍轻。

【注意事项】

患者应选用合适的文胸，过松会导致乳房下垂，过紧则会造成乳房附近的血液循环不良。

六、纤腰

腰部曲线是身体曲线美的关键，腰身若恰到好处，即使胸不够丰满，臀不够翘，视觉上仍给人曲线玲珑、峰峦起伏的曲线美感。反之，就会显得粗笨。

正常情况下，腰围与臀围之比值应约为 0.72。如果比值低于 0.72，就属于标准的梨形身材；如果比率高于 0.72，即为苹果形身材；若达到 0.8，则是典型水桶腰了，用手轻轻一捏就会捏起赘肉，这时的体型已是"红灯"高悬，危险已在招手。苹果形腰身更易患心脏病，比率越高，危险越大，尤其是脂肪聚集在腰、腹部的人，该注意了。

女性腰部的曲线是身体曲线美的关键。

女性腰、腹部最易囤积脂肪。使用腰部的刮痧方法，再加上正确的健美锻炼、控制饮食、良好的生活习惯等，就可以逐渐减轻体重，使人变得轻盈苗条。

【刮痧瘦腰的选穴与刮拭方法】

腧穴：

天枢穴、足三里穴、大横穴、腰阳关、脾俞穴、胃俞穴、腰俞穴。

【刮拭方法】

（1）患者取俯卧位，术者站于患者侧面，在刮痧局部均匀涂抹刮痧介质后，采用泻法，自上而下刮拭脾俞穴、胃俞穴、腰阳关、腰俞穴，刮至皮肤出现紫红色痧痕为止。

（2）患者取仰卧位，术者站于患者侧面，在刮痧局部均匀涂抹刮痧介质后，自上而下刮拭足天枢穴、大横穴、足三里穴，刮至皮肤出现痧痕为止。

七、美腿

小腿粗的 MM 烦恼都是一样的，夏天穿裙子不好看，冬天穿靴子也不好看。但是瘦腿那么难，搞不好，还会让腿越来越粗壮了。下面我们就和你分享一种很流行的极其简单的瘦腿方法——"刮痧瘦腿法"。用这个方法坚持一个月以后小腿围开始变瘦，两三个月以后就能瘦 3 至 6cm。

（一）刮痧瘦腿操作方法

先在腿上涂上瘦身精油，坐在床上或者沙发上，腿自然曲起，让小腿处于最自然放松的状态，然后用刮痧板从脚膝盖到脚跟，每天刮 20 分钟（或是左右腿各 100 下）。刮拭时注意方向和把握力度。

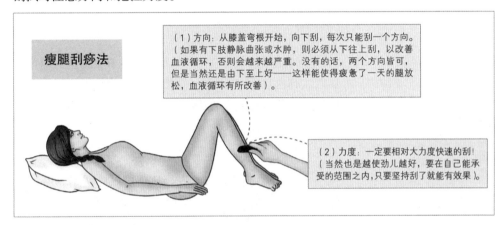

瘦腿刮痧法

（1）方向：从膝盖弯根开始，向下刮，每次只能刮一个方向。（如果有下肢静脉曲张或水肿，则必须从下往上刮，以改善血液循环，否则会越来越严重。没有的话，两个方向皆可，但是当然还是由下至上好——这样能使得疲惫了一天的腿放松，血液循环有所改善）。

（2）力度：一定要相对大力度快速的刮！（当然也是越使劲儿越好，要在自己能承受的范围之内，只要坚持刮了就能有效果）。

（二）刮痧瘦腿要注意的小细节

（1）刮之前一定要涂抹润滑作用的油比如：刮痧油、橄榄油、精油（建议用瘦身精油，因为瘦身精油本身就有消脂的功效，配合刮痧自然可以事半功倍）。

（2）刮痧瘦腿刮完之后，用餐巾纸把没吸收的油搽试干净。

（3）刮痧瘦腿后饮用热水一杯，可适当补充消耗的水分，防止头晕疲劳，还能促进新陈代谢，加快代谢物的排出。

（4）刮痧瘦腿时不要着凉，刮完后不要碰冷水，不要洗澡，最好是洗完澡刮痧之后就睡觉。

（5）刮痧瘦腿每天一次就可以了。

（6）如果出现紫点，那是刮出痧来了，说明身体有点毛病，稍稍停几天就会下去（个人体质不同，有些人是刮不出痧的）。

（7）不能带痧刮，出了痧后要停到痧退才能再刮。

（8）来月经的前三天身体不宜刮痧瘦腿，可以暂缓。

（9）饮食注意：如果你不是全身肥胖想减肥的话，饮食上没有什么要特别注意的，只要少吃油腻、含糖量高的食物就行，如果能配合晚餐少吃一些，可以瘦得更快。

（10）加强效果：本方法也可以用于瘦大腿（刮大腿部位就行），刮痧瘦腿以后，可以做一些瘦腿瑜伽动作，拉伸肌肉，或者是空中踩单车动作，或者是躺着，双腿靠墙高举 10 分钟左右，效果会更明显。

八、消除面部瑕疵

酒渣鼻的刮痧方法: 涂刮痧油后，用面刮法从至阳穴开始向下刮至命门穴。再用双角刮法刮拭两侧同水平段的夹脊穴。再刮膀胱经。每次刮拭 10 ～ 15 厘米长，每个部位刮 15 ～ 20 下，刮拭过程中遇到疼痛点、不顺畅处、有结节的部位做重点刮拭。中医认为酒渣鼻与脾胃湿热有关。刮拭脾胃的脊椎对应区，可以调节脾胃功能，有健脾和胃、清热利湿的功效。

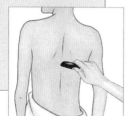

痤疮的刮痧方法: 在督脉大椎穴均匀涂抹刮痧油。然后用面刮法先重点刮拭大椎穴，然后从大椎穴上面开始向下刮，一直刮到至阳穴（两肩胛骨下缘连线与背部正中线相交点）为止。最后用双角刮法刮拭大椎穴到至阳穴两侧夹脊穴处，再用面刮法刮拭两侧同水平段的膀胱经。每次刮拭 10 ～ 15 厘米长，每个部位要刮 15 ～ 20 下，只要毛孔张开，或有痧出现就可以停止刮拭。刮拭过程中注意寻找疼痛点、不顺畅以及有结节的部位，并做重点刮拭。

中医认为痤疮与体内心肺热盛，热毒积聚有直接的关系。心肺脊椎对应区部位同时也是大椎穴、膈俞穴、心俞穴、肺俞穴所在的部位。刮拭心肺的脊椎对应区，可以调节心肺功能，对于体内热盛者有清肺活血解毒的功效，体内热毒清解，面部痤疮自然减轻或消失。

九、乌发美发

坚持头部保健刮痧，可以迅速改善头皮血液循环，逐渐增加头发的营养成分。配合其他部位经穴的刮拭，不但可以促进毛发生长，还可间接调整脏腑功能，增强机体免疫力。

乌发美发的刮痧方法与步骤

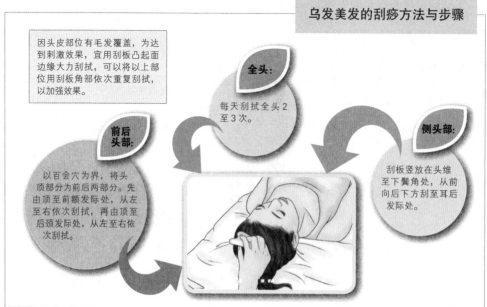

因头皮部位有毛发覆盖，为达到刺激效果，宜用刮板凸起面边缘大力刮拭，可以将以上部位用刮板角部依次重复刮拭，以加强效果。

全头: 每天刮拭全头 2 至 3 次。

侧头部: 刮板竖放在头维至下鬓角处，从前向下方刮至耳后发际处。

前后头部: 以百会穴为界，将头顶部分为前后两部分。先由顶至前额发际处，从左至右依次刮拭，再由顶至后颈发际处，从左至右依次刮拭。

【选穴】

背部：膀胱经——双侧肺俞、肾俞。

下肢：胃经——双侧足三里。脾经——双侧血海。

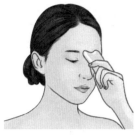

刮拭鼻部。

十、鼻部刮痧

刮拭鼻部时，以两手大拇指的指背中间一节，相互擦热后，分别刮拭鼻梁两侧 32 次；用示指自上而下刮鼻梁 16 次；分别用两手示指刮拭鼻尖各 16 次，然后用两手示指点压刮拭鼻翼两侧的迎香穴 32 次。此法可疏通经络，增强局部气血流通，有效预防感冒和鼻病。

气功健鼻《内功图说》中有三步锻炼健鼻功法。两手拇指擦热，刮拭鼻关 36 次；然后静心意守，排除杂念，二目注视鼻端，默数呼吸次数 3 ~ 5 分钟。晚上睡觉前，俯卧于床上，暂去枕头，两膝部弯曲，两足心向上，用鼻深吸清气 4 次，呼气 4 次，最后恢复正常呼吸。本法可润肺健鼻，预防感冒和疾病，还有强身健体的作用

刮鼻部的穴位有：鼻通、迎香、素髎。

刮面颊部的穴位：巨髎、颊车。

刮痧美容，还要和排毒结合起来。要达到美容最佳效果，首先要进行排毒。服用清肠食品，可清除体内毒素和废物，从而清除面部的青春痘、黑斑、色素的生长因素，起到皮肤健美、美容的功效。随着医学的发展，鼻部刮痧已不仅仅是美容的专利，对于鼻窦炎的治疗也可以通过鼻部等部位的刮痧取得良好效果（鼻窦炎的刮痧治疗如右图图解所示）。

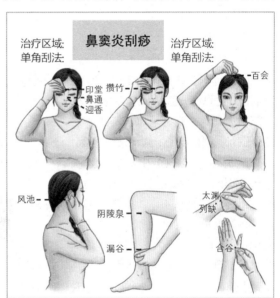

鼻窦炎刮痧

治疗区域：单角刮法：

治疗区域：单角刮法：

印堂 攒竹 鼻通 迎香

百会

风池

阴陵泉

漏谷

太渊 列缺

合谷

十一、唇部刮痧

面部是人体美体现得最集中的部位，其中，口唇的美学地位极其重要。优美的唇形态可以展示人的端庄、淳厚、秀丽、高雅和无限魅力。口唇及周围有众多的表情肌分布，其灵活、微妙细腻的运动，可将一个人的欢乐、愉快、甜蜜、深情、幽默、惊讶、愤怒等内心情感变化表现得淋漓尽致。因此有人认为其美学重要性甚至可与"心灵的窗口"眼睛并驾齐驱。

刮唇部刮痧选取的穴位有人中、承浆、地仓。左手按压

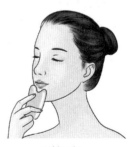

刮拭唇部。

地仓穴，由右往左侧唇上刮至人中穴到地仓穴，右手按压右侧，由左手往右侧唇上刮至人中穴到地仓穴，双手握刮痧板，板尖处轻提下巴 3 秒再轻放。刮拭过程中遇到疼痛点、不顺畅处、有结节的部位时，要做重点刮拭。

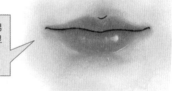

医学美容专家认为女性美唇标准应为上红唇 8.2 毫米，下红唇 9.1 毫米，男性比女性稍厚 2 ~ 3 毫米，唇厚度的年龄变化很明显，40 岁以后唇厚度明显变薄，另外人种不同唇厚度也不同，非洲人的口唇较厚，北欧、北美人较薄。一般认为上、下唇红唇中央厚度分别在 8 ~ 12 毫米以上为厚唇。

刮痧调理亚健康

底蕴深厚、历史悠久的民间刮痧疗法广为人知。人们都知道刮痧对头痛、颈椎病、肩周炎、腰腿痛、肠胃病等常见病疗效显著，但是很多人都不知道正确的刮痧方法还可以促进新陈代谢，给细胞补氧祛瘀，增加活力，对于改善亚健康状态是既简便，又有效的好方法。

下面我们从亚健康的各种不适症状来了解刮痧预防和治疗亚健康的具体方法：

一、改善睡眠

中医将失眠归于"不寐""不得眠"的范围，认为多由七情所伤，即恼怒、忧思、悲恐等而致心肾不交、肝郁化火所致。刮痧可以养心安神、疏肝解郁、放松身心，从而改善失眠。

刮头颈部：（1）用双板从额头中部分别向左右两侧发际头维方向刮拭，用轻手法刮拭 10 ~ 20 次，用角点压按揉神庭、头维、印堂、鱼腰等穴位；（2）从太阳穴绕到耳上再向头侧后部乳突和风池方向刮拭，每一侧刮拭 10 ~ 20 次；（3）以百会穴为起点分别向四神聪方向刮拭，每一方向刮拭 10 ~ 20 次；（4）用刮痧板的角点压按揉风池穴、安眠穴等。

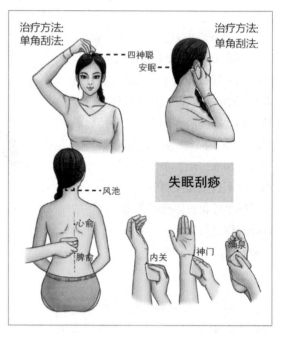

刮背部：（1）用直线法刮拭脊柱正中线督脉循行区域，从大椎穴刮至至阳穴 10 ~ 20 次；（2）用直线法刮拭大杼穴至膈俞，每侧刮 20 ~ 30 次，以出痧为宜；（3）刮拭神道、心俞穴。

刮拭四肢：（1）用直线法刮拭前臂内侧心经循行区域，每一侧刮拭 10 ~ 20 次，重点刮神门穴；（2）用直线法刮拭小腿内侧的脾经循行区域，从阴陵泉刮至三阴交，每一侧 10 ~ 20 次，点压按揉三阴交穴。

二、快速缓解大脑疲劳

大脑疲劳是种亚健康状态，在脑力劳动者以及在校学生中比较常见，除了出现心理紧张，精神不振，思维紊乱，注意力不集中之外，严重的还会有头晕甚至头痛的症状。当严重到头痛时，可按右图图解所示的刮痧方法来治疗。中医认为，疲劳与五脏失调密切相关，因此治疗亚健康疲劳应以调节五脏为关键。

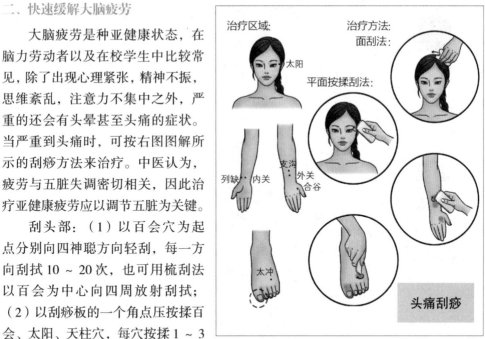

刮头部：（1）以百会穴为起点分别向四神聪方向轻刮，每一方向刮拭 10 ~ 20 次，也可用梳刮法以百会为中心向四周放射刮拭；（2）以刮痧板的一个角点压按揉百会、太阳、天柱穴，每穴按揉 1 ~ 3 分钟；（3）用直线刮法自风府穴至身柱穴刮 10 ~ 20 次，重点刮拭大椎穴；（4）用弧线刮法刮拭颈部侧面的胆经，从风池穴刮至肩井穴，每侧刮拭 20 ~ 30 次。

刮背部：用直线法刮拭脊柱两侧的膀胱经，重点刮拭心俞、脾俞、胃俞、肾俞，每一侧刮拭 10 ~ 20 次。

刮四肢：

（1）用直线法刮拭前臂外侧大肠经循行区域，合谷穴、曲池穴、手三里穴可以用点压法、按揉法。

（2）用直线法刮拭心包经的内关穴，然后刮拭小腿外侧胃经的足三里穴、脾经的血海穴、三阴交穴，每侧刮拭 10 ~ 20 次。

三、心慌气短

心慌气短中医又称为"惊悸""怔忡"，是自觉心中跳动不安的一种症状，可见于冠心病、高血压、风心病、肺心病、心功能不全、各种心律失常、心脏神经官能症等多种功能性或器质性心脏病以及贫血、甲亢患者。其中，冠心病在中、老年心血管疾病中最为常见，现将冠心病刮痧以图解示之（见下页）。

心悸可分为心血不足，心气虚弱，阴虚火旺，痰火上扰，气滞血瘀五种类型，故其饮食宜忌也应得到重视。心血不足型人常心悸不宁，面色少华或萎黄，夜寐不安，或多梦，胆小善惊。此类患者宜食具有养血安神作用的食物，忌食辛辣香燥食品。心气虚弱型人常感心悸气短，动辄出汗或自汗，面色㿠白、倦怠乏力、胃纳减少，或四肢不温，舌淡苔白。宜常食用温阳益气之物，忌食生冷滋腻物品。阴虚火旺型人

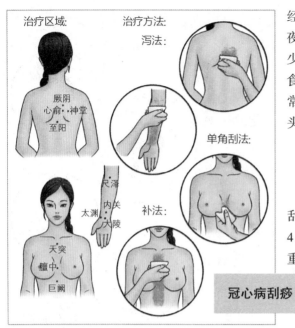

治疗区域：　治疗方法：

泻法：

厥阴
心俞・神堂
至阳

单角刮法：

尺泽
内关
太渊
大陵

补法：

天突
膻中
巨阙

冠心病刮痧

经常心悸而烦，咽痛口干，手足心热，夜寐不安而烦躁，或有盗汗，舌红少苔。宜食生津养阴安神食品，忌食香燥辛散之物。痰火上扰型患者常感心悸心慌，胸闷不安、烦躁不眠、头晕口苦，或痰多恶心、舌苔黄腻。

【改善心慌气短的刮痧方法】

（1）刮拭背部

用面刮法和双角刮法自上而下刮拭心脏在背部脊椎的对应区（第4至8胸椎及两侧3寸宽的范围），重点用面刮法刮拭心俞穴、神堂穴。

（2）刮拭胸部

用单角刮法从上向下缓慢刮拭胸部正中，从膻中穴至巨阙穴，再用平刮法从内向外刮拭心脏在左胸部的体表投影区。

（3）刮拭肘窝经穴

用拍打法以适度的力量拍打肘窝少海穴（肘窝小指侧）、曲泽穴（肘窝正中）、尺泽穴（肘窝拇指侧）。用面刮法从上向下刮拭太渊穴，也可平面按揉内关穴。

（4）按揉第二掌骨心区

用垂直按揉法按揉第2掌骨心区。可以缓解心动过速的症状。

四、焦虑烦躁

人体长期地高强度超负荷地工作，会使精神总是处于高度紧张的状态，当超过了神经承受的限度的时候，人就会难以控制自己的情绪，出现焦虑、烦躁、忧郁。不良情绪长期不能缓解，会使体内分泌与神经系统失调，影响其他脏腑器官的生理功能。

【缓解焦虑烦躁的刮痧方法】

（1）刮拭背部

用面刮法和双角刮法从上到下刮拭中背部肝胆同水平段的督脉、夹脊穴和膀胱经。重点刮拭肝俞、魂门、胆俞穴。

（2）刮拭胸胁部

用平刮法缓慢从内到外刮拭肝胆在右背部及右胁肋部的体表投影区，重点从内向外刮拭期门穴。

【刮拭要点提示】

刮拭肝胆体表投影区要按压力大，速度缓慢，寻找并重点刮拭疼痛、结节等阳性反应部位。

五、颈肩酸痛、僵硬

中医认为颈肩酸痛是颈肩部气血瘀滞所致。刮痧疗法可以舒筋通络，活血化瘀，促进局部新陈代谢，使原本僵硬的肌肉放松，调整亚健康状态。

刮颈肩部 （1）用直线刮法刮拭督脉，从风府穴到大椎穴，刮膀胱经，从玉枕、天柱到大杼、风门，从后发际上，棘突双侧分别由上向下刮拭，每一侧刮 15 ~ 20 次。（2）用弧线刮法刮拭足少阳胆经，由风池及乳突根部从上向下，经过肩井，刮向肩端，每侧刮 15 ~ 20 次。

刮背部 用直线刮法刮拭膀胱经，从玉枕经天柱、大杼、风门、肺俞到厥阴俞。刮拭肩中俞、天髎至膏肓、天宗，每侧刮 15 ~ 20 次。

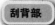

【颈肩酸痛、僵硬的刮痧治疗方法】

刮四肢 （1）沿手阳明大肠经，从肩髃过曲池到合谷，刮 15 ~ 20 次。点压按揉合谷穴。（2）用直线刮法沿足阳明胃经循行线刮拭，从足三里到条口，每一侧刮 15 ~ 20 次。

六、手足怕冷

手足冰凉是机体亚健康的典型表现，同时还有身体怕冷、精力减退、易疲劳、气温低时容易出现手足冻疮等症状。中医认为手足发凉是体内阳气不足。阳虚者，心肾活力不足，气血血弱，气血虚而血脉不充盈或气血运行不畅。因为手足距离心脏较远，故而手脚冰凉。手脚冰冷者平时应多吃温热活血的食物，多穿保暖的衣服，多做手脚的运动。

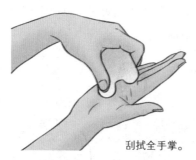

刮拭全手掌。

【刮痧方法】

刮拭全手掌。用刮痧板凹槽刮拭各手指，由指根部至指尖，刮至手指发热。再用面刮法刮拭全手掌各全息穴区至手掌发热。并可用面刮法或用平面按揉法重点刮拭手腕部阳池穴、手掌心劳宫穴。

刮拭全足掌。用面刮法刮拭足底的各全息穴区以及足趾，刮至足底发热。

注意：如手足掌皮肤干燥，可以先涂少量美容刮痧乳再刮拭，以保护皮肤。

小贴士：

手足是整体的缩影，手掌、足掌部位有与全身各脏腑器官相对应的全息穴区。手足发凉、怕冷是体内脏腑阳气不足，血液流动缓慢的表现。刮拭手掌和足掌时感觉发热，说明局部血流加速，血液循环畅通。根据生物全息理论，经常刮拭手足不但可以促进手足部位的血液循环，改善手足凉、怕冷的症状，还有促进各脏腑器官血液循环，有效增强各脏腑功能的保健作用。

七、腰酸背痛

在所有的慢性疼痛病患中，腰酸背痛的病患占了最高的比例，有关统计，有70% ~ 80% 的人，一生当中都有过腰酸背痛的经验。现代生活中，上班族最容易患腰酸背痛，罪魁祸首是：坐的时间太久。久坐不动，使得整个躯体重量全部压在腰骶部，压力分布不均，会引起腰、腹、背部肌肉下垂或疼痛。另外，固定姿势或姿势不正也可引起腰酸背痛。

【腰酸背痛的刮痧治疗方法】

刮痧时先涂刮痧油，让患者肌肉放松，使刮板的钝缘与皮肤之间呈45度夹角，用腕力和臂力，顺着一个方向刮。

刮痧方向的一般原则是由上而下，由内而外。以刮痧部位出痧后呈现微红色或紫红色的痧点、斑块为度。

刮拭部位以督脉、足太阳膀胱经的循行部位为主。着重刮拭阿是穴、水沟、阳陵泉、委中、膈俞、次髎、夹脊。

八、防病保健——增强免疫力

最简便的增强免疫力的方法就是经常刮痧。每日刮拭7个强壮穴位1 ~ 2次，可以增强免疫力。用单角刮法刮拭百会穴、涌泉穴，用点按法刮拭人中穴，用平面按揉法或面刮法刮拭合谷穴、内关穴、足三里穴、三阴交穴。

每日刮拭双足掌心以及足侧、足背，从踝部刮至足趾尖。

每日刮拭双手背和手掌，从腕部刮到手指尖，再用刮痧板的凹槽依次刮拭各手指。每日刮耳：先刮耳窝，再刮拭耳轮以及耳背。

这4种方法，根据自己的时间选择2 ~ 3种即可。如刮拭时间短暂，可以不涂刮痧油；四肢穴位和手背、足背如刮拭时间长，应涂刮痧油。

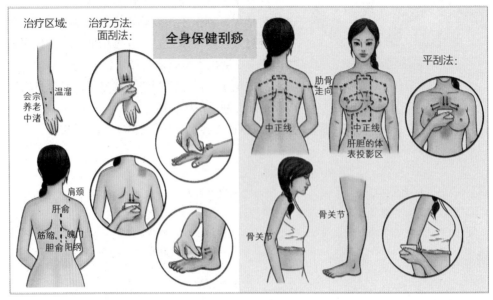

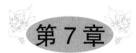

第7章
根据自己的体质来刮痧

体质理论本身是中医认知论证的特色，依据中医病理表现特点，可划分出 7 类病理体质，分别为气虚型、阳虚型、阴虚型、阳盛型、气郁型、血瘀型、痰湿型。

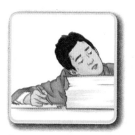

气虚型体质的人常无力，阴虚型最怕热，阳虚型最怕冷、气郁型爱失眠，痰湿型易肥胖，血瘀型易健忘，阳盛型易发怒。

阴虚型体质的人怕热。经常感到手脚心发热，面颊潮红或偏红，皮肤干燥，口干舌燥，容易失眠，经常大便干结，就是阴虚。

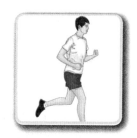

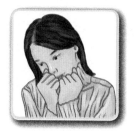

阳虚型体质的人，大部分都是性格比较外向好动，性情比较急躁的。再热的暑天，也不能在空调房间里多待，因为这些人比较怕冷。总是手脚发凉，不敢吃凉的东西。性格多沉静、内向。这就是阳虚。

气郁型体质的人一般比较消瘦，经常闷闷不乐，多愁善感，食欲不振，容易心慌，容易失眠。《红楼梦》中的林妹妹是气郁体质的代表，性格忧郁脆弱。

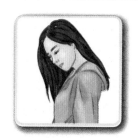

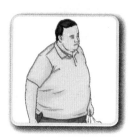

痰湿型体质的人最大特点是心宽体胖，腹部松软肥胖，皮肤出油，汗多，眼睛浮肿，容易困倦，性格温和稳重，善于忍耐。

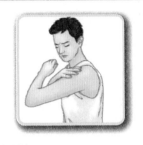

血瘀型体质的人刷牙时牙龈容易出血，眼睛经常有红丝，皮肤常干燥、粗糙，一般肤色是发暗的，常常出现身体疼痛，容易烦躁，记忆力也不太好，健忘，性情急躁。

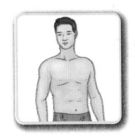

阳盛型体质的人形体壮实，面色红润而有光泽，精力充沛，怕热喜凉，食欲旺盛，易便干尿黄。易受热邪侵扰，患症多为热证、实证，应警惕心脑血管和代谢系统疾病。

气虚体质保健刮痧：益气健脾，增强抵抗力

【气虚体质保健刮痧要点提示】

（1）气虚体质者身体较弱，肌肉松软，应用补法刮拭，重点穴区可短时间用平补平泻手法。

（2）每次刮拭部位不可过多，刮拭时间不可过长，每个部位只要局部有热感或少量出痧即可。

【保健刮痧的作用】

（1）益气健脾，增进食欲，有利于营养物质的消化吸收，促进新陈代谢。

（2）激发经气，促进血液循环，改善因正气不足引起的体力和精力衰退、气短乏力症状，消除疲劳。

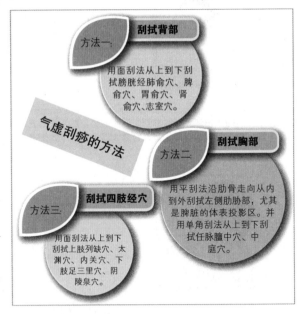

气虚刮痧的方法

方法一：刮拭背部
用面刮法从上到下刮拭膀胱经肺俞穴、脾俞穴、胃俞穴、肾俞穴、志室穴。

方法二：刮拭胸部
用平刮法沿肋骨走向从内到外刮拭左侧肋胁部，尤其是脾脏的体表投影区。并用单角刮法从上到下刮拭任脉膻中穴、中庭穴。

方法三：刮拭四肢经穴
用面刮法从上到下刮拭上肢列缺穴、太渊穴、内关穴、下肢足三里穴、阴陵泉穴。

阳虚体质保健刮痧：温阳益气，增强能量源动力

方法一：刮拭背部

用面刮法刮拭督脉大椎到至阳穴、命门穴；膀胱经刮拭心俞穴、神堂穴、肾俞穴、志室穴等。

方法二：刮拭胸部

用平刮法从胸部正中沿肋骨走向向左刮拭心脏体表投影区。用单角刮法从上向下刮拭任脉的膻中穴。

方法三：刮拭四肢经穴

用面刮法从上到下刮拭上肢三焦经阳池穴、心包经内关穴，下肢胃经足三里穴，脾经太白、公孙穴、肾经大钟。以上穴位也可用平面按揉法刮拭。

【阳虚体质保健刮痧要点提示】

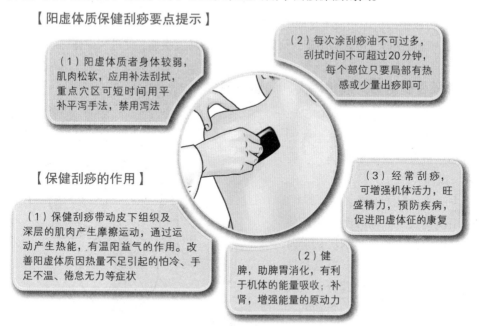

（1）阳虚体质者身体较弱，肌肉松软，应用补法刮拭，重点穴区可短时间用平补平泻手法，禁用泻法

（2）每次涂刮痧油不可过多，刮拭时间不可超过20分钟，每个部位只要局部有热感或少量出痧即可

（3）经常刮痧，可增强机体活力，旺盛精力，预防疾病，促进阳虚体征的康复

【保健刮痧的作用】

（1）保健刮痧带动皮下组织及深层的肌肉产生摩擦运动，通过运动产生热能，有温阳益气的作用。改善阳虚体质因热量不足引起的怕冷、手足不温、倦怠无力等症状

（2）健脾，助脾胃消化，有利于机体的能量吸收；补肾，增强能量的原动力

阴虚体质保健刮痧：清泻虚热，益气养阴

方法一：刮拭背部

用面刮法和双角刮法从上到下刮拭心脏、肾脏的背部对应区。重点刮拭膀胱经心俞、厥阴俞、肾俞。

方法二：刮拭胸部

用平刮法从胸部正中沿肋骨走向向左刮拭心脏体表投影区。

方法三：刮拭四肢经穴

用面刮法从上到下刮拭上肢肾经列缺至太渊、心包经内关穴，下肢脾经三阴交。

【阴虚体质保健刮痧要点提示】

（1）阴虚体质者出现的燥热现象为阴精不足导致的虚火上升，宜用补法或平补平泻手法刮拭，禁用泻法。

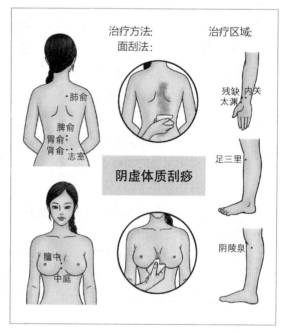

（2）涂刮痧油，每个部位只要局部有热感或少量出痧即可，刮拭时间不宜过长，

刮拭部位不可过多。

【保健刮痧的作用】

（1）清泻虚热，清除体内虚火，有益气养阴，促进体内津液的生长，平衡阴阳的作用，可改善因机体阴液不足而引起的各脏腑器官干燥少津、虚热内扰的症状。

（2）经常刮痧，可调和阴阳，预防阴虚体质的易发疾病，促进阴虚体征的康复。

阳盛体质保健刮痧：清热泻火，润燥通便

方法一：刮拭头部

用泻法按梳头顺序刮拭全头，单角刮法重点刮拭督脉百会穴、头维穴、风池穴。

方法二：刮拭背部

用面刮法从内向外刮拭胆经肩井穴。用面刮法和双角刮法从上向下刮拭肝胆脊椎对应区。重点刮拭督脉从大椎到身柱穴的部分，以及膀胱经的心俞穴、肺俞穴、肝俞穴、胆俞穴和胃俞穴。

方法三：刮拭四肢经穴

用面刮法从上到下刮拭上肢大肠经曲池、合谷、商阳穴，胆经阳陵泉、光明穴。

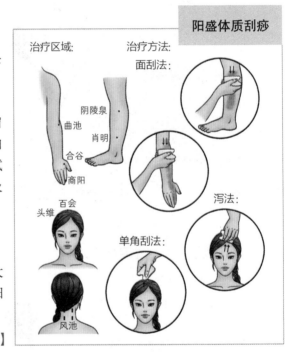

【阳盛体质保健刮痧要点提示】

（1）阳盛体质者出现的燥热现象为热量过盛的实火，宜采用泻法，按压力可适当加大。

（2）阳盛体质者刮痧过程中容易出痧，出痧的部位及多少，痧色是鲜红、暗红还是紫红，常提示阳盛的经脉、肺腑及阳盛的程度，痧出则热与毒火得以宣泄。

【保健刮痧的作用】

（1）保健刮痧可清热泻火，降低其兴奋性，润燥通便，宣泄体内过盛的阳气，又不损伤正气，平衡阴阳。

（2）经常刮痧，可调和阴阳，预防阳盛体质的易发疾病，促进阳盛体征的康复。

气郁体质保健刮痧：疏肝利胆，解郁除烦

方法一：刮拭背部

用面刮法和双角刮法从上到下刮拭肝胆的脊椎对应区。重点刮拭膀胱经肝俞穴至胆

俞穴、魂门穴至阳纲穴的部分。用平刮法从正中沿肋骨走形向右刮拭肝胆在体表投影区。

方法二：刮拭胸腹部

用平刮法从正中沿肋骨走行向右刮拭肝胆体表投影区。重点刮拭肝经的期门穴、章门穴。用单角刮法从上到下刮拭任脉檀中穴。

方法三：刮拭四肢经穴

用面刮法从上到下刮拭三焦经的支沟穴至外关穴部分，下肢胆经阳陵泉至外丘穴，肝经曲泉穴至蠡沟穴的部分。

【气郁体质保健刮痧要点提示】

气郁体质者根据身体状况不同，出痧可多可少。对于不易出痧者，只要毛孔微微张开或局部有热感即可停止刮痧。

【保健刮痧的作用】

（1）保健刮痧可以疏肝利胆，解郁除烦，行气活血，促进体内气机调畅。

（2）改善气郁体质因机体气机郁滞而引起的各脏腑器官气机失调症状。

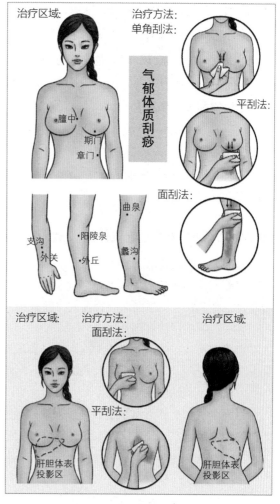

（3）经常刮痧，可预防气郁体质的易发疾病，促进气郁体征的康复。

血瘀体质保健刮痧：疏通经络，活血化瘀

方法一：刮拭背部

用面刮法和双角刮法从上到下刮拭心脏、肝脏的脊椎对应区。重点刮拭大椎穴、心俞至膈俞穴部分，以及肝俞穴、胆俞穴、天宗穴。

方法二：刮拭胸部

用平刮法从胸部正中沿肋骨走向向左刮拭心脏的体表投影区，向右刮拭胁肋部肝胆体表投影区。用单角法从上到下刮拭任脉的膻中穴至中庭穴部分。

方法三：刮拭四肢经穴

用面刮法从上到下刮拭上肢肘窝曲泽、少海、尺泽穴，或定期（3～6个月）用

拍打法拍打此处。刮拭下肢脾经血海穴、胃经足三里穴。

【血瘀体质保健刮痧要点提示】

每次刮痧均为紫红、暗青色，伴有强烈疼痛时，应该及时到医院进行进一步的检查，警惕潜在的体内机理变化，必要时进行综合治理。

【保健刮痧的作用】

（1）活血化瘀，清洁、净化血液，改善各脏腑器官因血液循环不畅引起的气血瘀滞症状。

（2）经常刮痧，可疏通筋络，活血化瘀，预防血瘀体质的易发疾病，促进血瘀体征的康复。

痰湿体质保健刮痧：益气健脾，利湿化痰

方法一：刮拭背部

用面刮法和双角刮法从上到下刮拭肺脏、脾脏的脊椎对应区。重点刮拭膀胱经的肺俞穴、脾俞穴、三焦俞穴、肾俞穴、膀胱俞穴。

方法二：刮拭胸腹部

用平刮法从正中沿肋骨走向向左刮拭脾脏在胁肋部的体表投影区。用面刮法从上到下刮拭中府穴，上脘穴至下脘穴部分，石门穴至关元穴部分，以及章门穴。

方法三：刮拭四肢经穴

用面刮法从上到下刮拭上肢肺经列缺穴至太渊穴部分，下肢胃经足三里穴、丰隆穴至脾经阴陵泉穴、三阴交穴、公孙穴部分。

【痰湿体质保健刮痧要点提示】

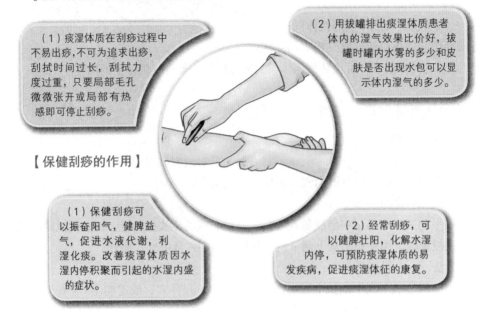

（1）痰湿体质在刮痧过程中不易出痧，不可为追求出痧，刮拭时间过长，刮拭力度过重，只要局部毛孔微微张开或局部有热感即可停止刮痧。

（2）用拔罐排出痰湿体质患者体内的湿气效果比价好，拔罐时罐内水雾的多少和皮肤是否出现水包可以显示体内湿气的多少。

【保健刮痧的作用】

（1）保健刮痧可以振奋阳气，健脾益气，促进水液代谢，利湿化痰。改善痰湿体质因水湿内停积聚而引起的水湿内盛的症状。

（2）经常刮痧，可以健脾壮阳，化解水湿内停，可预防痰湿体质的易发疾病，促进痰湿体征的康复。

第 8 章
不一样的四季刮痧法

一年四季有着各自不同的特点，比如，中医认为，春季万物生发，阴消阳长；夏季气候炎热，阳极阴生。针对四季不同的特点，应该配以不同的刮痧法，这样才能起到更好的保健效果。

春季保健刮痧：畅达气血，缓解春困

春季（从立春到谷雨）天气日益变暖，动物解除冬眠，植物发芽生长，人们户外活动逐渐增多，新陈代谢日趋旺盛，血液循环加快，更多的营养供给脏腑器官，适应身体各种生命活动的需要。

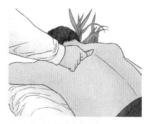

中医认为，春季是阳长阴消的开始，主生发。春天万物生发，与天时相应，春季内应于肝，人体肝胆经脉旺盛

春季是刮痧的最佳季节。

活跃，是肝脏发挥主要功能的季节。肝是贮藏血液、调节血量的重要脏器；肝又主管情志，调畅全身的气机。情绪的好坏，直接影响胆汁的分泌、食物的消化、吸收和各脏腑器官的功能。

春季养生，应保持心情开朗，情绪平和，忌抑郁和暴怒；早起早睡；衣服要宽松舒适，利于气血流畅，又要慎避风寒之邪；注意食品卫生，适当食辛温发散的食品（如花生、葱、香菜等）；生冷黏杂之物少食，以免损

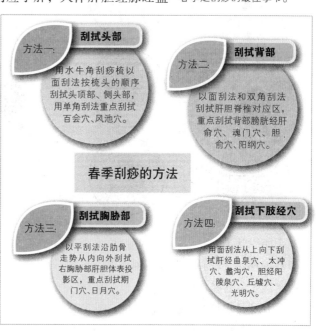

方法一： 刮拭头部
用水牛角刮痧梳以面刮法按梳头的顺序刮拭头顶部、侧头部，用单角刮法重点刮拭百会穴、风池穴。

方法二： 刮拭背部
以面刮法和双角刮法刮拭肝胆脊椎对应区，重点刮拭背部膀胱经肝俞穴、魂门穴、胆俞穴、阳纲穴。

春季刮痧的方法

方法三： 刮拭胸胁部
以平刮法沿肋骨走势从内向外刮拭右胸胁部肝胆体表投影区，重点刮拭期门穴、日月穴。

方法四： 刮拭下肢经穴
用面刮法从上向下刮拭肝经曲泉穴、太冲穴、蠡沟穴，胆经阳陵泉穴、丘墟穴、光明穴。

伤脾胃；多选择适宜的室外活动，汲取大自然的生机。

【春季刮痧要点提示】

春季是刮痧的最佳季节，适合对脏腑进行定期涂刮痧油刮拭。春季刮痧采用平补平泻手法（按压力大、速度慢或按压力适中、速度适中），每次刮拭时间30分钟左右。

头部刮痧在每日晨起或疲劳时刮拭，不要在睡前刮拭。

【保健刮痧的作用】

（1）可疏肝利胆，畅达气血，助心肺气血畅达，使各脏腑器官气血充足，缓解春困。

（2）养肝血，益肝阴，保持旺盛的生理功能，适应春季气候的变化，促进肝胆疾病的康复。

（3）可行气解郁，调养肝阳，助脾胃消化，利生长，预防肝胆、脾胃的疾病。

夏季保健刮痧：养心健脾，安然度夏

夏属火，与心相应。夏季养阳就是培养人体一种蓬勃向外发散的状态。因此，人们应和自然界的气候变化相应，夏天可以适当晚睡而早起，积极地参加户外的活动。不要为了躲避阳光而长时间待在房屋里。通过户外活动锻炼提高身体对暑热的耐受性，并使阳气得以宣发。暑热的气候容易使人烦躁，所以要注意养性，避免心急躁动，通过运动发汗等方式把体内的郁闷宣泄出去，使身体顺应夏季宣发生长的状态。

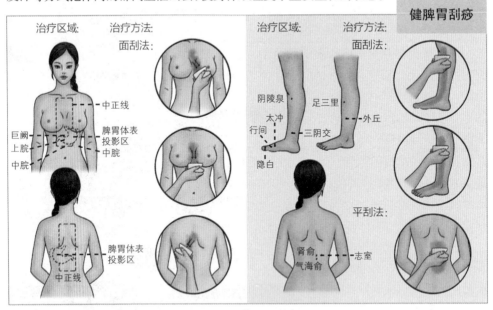

健脾胃刮痧

中医学认为："夏属火，其性热，通于心，主长养，暑邪当令。"说明火热之邪最容易损伤心，若心神失养，则易出现心神不安、心悸失眠、头昏目眩等症状。"汗为心之液"，暑易伤气，过汗不仅会损伤心气，还会导致心阴虚，因此劳动或户外运动当避开烈日炽热之时，午饭后应安排午睡休息，有助于缓解疲劳。多吃一些清热解暑的食品，如西瓜、绿豆汤、乌梅汤等，也可服用辛凉散发或甘寒清暑的中药，如菊花、薄荷、荷叶、金银花、连翘，以利心火，散暑热。不宜长期服用过冷食物，这样极易损伤脾肾的阳气，导致脾肾阳虚。

夏季的最后一个月即长夏，长夏主湿，与脾相应。这个季节特点是天气闷热，阴雨连绵，空气湿度较大，人易感受湿邪，而脾喜燥而恶湿，一旦脾阳为湿邪所遏，就会出现食欲不振、大便稀溏、脘腹胀满、四肢不温等寒中洞泄一类的脾病。所以，长夏饮食宜清淡，少食生冷油腻食物，脾虚的人可以少食多餐，根据自己的饮食习惯适当吃些辣椒，增加食欲，帮助消化，抵抗湿邪对脾脏的侵扰。也可以服用健脾化湿的中药，如白术、莲子、茯苓、藿香、白豆蔻之类，既健脾胃，又祛暑湿。

【夏季刮痧要点提示】

（1）夏季毛孔开泄，保健刮痧时间不宜过长，避免给邪气侵袭的通路，刮拭时，可适当延长两次刮拭的间隔期。

（2）夏季刮痧前后宜多饮水。

（3）夏季刮痧时应注意避风保暖，勿在有对流风处或面对风扇、空调风口处刮痧。

方法一：刮拭背部

以面刮法刮拭背部膀胱经的心俞穴、神堂穴、脾俞穴、意舍穴、胃俞穴，以及小肠经的天宗穴。

方法二：刮拭胸胁部

以平刮法沿肋骨走向由内向外刮拭左胸部心脏体表投影区，左胸胁部脾脏、胰腺体表投影区。重点由上到下刮拭任脉的膻中穴、巨阙穴，腹部的中脘穴、章门穴。

方法三：刮拭四肢经穴

用面刮法从上向下刮拭少海穴、曲泽穴、神门穴、通里穴、大陵穴、内关穴。下肢阴陵泉穴、足三里穴、公孙穴、太白穴。

刮拭胸胁部。

刮拭大陵穴。

【夏季刮痧保健的作用】

（1）可增强心脏机能，护卫心阳，滋养心阴，使精力充沛，预防心脏疾病发生，促进心脏疾病康复。

（2）长夏保健刮痧可健脾利湿，增强食欲，促进消化，避免湿邪伤脾，预防脾胃疾病，促进脾胃疾病的康复。

（3）可调养心脾两脏，保护体内阳气，助人安然度夏。

秋季保健刮痧：养肺润燥，平安度秋

秋季，是指从立秋之日起到立冬之日止这段时间。秋季气候由热转凉，阳气渐收，阴气渐长，是"阴消阳长"的过渡阶段，也是万物成熟收获的季节。《管子》指出："秋者阴气始下，故万物收"。"秋冬养阴"是秋季养生的原则，指秋冬宜养藏气，避免耗精伤阴，从而适应自然界阴气渐生而旺的规律，为来年阳气生发打下基础。

秋季养生的关键在养肺润燥，"燥"为秋季的主气，故称"秋燥"，燥气易伤人体津液，因此秋季常易发生燥邪之患。秋季内应于肺，肺司呼吸，外合皮毛，与大肠相表里，当空气中湿度下降，就会出现肺、皮肤、大肠等部位以"燥"为特征的病理现象。

【秋季刮痧要点提示】

（1）秋季刮痧时间不要超过30分钟。

（2）秋季宜用补法刮拭，阳性反应的部位可用平补平泻手法，不宜用泻法刮拭。

（3）秋季气候干燥，最好涂上刮痧油之后再刮痧。

（4）秋季刮痧后一定要注意补充足够水分。

【秋季刮痧保健的作用】

（1）可增强肺脏机能，滋阴润燥、固护津液、预防秋燥。

（2）预防呼吸系统疾病发生，促进呼吸系统疾病的康复。

（3）肺主通调水道，滋养各脏腑器官，使体内阴阳气血平衡，既可使人安然度秋，又能增强人在冬季的御寒能力。

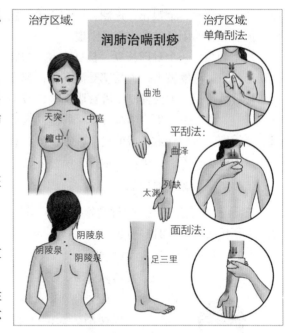

治疗区域：　　　　治疗区域：
润肺治喘刮痧　　　单角刮法：
天突·中庭
膻中
曲池
平刮法：
曲泽
列缺
太渊
阴陵泉　　面刮法：
阴陵泉·阴陵泉
足三里

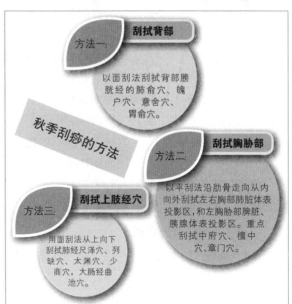

秋季刮痧的方法

刮拭背部
方法一：
以面刮法刮拭背部膀胱经的肺俞穴、魄户穴、意舍穴、胃俞穴。

刮拭胸胁部
方法二：
以平刮法沿肋骨走向从内向外刮拭左右胸部肺脏体表投影区，和左胸胁部脾脏、胰腺体表投影区。重点刮拭中府穴、檀中穴、章门穴。

刮拭上肢经穴
方法三：
用面刮法从上向下刮拭肺经尺泽穴、列缺穴、太渊穴、少商穴，大肠经曲池穴。

冬季保健刮痧：护卫肾阳，抵御冬寒

冬季的自然界阴盛阳衰，人体的阳气也随着自然界的转化而潜藏于内，冬季养生应顺应自然界闭藏的规律，护卫肾阳，抵御冬寒。

冬季养生最重要的是养肾防寒助"火力"御冬寒。养肾不仅能助阳御寒，更能防老长寿。肾是先天之本，生命之源，有藏精主水、主骨生髓的功能。肾气充盈，则精力充沛，筋骨强健，神思敏捷；肾气亏损则阳气虚弱，腰膝酸软，易患疾病。冬季肾脏机能正常，可调节机体适应气候的变化，否则会引发疾病。

【冬季刮痧要点提示】

（1）冬主闭藏，保健刮痧以皮肤温热为度，不以出痧为判断标准。

（2）冬季刮痧室温应在 18 摄氏度以上，要注意保暖。

（3）每次刮痧时间不要超过 30 分钟，涂抹刮痧油刮拭时，间隔期可酌情延长。

（4）冬季宜采用补法刮拭，有阳性反应的部位可以短时间地用平刮平泻手法，不要用泻法刮拭。

方法一：刮拭背部

以面刮法和双角刮法刮拭心脏、肾脏脊椎对应区。重点刮拭督脉命门穴、膀胱经心俞穴、厥阴俞穴、肾俞穴、志室穴、膀胱俞穴，胆经京门穴。

方法二：刮拭胸胁部

以单角刮法从上向下刮拭膻中穴、巨厥穴，用面刮法从内向外刮拭左胸部心脏体表投影区。

方法三：刮拭下肢经穴

拍打肘窝膝窝经穴，并用面刮法从上向下刮拭上肢神门穴、通里穴，下肢太溪穴、大钟穴。

方法四：刮拭手足

刮拭全手掌、全足底至发热，重点刮拭劳宫穴、涌泉穴。

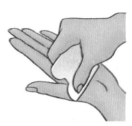

刮拭全手掌。

【刮痧保健的作用】

（1）冬季刮痧保健以通为补，疏通膀胱经，畅达一身的阳气，激发活力，抵御寒邪。

（2）预防泌尿生殖器官疾病，促进泌尿生殖器官疾病的康复。

（3）保健刮痧护卫肾阳，储藏精气，使体内阴阳气血平衡，精足气旺，不仅冬天精力旺盛，身体健康，还可为来年的健康打下坚实的基础。

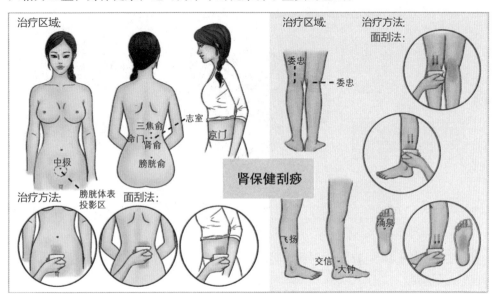

第 9 章

常见的刮痧保健法

保健保健，保护健康。"防病"比"治病"要好，在病来临之前，就应该做好防护措施，而刮痧正是一种省时省力又效果甚好的保健方法。通过坚持刮痧，可以达到保养身体、减少疾病的目的，是促进健康的好帮手。

皮肤保健

美容方法有多种，渠道也很多。人们重视的面部美容，从根本上讲有两种方法：一种是西式美容，即皮肤纹理美容；一种是中式美容，就是穴位美容。而刮痧却可将中西式美容合二为一。

面部的刮痧可以扩张血管，加快血流速度，改善面部血管的微循环，增强局部组织营养，促进皮肤组织细胞的生长，清除面部的有害物质，从而保持面部的细腻润泽。可分为额部、眼部、鼻部、面颊部、唇部、耳部、头部等不同区域进行刮痧。

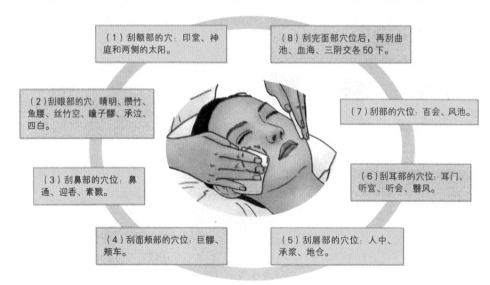

（1）刮额部的穴：印堂、神庭和两侧的太阳。

（8）刮完面部穴位后，再刮曲池、血海、三阴交各50下。

（2）刮眼部的穴：睛明、攒竹、鱼腰、丝竹空、瞳子髎、承泣、四白。

（7）刮部的穴位：百会、风池。

（3）刮鼻部的穴位：鼻通、迎香、素髎。

（6）刮耳部的穴位：耳门、听宫、听会、翳风。

（4）刮面颊部的穴位：巨髎、颊车。

（5）刮唇部的穴位：人中、承浆、地仓。

刮完一次需 10 ~ 15 分钟时间（时间长一点儿更好）。天天坚持，效果更佳，既经济，又快捷。

另外，刮痧美容，最重要的还要和排毒结合起来。配合服用清肠食品，可帮助清除体内毒素和废物，从而清除面部的青春痘、黑斑、色素的生长因素，达到皮肤健美、美容的功效。

肌肉保健

（1）清洁：沐浴。

（2）上油：操作者将背部刮痧油置于掌心，均匀地涂抹在身体上。双手五指并拢，拇指相对，从双肩至骶骨大面积涂抹。

（3）按摩：由肩部至骶骨，反复按摩三遍即可。

（4）刮痧：先刮督脉，由上至下（大椎~骶骨）刮拭，每个动作重复5~8次，直至出痧为度。

（5）用方形刮痧板的一角横刮双肩部及肩胛缝。

（6）刮膀胱经。先外膀胱经，后内膀胱经。（外膀胱经在脊椎两侧旁开3寸的位置，内膀胱经在脊椎两侧各旁开1.5寸的位置）。

（7）向下斜刮肋骨缝：刮五条至六条肋骨缝即可（不可刮在肋骨上），以督脉为刮拭起点，刮至肋骨下为止。

筋脉保健

（1）先刮拭六个基本反射区，重点刮拭头、颈、斜方肌、甲状腺旁反射区，各3分钟，每日1次。

（2）刮拭肩胛、肩、肘反射区各3分钟，每日一次。

（3）刮拭风池、大椎、肩髃、臂臑、手三里、外关、合谷穴 各2分钟。隔日1次。

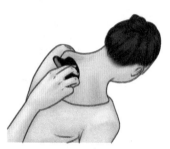

筋脉刮痧。

毛发保健

方法与步骤：每天刮拭全头2至3次。因头皮部分有毛发覆盖，为达到刺激效果，宜用刮板凸起面边缘用力刮拭，至头皮有发热感为宜。

侧头部：将刮板竖放在头维至下鬓角处，从前向后下方刮至耳后发际处。

前后头部：以百会穴为界，将头顶部分为前后两部分。先由顶至前额发际处，从左向右依次刮拭，再由顶至后颈发际处，从左向右依次刮拭。

加强手法：将上述部位用刮板棱角部依次重复刮拭，以加强刺激效果。

刮拭背部：将双侧肺俞、肾俞，刮拭30下左右。

刮拭下肢：分别将双侧足三里穴（胃经）、双侧血海穴（脾经），刮拭30下左右。

作用与机理：中医认为"发为血之余"，肾"华在发"。毛发的好坏与气血经络、脏腑功能密切相关。经常刮拭头部，可直接改善头部的微循环，增强新陈代谢，活化头皮细胞，使头部气血充盈畅达。

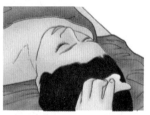

头部刮痧可滋养毛发，稳固发根，减少脱发和头皮屑。

刮痧保健的要穴

足三里	足三里是人体保健穴位之一，古人称之为 "长寿穴"。有关足三里的经络理论已被大量现代研究所证实，足三里对大脑皮层功能有调节作用，对心血管功能、胃肠蠕动功能和内分明功能以及免疫系统均有良好的促进作用。中医经络学认为，足三里所在的足阳明胃经是多气多血之脉，循行从头到足，纵贯全身，主要分布于头面、胸腹及下肢外侧的前缘。所以，足三里不仅可以调节消化系统的功能，还可以治疗胃经循行所经过部位的病变，以及多种全身性疾病，如高血压、心脏病、胃肠病、糖尿病等。经常在足三里穴刮痧，可起到保健作用
涌泉	涌泉穴是足少阴经第一个穴位，位于人体最下部足掌心处，体内湿毒之邪容易蕴集于此，不易排出，日积月累，阻塞经气，或随经气传至体内其他部位，造成许多疾病。涌泉穴刮痧可以排出体内的湿毒浊气，疏通足少阴肾经之经气。肾气旺盛，人体精力充沛，则齿固发黑，耳聪目明，延缓衰老
三阴交	三阴交为肝、肾、脾三条阴经交会之穴。肝藏血，脾统血，肾藏精，精血同源。肾为先天之本，脾为后天之本，先天之精有赖于后天的滋养，后天之精有赖于先天的促动。经常进行三阴交刮痧可调理肝、脾、肾三阴经之穴气，使先天之精旺盛，后天之精充足，从而达到健康长寿的目的
神阙	神阙即是人体肚脐，是人体保健及治疗的重要穴位之一。胎儿通过脐带从母体中获取营养，所以神阙被称为 "生命之根蒂"。它是人体神气出入之门户，归属于任脉，为经气之海，五脏六腑之本。经常在神阙穴刮痧可起到健脾强肾，和胃理气，行气利水，散结通滞，活血调经的作用
背俞穴	人体五脏六腑之背俞穴均分布在足太阳膀胱经第一侧线上，是保健刮痧疗法的常用穴位，在此条线上刮痧，可畅通五脏六腑之经气，调理五脏六腑生理功能，促进全身气血运行。在背俞穴上刮痧，可通过对脊神经根的治疗，反射性地刺激中枢神经，调节神经系统的功能活动，从而增强机体的抗病能力
百会	百会别名三阳五会，头为诸阳之会，刮此穴或常按摩此穴对脑血管病的预防和治疗有明显功效。其提升作用显著，对脏器下垂有特效。本穴位刮痧时常需要理发，否则密封效果不好，影响疗效。它位于头部中线与两耳尖连线交叉点。其作用是平肝熄风，清热开窍；升阳益气，醒脑宁神
大椎	大椎属督脉，在第七颈椎与第一胸椎突出正中处，低头时明显，为手足三阳经与督脉的交会处。大椎位于人体背部极上，故为阳中之阳穴，具有统领一身阳气，联络一身阴气的作用。常刮此穴，具有调节阴阳，疏通经络，行气活血，清热解毒，预防感冒，增强身体免疫力的功效
内关	内关为手厥阴心包经的一个重要穴位，位于掌侧腕横纹上，掌长肌腱与桡侧腕屈肌腱之间。有宁心安神，理气和胃，疏经活络等作用。常刮此穴，使心包经气血畅通，对心血管疾病的预防和治疗有重要作用。又因手厥阴心包经历经上、中、下三焦，对肺脏、胃肠道疾病也有很好疗效
合谷	合谷就是俗称 "虎口" 的部位。属手阳明大肠经，手阳明大肠经从手出发，沿手臂外侧，一直延伸到头面部。合谷有清泄阳明，祛风解毒，疏经通络，镇痛开窍之功用，经常刮痧可使牙齿健康，也可以治疗牙痛、面部疾病，也能保持大便畅通，有利于排出毒物、废物，起到养颜、抗衰老的作用

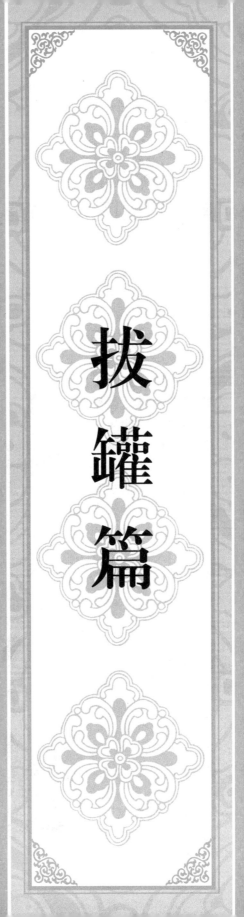

拔罐篇

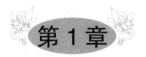

第1章
了解拔罐的概念和原理

拔罐是祖国医学遗产之一，东晋名医葛洪、隋唐名医王焘的著作都有相关记载。它与针灸一样，也是一种拥有悠久历史的物理疗法。

走进神奇的拔罐世界

在古代，拔罐法被称为"角法"，现在通常称为"拔火罐"或"拔罐子"。拔罐法是种借燃烧、温热或抽气等方式使罐内产生负压而直接吸着皮肤表面，造成瘀血现象而达到治疗目的的方法，经常与针灸，放血疗法配合使用。

由于后来不断改进方法，拔罐疗法有了新的发展，进一步扩大了治疗范围，成为针灸治疗中的一种重要物理疗法。

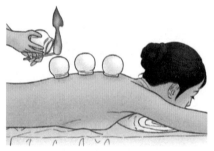

拔罐可起到治疗疾病的作用。

绵延千年经久不衰的神奇疗法——拔罐

古时候人们常以兽角做罐治病，并因而称之为"角法"，现代人则称拔罐。在我国民间，拔罐疗法流传广泛，从南到北，从东到西，深受普通百姓的欢迎，并且可治疗多种疾病。拔罐疗法已有数千年的历史，下面就让我们了解一下拔罐疗法的过去。

（一）先秦时期

1973 年在湖南省的长沙马王堆汉墓出土了一本帛书《五十二病方》，据医史文献方面的专家考证，这本《五十二病方》大约成书于春秋战国时期。书中记载了有关于角法治病的叙述："牡痔居窍旁，大者如枣，小者如核者，方以小角角之，如孰（熟）二斗米顷，而张角。"这说明我国医家至少在

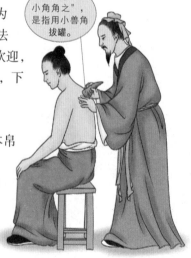

"以小角角之"，是指用小兽角拔罐。

公元前 6 ～ 2 世纪，就已经开始习惯采用拔罐这一治疗方法。

（二）晋唐时期

　　东晋名医葛洪，在他所撰写的《肘后备急方》中曾提到用角法治疗脱肿，其中提到了所用的角为牛角。在当时，角法很流行，但鉴于应用不当容易造成事故，葛洪在书中特别告诫人们，使用角法要慎重地选择适应证候，他强调："痈疽、瘤、石痈、结筋、瘰疬、皆不可就针角。针角者，少有不及祸者也。"这明显是有道理的。即便以今天医学的目光来看，葛洪所列的多数病症也确实不是拔罐疗法的适应证。

　　隋唐时期，拔罐所使用的工具有了突破性的改进，人们开始用经过削制加工的竹罐来代替兽角。竹罐取材方便，制作简单，价廉易得，更是有助于这一疗法的普遍和推广；与此同时，竹罐不仅质地轻巧，而且吸拔力强，也在一定程度上，提高了治疗的效果。在隋唐的医籍中，记载拔罐内容较多的是王焘的《外台秘要》，此书中指出根据不同的部位，取用不同大小的竹罐。而当时所用的吸拔方法，即为当今还在沿用的煮罐法（用沸水煮竹罐，然后趁热拔在要拔的穴位上），亦称煮拔筒法。

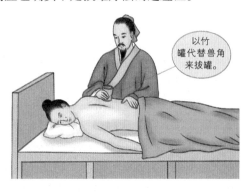

以竹罐代替兽角来拔罐。

（三）宋金元时期

　　到了宋金元时代，竹罐已完全取代了兽角，人们普遍使用竹罐不再使用兽角。拔罐疗法的名称，亦由"角法"改称为"吸筒法"。在操作上，则进一步由单纯用水煮的煮拔筒法发展为药筒法。药筒法，顾名思义就是把竹罐放到按一定处方配制的药物中煮过备用，到了需要时，再将此罐置于沸水中煮后，趁热拔在穴位上，借此发挥药物外治和吸拔的双重作用。

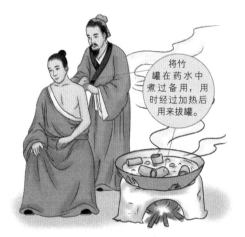

将竹罐在药水中煮过备用，用时经过加热后用来拔罐。

（四）明代

　　明代时，拔罐法已发展成为中医外科中重要的外治法之一。当时一些主要外科著作几乎都列举过此法。但是，当时拔罐法主要用于吸拔脓血，治疗痈肿，而在吸拔方式上则有所改进。用得较多的是将竹罐直接在多味中药煎熬后的汁液中，煮沸直接吸拔。因此，竹罐又被称为药筒。

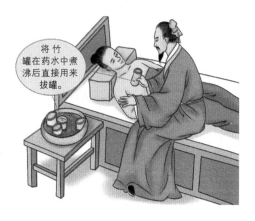

将竹罐在药水中煮沸后直接用来拔罐。

除了煮拔筒法，也应用一些更为简便的拔罐法，如明代申斗坦的《外科启玄》就载有竹筒拔脓法："疮脓已溃已破，因脓塞阴之不通……如此当用竹筒吸法，自吸其脓，乃泄其毒也"。

（五）清代

至清代，拔罐法获得了更进一步的发展。首先，拔罐工具又发生了一次革新。众所周知，竹罐尽管价廉易得，但吸力还是较差，且久置干燥后易燥裂，用时会发生漏气。为弥补竹罐之不足，清代陶瓷发展鼎盛，出现了陶土烧制成的陶罐，并正式提出了至今沿用的"火罐"一词。

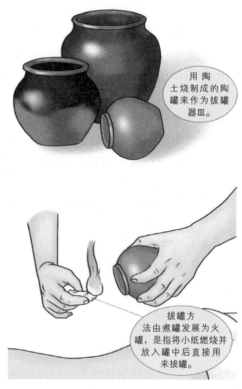

用陶土烧制成的陶罐来作为拔罐器皿。

其次，拔罐方法也有较大进步，由煮罐发展为了火罐，"以小纸烧见焰，投入罐中，即将罐合于患处。如头痛则合在太阳、脑户或颠顶，腹痛合在脐上。罐得火气舍于内，即卒不可脱，须得其自落，肉上起红晕，罐中有气水出。"这种拔罐方法即目前仍被人们常用的投火法。同时，一改以往以病灶区作为拔罐部位，采用吸拔穴位来提高治疗效果。

拔罐方法由煮罐发展为火罐，是指将小纸燃烧并放入罐中后直接用来拔罐。

除此外，拔罐疗法的治疗范围也突破了历代以吸拔脓血疮毒为主的界限，开始应用于多种病症，恰如《本草纲目拾遗》中记述的一样，"拔罐可治风寒头痛及眩晕、风痹、腹痛等症"，可使"风寒尽出，不必服药"。

综上可见，拔罐疗法在我国已有两千多年的历史，并形成了一种独特的治病方法。中医认为拔罐可以疏通经络，调整气血。并且，通过拔罐对皮肤、毛孔、经络、穴位的吸拔作用，可以引导营卫之气始行输布，鼓动经脉气血，濡养脏腑组织器官，温煦皮毛，同时使虚衰的脏腑机能得以振奋，畅通经络，调整机体的阴阳平衡，使气血得以调整，从而达到健身祛病疗疾的目的。

从古至今，拔罐疗法之所以在民间深受广大患者欢迎，是因其操作简便、经济、患者无痛苦，而且疗效显著。随着当今医疗实践的发展，拔罐疗法的种类、方法也不断创新，它也从民间转入了医院，其罐具也从兽角、竹筒发展为了金属罐、陶瓷罐、玻璃罐，乃至近年来研制成的抽气罐、挤压罐、电磁罐等。拔罐的操作方法亦从单

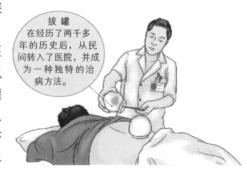

拔罐在经历了两千多年的历史后，从民间转入了医院，并成为一种独特的治病方法。

纯的留罐法发展为走罐、闪罐法，以及针罐、药罐、刺血罐、抽气罐、水罐等拔罐方法。适应范围从吸拔脓血发展为了治疗风寒痹痛、虚劳、喘息等外感内伤的数百种疾病。

拔罐的作用和机制

拔罐疗法的生物作用

（1）负压作用

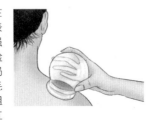

国内外学者研究发现：人体在火罐负压吸拔的时候，皮肤表面有大量气泡溢出，从而加强局部组织的气体交换。通过检查，人们也观察到：负压使局部的毛细血管通透性变化，毛细血管破裂，少量血液进入组织间隙，从而产生瘀血，使红细胞受到破坏，血红蛋白释出，出现自家溶血现象，在机体自我调整中起到行气活血、舒筋活络、消肿止痛、祛风除湿等功效，起到一种良性刺激作用，促其恢复正常功能。

（2）温热作用

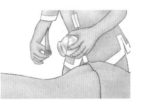

拔罐法对局部皮肤有温热刺激作用，以大火罐、水罐、药罐为最明显。温热刺激能使血管扩张，促进以局部为主的血液循环，改善充血状态，加强新陈代谢，使体内的废物、毒素加速排出，改变局部组织的营养状态，增强血管壁通透性，增强白细胞和网状细胞的吞噬活力，增强局部耐受性和机体的抵抗力，起到温经散寒、清热解毒等作用，从而达到促使疾病好转的目的。

（3）调节作用

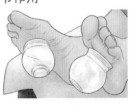

拔罐法的调节作用是建立在负压或温热作用的基础之上的。首先是对神经系统的调节作用。自家溶血等给予了机体一系列良性刺激，作用于神经系统末梢感受器，经向心传导，能达到大脑皮层；加之拔罐法对局部皮肤的温热刺激，通过皮肤感受器和血管感受器的反射途径传到中枢神经系统，从而发生反射性兴奋，借以调节大脑皮层的兴奋与抑制过程，使之趋于平衡，并加强大脑皮层对身体各部分的调节功能，使患部皮肤相应的组织代谢旺盛，吞噬作用增强，促使机体恢复功能，阴阳失衡也得以调整，有利于使疾病逐渐痊愈。

其次是调节微循环，提高新陈代谢水平。微循环的主要功能是进行血液与组织间物质的交换，其功能的调节在生理、病理方面都有重要意义。且还能使淋巴循环加强，淋巴细胞的吞噬能力活跃。此外，由于拔罐后会有自家溶血现象，并随即产生一种类组织胺的物质，随体液周流全身，刺激各个器官，增强其功能活力，机体功能的恢复也得到了促进。

拔罐疗法的机械作用

拔罐疗法是一种中医外治法，也是一种刺激疗法。它在拔罐时通过罐内的负压，使局部组织充血、水肿，产生刺激作用和生物学作用。

负压可使局部毛细血管破裂而产生组织瘀血、放血、发生溶血现象，红细胞的破坏，血红蛋白的释放，使机体产生了良性刺激作用。同时，负压的形成牵拉了神经、肌肉、血管以及皮下的腺体从而引起一系列的神经内分泌反应。拔罐疗法通过排气造成罐内负压，罐缘得以紧紧附着于皮肤表面，牵拉了神经、肌肉、血管以及皮下的腺体。

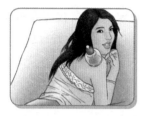

可引起一系列神经内分泌反应，调节血管舒缩功能和血管的通透性，从而改善局部血液循环，给机体造成良性刺激，增强各器官的功能活力，有助于人体机能的恢复。

机械作用还能使表皮角化层断裂，细胞由复层变为单层，各级血管扩张，从而加强皮肤渗透作用，有利于局部用药的吸收。而拔罐的引流作用，及刺激局部皮脂的分解、脂肪酸的形成，则有助于局部皮肤自洁、抗感染。皮肤生发层受刺激，角质形成细胞增生，毛囊细胞向棘细胞推移，有助于伤口愈合，减轻瘢痕。

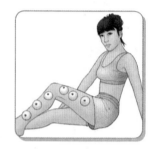

拔罐疗法的治病机制

在火罐共性的基础上，不同的拔罐法各有其特殊的作用。如走罐具有与按摩疗法、保健刮痧疗法相似的效应，可以改善皮肤的呼吸和营养，有利于汗腺和皮脂腺的分泌，对关节、肌腱可增强弹性和活动性，促进周围血液循环；可增加肌肉的血流量，增强肌肉的工作能力和耐力，防止肌萎缩；并可加深呼吸，增强胃肠蠕动，兴奋支配腹内器官的神经，增进胃肠等脏器的分泌功能；可加速静脉血管中的血液回流，降低大循环阻力，减轻心脏负担，调整肌肉与内脏血液流量及贮备的分布情况。

循经走罐还能改善各经功能，有利于经络整体功能的调整。如水罐法以温经散寒为主；刺络拔罐法以逐瘀化滞、解闭通结为主；针罐结合则因选用的针法不同，可产生多种效应。

（一）疏通经络 行气活血

人体的经络内属于脏腑，外络于肢体，纵横交错，遍布全身，将人体内外、脏腑、肢节联络成了一个有机的整体，具有运行气知，沟通仙体表里、上下和调节脏腑组织活动的作用。它通过罐体边缘的按压及负压的吸吮，刮熨皮肤，牵拉、挤压浅层肌肉，刺激经络、穴位，循经传感，由此及彼，由表及里，以达到通其经脉，调整气血，平衡阴阳，祛病健身的目的。

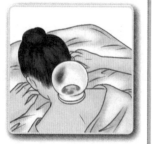

（二）双向调节 异病同治

拔罐疗法具有双向的调节作用和独特的功效，在取穴、操作等不变的情况下，可以治疗多种疾病。如：大椎穴刺血

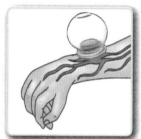

拔罐法，既可治疗风寒感冒，又可治疗风热感冒，还可用于内伤发热；既可治疗高血压、头痛等内科疾病，又可用来治疗顽固性荨麻疹、痤疮等皮肤科疾病。许多临床研究都证明，拔罐的双向调节与疾病的好转是一致的。

拔罐养生常用方法

拔罐养生常用方法主要有：增加活力法、祛除浊气法、疏通经络法等。

（一）增加活力法

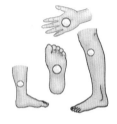

取穴：劳宫、涌泉、三阴交、足三里

劳宫穴位于手掌心，是手厥阴心包经的荥穴，回阳九针穴之一，具有振奋阳气，清心泻火，宽胸利气，增加活力的功能，配合涌泉、三阴交、足三里，效果更加明显。经常在此拔罐可使人解除疲劳，保持旺盛的精力，以面对现代社会节奏快，竞争激烈，环境污染日趋严重的生活。

（三）疏通经络法

（1）任、督二脉透罐法

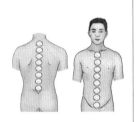

任、督二脉透罐法是对传统腹背阴阳配穴法的继承和发展，任脉为阴脉之海，督脉为阳脉之海。在任、督两脉透罐可以通透全身的阴经与阳经，起到疏通经络，平衡阴阳的效果，对人体五脏六腑均有防病治病的作用。

（2）背俞穴及华佗夹脊穴

背俞穴及华佗夹脊穴纵贯整个颈背腰部。五脏六腑之经气均在此流通。现代医学证明，背俞穴及华佗夹脊穴位于人体脊髓神经根及动、静脉丛附近，在这两处腧穴用走罐之法，可以疏通五脏六腑之经气，调整全身气血经络的协调，增强机体的抗病能力。现在，背俞穴及华佗夹脊穴走罐已经成为人们最常用的保健方法，尤其对颈椎病、腰椎病可以收到明显的疗效。

（六）预防呼吸道疾病

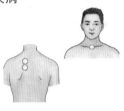

取穴：天突、肺俞、风门

呼吸系统疾病多是因风寒之邪侵袭而致。肺为娇脏，最易受邪。天突位于任脉，与阴维脉交会，现代医学报道刺激天突穴可以明显降低呼吸道阻力；肺俞为肺之要穴，风门为外邪出入之门户，故这三个穴位有着理肺止咳，祛风除邪，调畅气机的作用，经常拔罐能够预防呼吸系统疾病。

（二）祛除浊气法

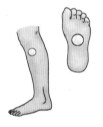

取穴：涌泉穴、足三里穴

涌泉穴位于足心，是足少阴肾经的井穴。肾为"先天之本"，肾的生理功能异常，则水液代谢出现障碍，就会有湿毒侵袭，常阻塞经络气血，引发其他疾病。常拔涌泉穴可祛除体内的湿毒浊气，疏通肾经，使经络气血通畅，肾脏功能正常，肾气旺盛。配伍足三里更可使人精力充沛，进而延缓衰老，体质康健。

（四）培补元气法

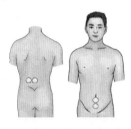

取穴：关元、气海、命门、肾俞

关元与气海穴皆为任脉之要穴，气海者元气之海也，关元为任脉与足三阴经交会穴，二穴自古以来就是保健强身的要穴。命门，顾名思义为"生命之门户也"，为真气出入之所，肾俞为肾之要穴，经常拔这四个穴位，可以培补元气，益肾固精，达到强身健体、延年益寿的目的。

（五）调补精血法

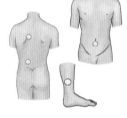

取穴：三阴交、气海、肾俞、心俞

三阴交是足太阴脾、足少阴肾、足厥阴肝三条阴经的交会穴。常拔之可调补肝、脾、肾三经的气血，配以肾俞、心俞、气海可使先天之精旺盛，后天气血充足，有助于健康长寿。

（七）预防心血管疾病

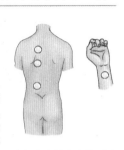

取穴：内关、心俞、肝俞、肾俞

内关为手厥阴心包经络穴，八脉交会穴之一，通阴维脉，具有宁心安神，宽胸利气的作用。心包乃心之外围，具有保护心脏，代心受邪的作用。心俞为心脏之要穴。肝藏血，肾藏精，肝肾同源。二者都和人体心血管系统有着密切联系，故经常在内关、心俞、肝俞、肾俞上拔罐可以有效地预防心血管疾病的发生。

（八）预防胃肠道疾病

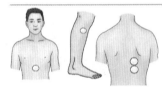

取穴：足三里、脾俞、胃俞、中脘

足三里是人体极重要的保健穴位，对于脾胃功能具有良好的双向调节作用，脾俞、胃俞为脾、胃二脏的背俞穴，中脘为胃之募穴，在这几个穴位拔罐可以有效地调节脾胃功能，预防胃肠道疾病的发生。

第2章
拔罐前必须了解这些事

拔罐的用具是什么？怎么选取"罐"最为适宜？它还需要哪些辅助工具吗？在拔罐之前，这些都是十分重要的问题。一定要好好了解"拔"的是什么"罐"，以及拔罐都有哪些原则和注意事项，才能使拔罐过程更加顺利。

拔罐常用的"罐"介绍

竹罐	用直径 3～5cm 的坚实成熟的竹，按节截断，一端留节作底，一端去节作口，罐口打磨光滑，周围削去老皮，做成中间略粗，两端稍细，形如腰鼓的竹罐。长约 10cm，罐口直径分为 5cm、4cm、3cm 三种。其优点是轻便、廉价
玻璃罐	玻璃拔罐是目前家庭最常用的拔罐，各大医药商店的器械柜均有出售。它是由玻璃加工制成的，一般分为大、中、小三个型号。其形如球状，下端开口，小口大肚。其优点是罐口光滑，质地透明，使用时可观察到拔罐部位皮肤充血、瘀血程度，便于掌握情况；缺点是易摔碎损坏
陶罐	由陶土烧制而成，形如石臼，罐口平滑，鼓肚，口底稍细，分为大、中、小三种型号。其优点是吸力强；缺点是易破碎，不易观察皮肤的变化
抽气罐	抽气罐常用青、链霉素药瓶，将瓶底磨掉制成平滑的罐口，瓶口处的橡皮塞应保持完整，留作抽气用；医药商店的器械柜也有出售成品真空枪抽气罐，它是有机玻璃或透明工程塑料制成的，形如吊钟，上置活塞便于抽气。其优点是不用点火，不会烫伤，使用安全，可随意调节罐内负压，控制吸力，便于观察等。它是家庭最适用的抽气拔罐
角制罐	用牛角或羊角加工制成。用锯在角顶尖端实心处锯去尖顶，实心部分仍需留 1～2cm，不可锯透，作为罐底。口端用锯锯齐平，打磨光滑。长约 10cm，罐口直径分为 6cm、5cm、4cm 三种。其优点是经久耐用

挤气罐	挤气拔罐常见的有组合式和组装式两种。组合式是由玻璃喇叭筒的细头端套一橡皮球囊构成的；组装式是用装有开关的橡皮囊和橡皮管与玻璃或透明工程塑料罐连接而成的。其优点是不用点火，不会烫伤，使用安全，方法简便，罐口光滑，便于观察
金属罐	多以铜、铁、铝制成，状如竹罐。其优点是不易破碎，消毒便利；缺点是导热过快，成本价高，无法观察吸拔部位皮肤变化。现已很少应用
橡胶罐	橡胶罐是用橡胶制成的，有多种形状和规格。优点是不易破损，便于携带，不必点火，操作简单，患者可自行治疗；缺点是吸附力不强，无温热感，只能用于吸拔固定部位，不能施行其他手法
电罐	电罐是在传统火罐的基础上发展而来的一种拔罐工具，随着现代科学技术的发展，电罐的功能已经从单纯的产生负压发展到集负压、温热、磁疗、电针等综合治疗方法为一体。电罐负压以及温度均可通过电流来控制，而且还可以连接测压仪器，以随时观察负压情况。电罐的特点是使用安全，不易烫伤，温度和负压等可以自行控制，患者感觉更加舒适。电罐的缺点是体积较大，搬运不便，成本较高，费用较高，必须有电源装置才能使用，只适用于拔固定罐，不能施行其他手法
复合罐具	随着科学的发展，罐具配用治疗仪者越来越多。如罐内安装刺血器，可在拔罐时接通电源，增加拔罐的温热效应，称为电热罐。还有将红外线治疗仪、紫外线灯管、激光发生器、磁铁等放入罐内，做成的红外线罐、紫外线罐、激光罐、磁疗罐等
代用罐	代用罐是在日常生活中随手可用的应急用罐，选择代用罐应注意选择罐口平整宽厚光滑、耐热的器皿。罐头瓶、酸奶瓶、瓷奶瓶、茶杯、小酒杯、小口碗、化妆品瓶等均可用作代用罐。如罐口不够光滑，可根据情况用砂纸打磨光滑后再用。代用罐的特点是可以就地取材，以应急需，适用于家庭或野外工作时急用
煮药罐	把配制成的药物装入袋内，放入水中煮至适当浓度，再将竹罐投入药汁内煮 10 ~ 15 分钟。使用时按蒸汽罐法吸拔于患处。此法多用于风湿等症
贮药罐	其操作方法有两种，一种是抽气罐内事先盛贮一定量的药液（约为罐子的二分之一），快速紧扣于被拔部位，然后按抽气罐法，抽出罐内空气，即可吸拔于皮肤上。另一种是在玻璃火罐内盛贮一定的药液（约为罐子的二分之一），然后按火罐法快速吸拔在皮肤上。常用的药液有辣椒水、生姜汁、风湿酒等。此法常用于风湿痛、感冒、胃病等疾患

选择拔罐器具的原则

（1）罐口宽阔，便于操作

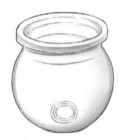

选择火罐时一定要选择罐口较宽的，以免在操作中形成阻碍，但应注意罐口的直径不应大于罐体，以免造成吸附力过小。

（2）边缘平滑圆润

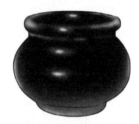

拔罐疗法是以罐体与皮肤之间形成一个完整的密闭系统，形成负压的吸引力刺激皮肤或穴位的一种疗法，因此皮肤要与罐口紧密结合。选择边缘平滑圆润的物体，可以避免划伤皮肤。

（3）便于观察，便于操作

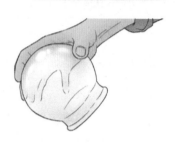

罐体的选择应使其在操作过程中便于观察吸附的情况，并根据患者的反应随时调整其吸拔的时间、作用力的大小等。

拔罐的几大辅助工具

（1）燃料

酒精是拔罐过程中经常要用的燃料。拔罐时，一般要选用浓度为75%～95%的酒精，如果身边没有酒精，可用度数稍高的白酒代替。

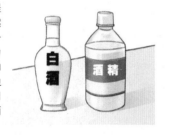

（2）消毒用品

拔罐前要对器具和拔罐部位进行消毒，比如棉签或酒精脱脂棉球；此外，拔罐时还可用以燃火、排气。

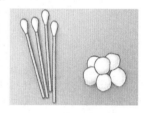

（3）润滑剂

常用的润滑剂一般包括凡士林、植物油、液状石蜡等。还有一些润滑剂是具有药用疗效的，如红花油、松节油、按摩乳等具有活血止痛、消毒杀菌的功效。

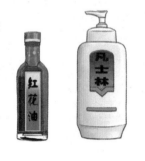

（4）针具

在拔罐治疗过程中，有时会用到针罐、刺血罐、抽气罐，所以，操作者还需要备用三棱针、皮肤针、注射器、针头小眉刀、粗毫针、陶瓷片、滚刺筒等针具。其中，最常用的就是三棱针和皮肤针。

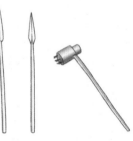

拔罐的方法与过程

（一）准备

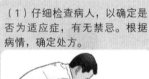
（1）仔细检查病人，以确定是否为适应症，有无禁忌。根据病情，确定处方。

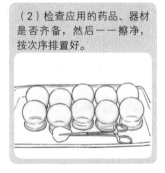
（2）检查应用的药品、器材是否齐备，然后一一擦净，按次序排置好。

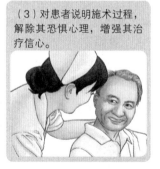
（3）对患者说明施术过程，解除其恐惧心理，增强其治疗信心。

（二）患者体位

病人的体位正确与否，关系着拔罐的效果。正确体位应使病人感到舒适，肌肉能够放松，施术部位可以充分暴露，方便施术者进行操作。一般地，在拔罐过程中可以采用的体位有以下几种：

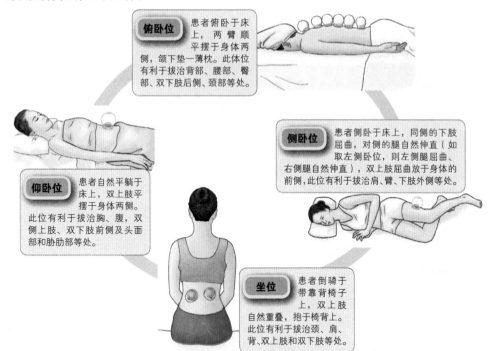

俯卧位 患者俯卧于床上，两臂顺平摆于身体两侧，颌下垫一薄枕。此体位有利于拔治背部、腰部、臀部、双下肢后侧、颈部等处。

侧卧位 患者侧卧于床上，同侧的下肢屈曲，对侧的腿自然伸直（如取左侧卧位，则左侧腿屈曲、右侧腿自然伸直），双上肢屈曲放于身体的前侧，此位有利于拔治肩、臂、下肢外侧等处。

仰卧位 患者自然平躺于床上，双上肢平摆于身体两侧。此位有利于拔治胸、腹，双侧上肢、双下肢前侧及头面部和胁肋部等处。

坐位 患者倒骑于带靠背椅子上，双上肢自然重叠，抱于椅背上。此位有利于拔治颈、肩、背、双上肢和双下肢等处。

在治疗过程中，如果患者体位需要变动，施术者应将罐具扶稳，并协助其变动体位。

（三）选罐

根据部位的面积大小，患者体质强弱，以及病情而选用大小适宜的火罐或竹罐及其他罐具等。

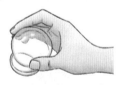
选罐时，根据病情的不同而选择不同的罐具。

（四）擦洗消毒

在选好的治疗部位上，先用毛巾浸开水洗净患部，再以干纱布擦干，为防止发生烫伤，一般不用酒精或碘酒消毒。如因治疗需要，必须在有毛发的地方或毛发附近拔罐，为防止引火烧伤皮肤或造成感染，应行剃毛。

（五）温罐

冬季或深秋、初春，天气寒冷，拔罐前为避免患者有寒冷感，可预先将罐放在火上燎烤。温罐时要注意只烤烘底部，不可烤其口部，以防过热造成烫伤。温罐时间，以使罐子不凉，和皮肤温度相等，或温度稍高于体温为宜。

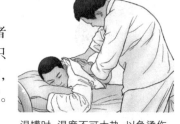

温罐时，温度不可太热，以免烫伤。

（六）施术

首先将选好的部位显露出来，术者靠近患者身边，顺手（或左或右手）执罐按不同方法扣上。一般有两种排序：

（1）密排法	罐与罐之间的距离不超过 1 寸。用于身体强壮且有疼痛症状者。有镇静，止痛消炎之功，又称"刺激法"。
（2）疏排法	罐与罐之间的距离相隔 1～2 寸。用于身体衰弱、肢体麻木、酸软无力者。又称"弱刺激法"。

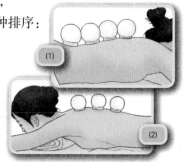

（七）询问

火罐拔上后，应不断询问患者有何感觉（假如用玻璃罐，还要观察罐内皮肤反应情况），如果罐吸力过大，有疼痛感，即应放入少量空气。方法是用左手拿住罐体稍倾斜，以右手指按压对侧的皮肤，使之形成一微小的空隙，使空气徐徐进入，到一定程度时停止放气，重新扣好。拔罐后病人如感到吸着无力，可起下来再拔 1 次。

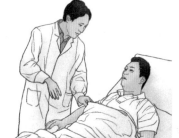

拔罐时，需要不断询问患者的感觉。

掌握拔罐的适当时间

拔罐疗法的时间控制和掌握主要应以"辨证和辨病"为指导原则。

（一）辨证

主要原则是：实者泻之——不留罐法；虚者补之——留罐法；平补者平泻之——闪罐法。

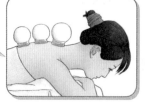

留罐法是指火罐吸附于人体之后，留置 3～5 分钟（称为短留罐）或 5～10 分钟（称为长留罐）。

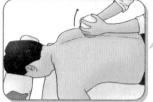

不留罐法是指火罐吸附于体表之后，立即取下，且不再进行拔罐。

闪罐法亦称闪火拔罐法，是指将点火棒点燃迅速递入罐中后，立即取出，将火罐吸附于施术部位，再将火罐取下；再将火罐吸附于施术部位，再取下。如此反复，直至局部皮肤红润为止。

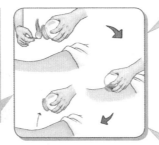

闪罐法可以单用一只罐进行小面积操作，如在神阙穴；也可多罐相互交替大面积操作，如在腰背、下肢等部位。

单罐闪罐法操作时要注意：火罐在使用一段时间后，罐具温度会增高，应及时予以更换，以免烫伤患者皮肤。

（二）辨病

【辨病情的轻重缓急】

（1）病情轻，慢性发作者，治疗时间可短；病情重，急性发作者，时间则要长。

（2）病情轻、病程急的患者，治疗的时间相对长；病情重、病程缓的患者，治疗的间隔时间相对短。

【辨病位】

（1）面部，一般不拔罐。因为面部毛细血管丰富，容易留下紫痕而影响美观，甚至烫伤皮肤，造成毁容。

（2）胸部，不留罐为好。

（3）腹部，宜用闪罐法。

（4）颈肩上肢部，可根据需要采用留罐法。

（5）腰背部、臀部及下肢部，宜用留罐法。

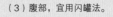

【辨病人的具体情况】

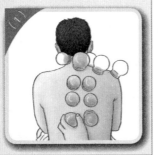

年势高、体质差的病人治疗时间宜短，间隔治疗时间宜长；年轻、体质好的病人治疗时间可稍长，间隔治疗时间可短些。

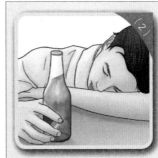

某些特殊人群不宜采用拔罐治疗。如一些凝血机制差者、孕产妇、某些重症患者或患有传染性疾病患者、皮肤病病人以及醉酒、过饥、过饱、情志不宁的病人，均不宜拔罐。

拔罐的注意事项

（1）拔罐时，室内需保持 20℃以上的温度。最好在避风向阳处拔罐。

（2）患者体位以俯卧位为主，充分露施术部位。

（3）拔罐时的吸附力过大时，可按挤一侧罐口边缘的皮肤，稍放一点儿空气进入罐中。初闪拔罐者或年老体弱者，宜用中、小号罐具。

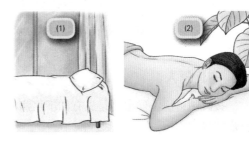

（4）拔罐顺序应从上到下，罐的型号则应上小下大。

（5）一般病情轻或有感觉障碍者（如下肢麻木者）拔罐时间要短。病情重、病程长、病灶深或疼痛较剧者，拔罐时间可稍长，吸附力稍大。

（6）针刺或刺血拔罐时，若用火力排气，须待消毒部位酒精完全挥发后方可拔罐。否则易灼伤皮肤。

（7）留针拔罐时，要防止肌肉牵拉造成弯针或折针，发现后要及时起罐，拔出针具。

（8）拔罐期间应密切观察患者的反应，若出现头晕恶心呕吐、面色苍白、出冷汗、四肢发凉等症状，甚至血压下降、呼吸困难等情况，应及时取下罐具，将患者仰卧位平放，垫高其头部，轻者可给予少量温开水，重者针刺人中、合谷。必要时，可用尼可刹米，每次0.5g，肌注射或静脉注射；或用咖啡因2ml肌注射。

（9）拔罐时间过长或吸力过大而出现水泡时，可涂甲紫，覆盖纱布固不定期。如果水泡较大，可用注射器抽出泡内液体，然后用依沙吖啶纱布外敷固定。

（10）患者在过饥、过饱、过劳、过渴、高热、高度水肿、高度神经质、皮肤高度过敏、皮肤破损、皮肤弹性极差，或患有严重皮肤病、肿瘤、血友病、活动性肺结核，或处于月经期、孕期时，均应禁用或慎用拔罐。

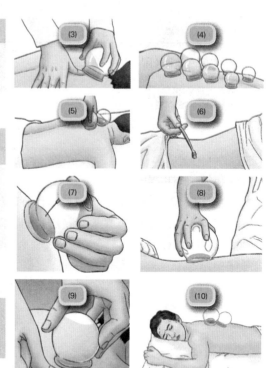

罐斑暗示着什么

"罐斑"是皮肤被罐具通过排气产生负压吸拔于体表后，受刺激产生的反应，主要是颜色与形态的变化。

（1）常见的罐斑有潮红、紫红或紫黑色瘀斑，小点状紫红色的疹子，同时还常伴有不同程度的热痛感。这些变化可持续一至数天。

（2）拔罐后，罐斑如显水疱、水肿和水气状，表明患者湿盛或已因感受潮湿而致病。

（3）有时拔后水疱色呈血红或黑红色。这是久病湿夹血瘀的病理反应。

（4）罐斑出现深红、紫黑或丹痧现象，触之微痛，兼见身体发热者，表明患者有热毒证。

（5）如罐斑出现紫红或紫黑色，无丹痧和发热现象，表明患者有瘀血症。

（6）罐斑无皮色变化，触之不温，多表明患者有虚寒证。

（7）罐斑如出现微痒或出现皮文，多表明患者患有风证。

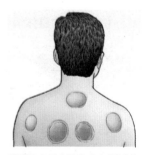

拔罐治疗后皮肤会产生"罐斑"。

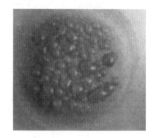

拔罐后出现的水泡。

拔罐的适用人群

拔罐的适应人群主要是患有如下疾病的人：内科疾病、外科疾病、骨科疾病、儿科疾病等。

（1）内科疾病：感冒、咳嗽、肺痈、哮喘、心悸、不寐、多寐、健忘、百合病、胃脘痛、呕吐、反胃、呃逆、痞满、泄泻、便秘、腹痛、胃下垂、饮证、痿证、眩晕、胁痛、郁证、水肿、淋证、癃闭、遗尿、遗精、阳痿、男性不育、阳强、风温、暑湿、秋燥。

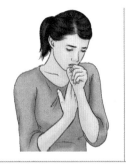

（2）骨科疾病：落枕、颈椎病、腰椎间盘突出症、腰椎管狭窄症、腰肌劳损、急性腰扭伤、肩关节周围炎、颈肩纤维织炎、肱骨外上髁炎、坐骨神经痛、股外侧皮神经炎、肋软骨炎、肋间神经痛、类风湿性骨关节炎等。

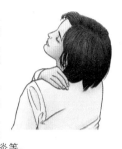

（3）妇科疾病：经行先期、经行后期、经行先后无定期、月经过多、月经过少、经闭、痛经、白带、黄带、赤带、妊娠呕吐、产后缺乳、产后腹痛、人工流产综合征、脏躁、阴挺、阴吹、阴痒、不孕症、产后大便困难、产后发热等。

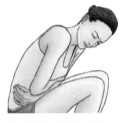

（4）儿科疾病：小儿发热、小儿呕吐、小儿泄泻、小儿厌食、小儿夜啼、小儿遗尿、百日咳、腮腺炎等。

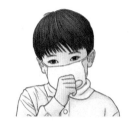

（5）外科疾病：红丝疔、丹毒、有头疽、疖病、乳痈、脱肛、急性阑尾炎、急性胆绞痛、急性胰腺炎、急性输尿管结石。

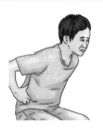

（6）皮肤科疾病：缠腰火丹、银屑病、牛皮癣、斑秃、湿疹、瘾疹、风瘙痒、漆疮、疥疮、蛇皮癣、皮痹、白癜风等。

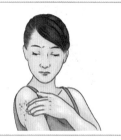

（7）五官科疾病：针眼、睑弦赤烂、流泪症、沙眼、目痒、目赤肿痛、目翳、远视、近视、视神经萎缩、鼻塞、鼻渊、鼻衄、咽喉肿痛、乳蛾、口疮、牙痛、下颌关节紊乱症。

拔罐中遇到异常反应怎么办

拔罐后如患者感到异常，或有烧灼感，则应立即拿掉火罐，并检查有无烫伤，患者是否过度紧张，或术者手法是否有误，或是否罐子吸力过大等，根据具体情况予处理。如此处不宜再行拔罐，可另选其他部位。如在拔罐过程中，患者感觉头晕、恶心、目眩、心悸，继则面色苍白，冷汗出，四肢厥逆，血压下降，脉搏微弱，甚至突然意识丧失，出现晕厥（晕罐），应及时取下罐具，使患者平躺，取头低脚高体位。轻者喝些开水，静卧片刻即可恢复。重者可用卧龙散或通关散吹入鼻内，连吹 2～3 管，待打喷嚏数次后，神志即可清醒。也可针刺百会、人中、中冲、少商、合谷等穴；必要时注射尼可刹米、苯甲酸钠、咖啡因等中枢兴奋剂。若术前能做好解释工作，消除病人的恐惧，术中能很好掌握病人的情况，这种情况是完全可以避免的。

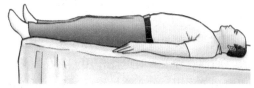

在拔罐时遇到异常时，应采取头低脚高的方式，让患者平躺。

第3章
拔罐的取穴原则和操作方法

　　掌握了拔罐的理论，就要了解拔罐的取穴原则和操作方法了。拔罐常用的穴位有很多，胸腹部腧穴有膻中、巨阙等，背部腧穴有大椎、身柱等。针对不同的病症找准穴位，能使治疗过程更加顺利。

拔罐的取穴原则

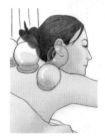

就近拔罐是指在痛处拔罐。

（一）就近拔罐

　　即在病痛处拔罐。这是由于病痛之所以出现，是由局部经络功能之失调，如经气不通所致。在病痛处拔罐，就可以调整经络功能，使经气通畅，通则不痛，从而便达到了治疗疾病的目的。

（二）远端拔罐

　　就是在远端病痛处拔罐。这远端部位的选择是以经络循环为依据的，刺激经过病变部位的经络的远端或疼痛所属内脏的经络的远端，以调整经气，治疗疾病。如牙痛拔合谷，胃腹疼痛拔足三里，颈椎疼痛拔足三里等。

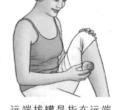

远端拔罐是指在远端病痛处拔罐。

（三）特殊部位拔罐

　　某些穴位具有特殊的治疗作用。因此，要根据病变特点来选择拔吸部位。如：大椎、曲池、外关等有退热作用。治疗发热时，可以在上述部位处拔罐。内关对心脏有双向调节作用，如心跳过缓、过急，可以选择此穴。

（四）中间结合，强调脊椎

（2）胸椎上部是指第一胸椎到第六胸椎的部位。主要治疗心，肺，气管，胸廓的病变。如心悸、胸闷、气短、咳喘、胸痛等病症。

（3）胸椎下部是指第七胸椎到第十二胸椎的部位，主要治疗肝、胆、脾、肠等器官的痛症，如肝区胀痛、胆囊炎、消化不良、急慢性胃炎、肠炎、腹痛、便秘等病症。

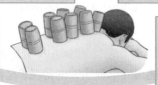

（1）颈椎部是指颈椎到胸椎的部位，主要治疗头部，颈部，肩部，上肢及手部的病变和功能异常，如头晕、头痛、颈椎病、落枕、肩周炎、手臂肘腕疼痛等。

（4）腰椎部是指腰椎以下的腰椎部，主要治疗肾、膀胱、生殖系统，腰部、臀部、下肢各部位的病变，如肾炎、膀胱炎、痛经、带下、阳痿、腰椎增生、椎间盘脱出、坐骨神经痛、下肢麻痹、瘫痪、疼痛等病症。

【拔罐疗法必选俞穴】

拔罐疗法，属于传统医学外治方法的一种。因此，它亦是以中医辨证论治为依据，以经络为基础，结合现代医学理论，少而精地选取相应腧穴的。现将必选腧穴叙述如下（阿是穴是指无一定的名称、数目，且无固定的部位和治病功能的患处、痛点和病理反应点。《素问》王冰注曰："不求穴俞，而直取居邪之处，此类皆阿是穴也"。）：

（1）全身疾病：大椎、身柱。

（2）下半身疾病：命门。

（3）呼吸系统：风门、肺俞、脾俞、中府等。

（4）循环系统：心俞、肾俞、肝俞、脾俞、神道。

（5）消化系统：膈俞、肝俞、脾俞、胃俞、中脘、上脘、三焦俞、大肠俞、天枢、关元、胆俞、阿是穴。

（6）泌尿系统：肝俞、脾俞、肾俞、膀胱俞、中极、关元。

（7）内分泌系统：肺俞、心俞、肝俞、脾俞、肾俞、中脘、关元。

（8）神经系统：心俞、厥阴俞、肝俞、脾俞、肾俞。

（9）脑血管：心俞、厥阴俞、肝俞、脾俞。

（10）运动系统：肩髃、肩贞、肩中俞、肩外俞、环跳、阿是穴。

（11）五官及皮肤系统：神道、肺俞、肝俞、阿是穴。

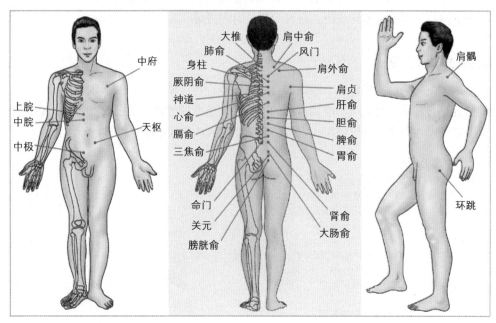

拔罐疏通经络之原理

拔罐是如何达到疏通经络效果的呢？

因为气血阴阳的亏损，因为风寒暑湿燥火的入侵，因为七情而导致的"怒则气上，

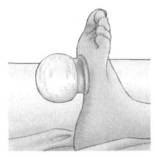

拔罐会强行泄出体内湿气，使罐中雾气朦胧，甚至形成水滴。

惊则气下，思则气结"，因为饥饱失常，因为疫毒，等等，人体的正常的气血的循环受干扰，都容易导致经络受阻。比如湿气。湿在经络，必然导致经气运行不畅。经气运行不畅，进一步会表现为种种症状。此时拔罐，强行泄经络之气，在经络之气外泄的同时确实会带出部分湿气，表现为罐中雾气朦胧，甚至形成水滴。湿气被拔出一点儿时，因为湿气阻碍经络而导致的疾患会减轻，人会感觉舒服。

有人长期大量拔罐后，会感觉指甲变红，不容易感冒等，看似症状有所好转，却不知给自己埋下了更多的隐患，好比一个穷人，就那么点钱，精打细算过日子，看上去虽然灰头土脸，很不像样，但日子毕竟还能持续下去；假如某日受了别人言语的刺激，把全部的金钱都用于外在装扮，吃饭的钱也没有着落，没有外界的资助，就只能饿死。人体也一样，它是一个整体，"牵一发而动全身"，没有搞清楚疾病形成的原因，盲目大量长时间拔罐，强行使人体正气大量外泄，不仅很难达到治病的效果，反而会在受尽诸般痛苦后，害了自己。

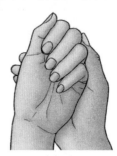

人体长期大量拔罐后，虽然指甲变红了，却为自己埋下了隐患。

拔罐与中医的其他治疗方法一样，都是很好的，然而其使用必须在中医理论的指导之下进行，切不可不问缘由，盲目大量长时间拔罐。

常用的取穴方法

腧穴是一些特定的针灸、拔罐、点穴刺激点，在诊断与治疗的临床工作中，取穴的位置是否正确，会直接影响到诊断的准确性和治疗的效果。为了找准穴位，必须掌握一定的定位方法。现仅将指寸定位法和简便取穴法介绍如下：

（1）指寸定位法

以患者手指为标准来定取穴位的方法。由于生长相关律的缘故，人类机体的各个局部间是相互关联的。由于选取的手指不同，节段亦不同，可分作以下几种。

中指同身寸法：是以患者的中指中节屈曲时内侧两端纹头之间作为一寸，可用于四肢部取穴的直寸和背部取穴的横寸。

拇指同身寸法：是以患者拇指指关节的横度作为一寸，亦适用于四肢部的直寸取穴。

横指同身寸法：亦名"一夫法"，是令患者将示指、中指、无名指和小指并拢，以中指中节横纹处为准，四指横量作为3寸。

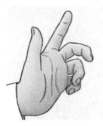

中指同身寸法。

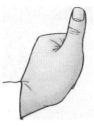

拇指同身寸法。

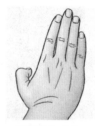

横指同身寸法。

（2）简便取穴法

此法是临床上的一种简便易行的方法。如在手中指端取风市，两手虎口自然平直交叉，在示指端到达处取列缺穴等。

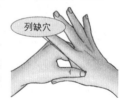

列缺穴

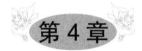

第4章

拔罐的速成操作方法

拔罐是一种简单且容易操作的中医疗法，其操作方法简单易学，只要注意好相关事项，便可在家做自己的医生了。在了解中医的基础下运用拔罐疗法，了解了拔罐的取穴位置后，就要说到拔罐的操作方法了。按照不同的分类方法，可以分出不同的拔罐方法。常用的拔罐方法有闪罐法、走罐法等；拔罐的时候要了解清楚注意事项，避免意外发生。

拔罐疗法的分类

拔罐的方法多种多样，按照排出罐内的空气介质，可分为火罐法、水罐法、抽气罐法等；按照拔罐的方式，可以分为走罐法、闪罐法、留罐法、刺络拔罐法、药罐法等。

一、按排气方法分类

按排出罐内空气的介质分类。

（一）火罐法

火罐法又叫拔火罐，是拔罐操作方法中较为常见的一种，主要是利用燃烧时火焰的热力排出罐内的空气，从而形成负压，然后将罐吸附在皮肤上。其中常用的排气方法有闪火法、投火法、贴棉法等。

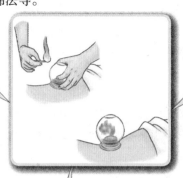

闪火法 本法特别经济实用，深受患者喜爱。一般先用稍粗的铁丝，一头缠绕石棉绳或线带，做好酒精棒。用酒精棒蘸取95%的酒精，用酒精灯或蜡烛燃着，将带有火焰的酒精棒一头，往罐底一闪，使罐内产生负压，马上撤出，并且迅速将火罐扣在应拔的部位上，即可吸住。

贴棉法 本法适用于侧面横拔部位。首先取用0.5～1厘米的脱脂棉一小块，将其四周拉薄；然后蘸取少量酒精，并压平贴在罐内壁中下段或罐底；最后用火柴点燃后，将罐子迅速扣在选定的部位上。该法操作比较简单，但用此法需要注意棉花蘸取酒精不宜过多，否则燃烧的乙醇滴下时，容易烫伤皮肤。

投火法 本法适用于侧面横拔部位。操作者首先用酒精棉球或纸片，燃着后投入罐内，乘着火力达到最旺时，迅速将火罐扣在应拔的部位上，随即就可吸住。这种方法吸附力很强，但由于罐内有燃烧物质，火球一旦落下很容易烫伤皮肤。因此，通常情况下，为了避免烫伤，应将薄纸卷成纸卷、纸条，燃烧到1／3时，再投入罐里，将火罐迅速叩在选定的治疗部位上。

（二）水罐法

水罐法是利用热水使罐内温度升高，形成负压，从而使罐吸附在皮肤上的拔罐治疗方法。

根据用水的方式不同，可以分为水煮罐和水蒸气罐。

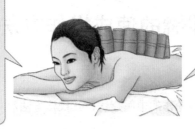

水煮法 首先，将竹罐放在沸水中煮1～3分钟；然后，用消毒筷子或镊子将罐口朝下夹出来，口向下把水甩干净，迅速投入另一手持的毛巾中，把水吸干，立即扣在需要治疗的部位上，即可吸附于皮肤之上。扣罐之后，要把竹罐扣压在皮肤上约半分钟，待其吸牢。

蒸气法 蒸气法就是利用水蒸气熏蒸竹罐，将其内部的气体排出来的方法。首先，要先将水壶内的水沸，水最好不要太多，通常不宜超过半壶；同时在壶嘴处用硬质橡胶管连接，使水蒸气从壶嘴喷出。然后用竹罐口对准喷气口1～2分钟，随即扣在需要治疗的部位上，用手扣压半分钟，待其吸牢即可。

（三）抽气罐法

抽气罐法是指直接抽出罐内空气，使罐内形成负压的拔罐方法。抽气罐一般由注射用青霉素等药瓶制成。操作时，先将罐紧扣在需要治疗的穴位上，将注射器从橡皮塞处刺入罐内，抽出罐内的空气，产生负压，从而吸附在皮肤上。

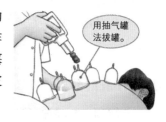

用抽气罐法拔罐。

二、按拔罐形式分类

按拔罐的方式，可分为走罐法、刺络罐法、药罐法等。

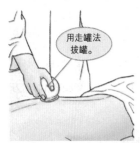

用走罐法拔罐。

（一）走罐法

走罐法是指在罐被皮肤吸住后，在涂上介质而光滑的条件下反复推拉移动罐具，以扩大施治面积的拔罐方法。走罐法所使用罐具的罐口必须十分光滑。同时，在操作前要先在所拔部位的皮肤或罐口上，涂上一层凡士林、润滑油等介质，以免拉伤皮肤。

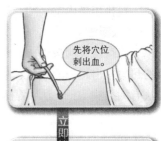

先将穴位刺出血。

立即拔罐

（二）刺络罐法

刺络罐法是指先用三棱针或梅花针等针头刺破穴位或患病表皮皮肤显露的小血管，当其出血，便立刻拔罐。也可采用先拔罐后刺血的方式。

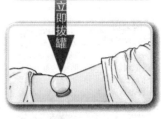

（三）药罐法

药罐法是指在拔罐前或后配合外用药物的一种拔罐方法。该法的用药途径，可分为药煮罐、药蒸气罐、药酒火罐、贮药罐、涂药罐、药面垫罐及药走罐等。

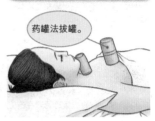

药罐法拔罐。

常用的拔罐方法

一、常规拔罐疗法

主要有单罐和多罐两种方法。

单罐：用于病变范围较小或有压痛点的疾病。可按病变处或压痛点的范围大小，选用适当口径的火罐。如胃病在中脘穴拔罐；冈上肌肌腱炎在肩髃穴拔罐等。

多罐：用于病变范围比较广泛的疾病。可按病变部位的解剖形态等情况，酌量吸拔数个乃至十数个罐子。某一肌束劳损时，可按肌束的位置成行排列吸拔多个火罐，称为"排罐法"。某条经络发生病变时，按此经络的走向，将多个罐子吸附其上，也叫排 罐法。治疗某些内脏或器官的瘀血时，可按脏器的解剖部位的范围在相应的体表部位纵横并列吸拔几个罐子。

用排罐法进行拔罐时，应先在上面部位进行拔罐，接着再在下面部位进行拔罐。用排罐法治疗坐骨神经痛，可在足少阳胆经之环跳、风市、阳陵泉、悬钟穴，足太阳膀胱经之秩边、殷门、委中、承山穴上拔罐；治疗肥胖病，则可在背部夹脊穴从上而下拔罐。排罐法按罐子排列的疏密，又可分为密排法和散罐法。密排法即多个罐子紧密在某一部位，罐体与罐体之间间隔 1 ~ 2cm。使用密排法时，罐子之间要注意不能挨得太近，以免相互牵拉，造成疼痛与损伤。此手法多用于症状明显，体质较好的病人。疏排法各个罐子之间的距离为 5 ~ 7cm，多用于症状较多而主症不明显、体质较差的病人。

多罐法中，还有一种全身吸附罐子之间距离较远的方法，叫散罐法，多用于全身病症较多的病人。心律失常患者可在膻中穴、内关穴、心俞穴等处拔罐；肩周炎患者则可在肩井穴、肩髎穴、曲池穴、条口穴等处拔罐。

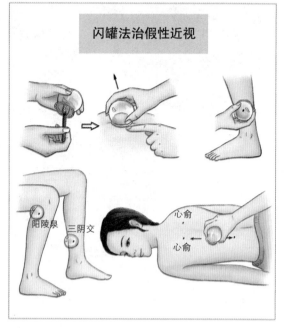

闪罐法治假性近视

二、闪罐法

闪罐法是临床常用的一种拔罐手法，一般多用于皮肤不太平整、容易掉罐的部位。具体操作方法是用镊子或止血钳夹住蘸有适量酒精的棉球，点燃后送入罐底，立即抽出，将罐拔于施术部位，然后将罐立即起下，按上法再次吸拔于施术部位，如此反复拔起多次至皮肤潮红为止。通过反复的拔、起，使皮肤反复地紧、松，反复地充血、不充血、再充血，形成物理刺激，对神经和血管有一定的兴奋作用，可增加细胞的通透性，改善局部血液循环及营养供应，适用于治疗肌萎缩，局部皮肤麻木酸痛或一些较虚弱的病症。采用闪火法要注意操作时罐口应始终向下，棉球应送入罐底，棉球经过罐口时动作要快，避免罐口反复加热以致烫伤皮肤，操作者应随时掌握罐体温度，如感觉罐体过热，可更换另一个罐继续操作。

三、走罐法

走罐法又称行罐法、推罐法及滑罐法等。一般用于治疗病变部位较大、肌肉丰厚而平整，或者需要在一条或一段经脉上拔罐的疾病。走罐法宜选用玻璃罐或陶瓷罐，罐口应平滑，以防划伤皮肤。具体操作方法是，先在将要施术部位涂适量的润滑液，然后用闪火法将罐吸拔于皮肤上，循着经络或需要拔罐的线路来回推罐，至皮肤出现瘀血为止。操作时应注意根据病人的病情和体质调整罐内的负压，以及走罐的快、慢、轻、重。罐内的负压不可过大，否则走罐时由于疼痛较剧烈，病人无法接受；推罐时应轻轻推动罐的颈部后边，用力要均匀，以防火罐脱落。

走罐法对不同部位应采用不同的行罐方法。腰背部沿垂直方向上下推拉；胸胁部沿肋骨走向左右平行推拉；肩、腹部采用自罐具自转或在应拔部位旋转移动的方法；四肢部沿长轴方向来回推拉等。

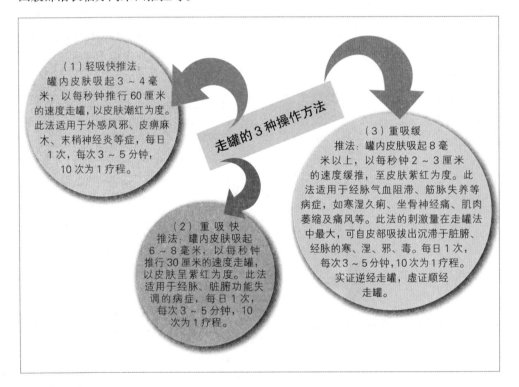

走罐的3种操作方法

（1）轻吸快推法：罐内皮肤吸起3～4毫米，以每秒钟推行60厘米的速度走罐，以皮肤潮红为度。此法适用于外感风邪、皮痹麻木、末梢神经炎等症，每日1次，每次3～5分钟，10次为1疗程。

（2）重吸快推法：罐内皮肤吸起6～8毫米，以每秒钟推行30厘米的速度走罐，以皮肤呈紫红为度。此法适用于经脉、脏腑功能失调的病症，每日1次，每次3～5分钟，10次为1疗程。

（3）重吸缓推法：罐内皮肤吸起8毫米以上，以每秒钟2～3厘米的速度缓推，至皮肤紫红为度。此法适用于经脉气血阻滞、筋脉失养等病症，如寒湿久痢、坐骨神经痛、肌肉萎缩与痛风等。此法的刺激量在走罐法中最大，可自皮部吸拔出沉滞于脏腑、经脉的寒、湿、邪、毒。每日1次，每次3～5分钟，10次为1疗程。实证逆经走罐，虚证顺经走罐。

四、火罐法

火罐法属于传统方法，它利用燃烧时的热力，排去空气，使罐内形成负压，将罐具吸着于皮肤上。分为投火法、闪火法、贴棉法及架火法四种。

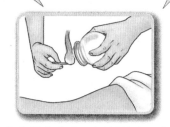

贴棉法 将二厘米见方的乙醇棉片贴敷于火罐内壁底部，点燃后迅速扣于穴区。

架火法 用一不易燃烧及传热的块状物（如青霉素瓶盖），上置一乙醇球，放在穴区，点燃后，扣以火罐。

投火法 用蘸有 95% 浓度乙醇的棉球（注意，不可蘸得太多，以避免火随乙醇滴燃，烧伤皮肤）或纸片，点燃后投入罐内，迅速扣在所选的区域。扣时要侧面横扣，否则易造成燃烧的棉球或纸片烧伤皮肤。

闪火法 用镊子夹住乙醇棉球，点燃后，在罐内绕一圈，立即抽出，将罐扣在施术部位上。

上述各法中，以闪火法和架火法最为安全，用得较多。但闪火法要求动作熟练，否则火罐往往不易拔紧；在闪烧时不可烧燎罐口，以免烫伤皮肤。架火法吸力虽大，然而操作较为烦琐。各人可以根据自己的熟悉情况运用。

五、水罐法

水罐法，是先在罐内装入 1 / 3 ~ 1 / 2 的温水，将纸或酒精棉球放在近瓶口处点燃，在火焰旺盛时投入罐内，并迅速将罐扣在应拔部位。在应用贮水罐时，若应拔部位不在侧面，操作者手法又不十分熟练，应先设法使患者的应拔部位调整为侧位再拔罐（以免拔

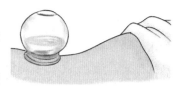

拔水罐法。

罐时水液漏出），待吸拔后再恢复到舒适体位（应防止在活动中因肌肉过度牵拉而脱罐）。但必须使罐底朝上，这样温水才能充分浸渍于受术的皮肤表面，发挥其温暖的刺激作用。之所以用温水，主要是在拔罐刺激的同时，以其温暖水汽来增强对局部的刺激，若温水过少，温暖刺激的时间就短，效应就差。小抽气罐的体积小，很适宜于头面部、手部等狭窄部位施术，但吸力较弱，若配以温水，刺激量就会大大增强，局部的治疗效应就更明显，可以缩短治疗时间。温水罐较适宜于局部寒冷不温、虚寒和寒实类病症，利用水的温度能进一步促进经气的畅行。另外，对于老年人和皮肤干皱者，用温水罐可润柔皮肤，防止发生局部疼痛或减轻疼痛。

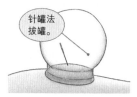

针罐法拔罐。

六、针罐法

先在一定的部位施行针刺，待达到一定的刺激量后，将针留在原处，再以针刺处为中心，拔上火罐。如果与药罐结合，称为"针药罐"，多用于风湿病。

七、刺血拔罐法

用三棱针、陶瓷片、粗毫针、小眉刀、皮肤针、滚刺筒等，先按病变部位的大小和出血要求，按刺血法刺破小血管，然后拔以火罐，可以加强刺血法的效果。适用于各种急慢性软组织损伤、神经性皮炎、皮肤瘙痒、丹毒、神经衰弱、胃肠神经官能症等。

八、挑痧拔罐法

挑痧拔罐法是拔罐与挑痧配合使用的一种疗法。使用时，先在选定的部位（经络穴位）拔罐（最好用走罐手法）。若留罐，时间应稍长，吸力应稍大，待皮肤上出现紫红或紫黑斑块后起罐，再在皮肤出现紫红或紫黑较明显处（一般此处皮下有硬节，或大或小）用消毒针挑刺。每个部位挑刺2～3下，以皮肤渗血、渗液为度。然后用消毒棉球拭干，亦可涂75%乙醇或碘酒。此法可用于中暑、郁痧、闷痧、感染性热病、风湿痹痛、痛经、神经痛等病症。

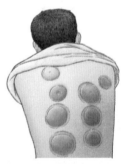

挑痧拔罐法需在皮肤出现紫红或紫黑斑块后才能起罐。

九、药罐法

药罐法是拔罐法与中药疗法相结合的一种治疗方法，是以竹罐或木罐为工具，药液煎煮后，利用高热排出罐内空气，造成负压，使竹罐吸附于施术部位。这样既可起到拔罐时的温热刺激和机械刺激作用，又可发挥中药的药理作用，从而提高拔罐的治疗效果。在临床上可根据患者的病情不同辨证选择不同的中草药。具体操作方法是用特大号的陶瓷锅或一种特制的电煮药锅，先将中药用纱布包好，放入锅中，加入适量的水煎煮，煎出药性后，将竹罐或木罐放入煎好的中药中，煮10分钟左右（可根据药性决定煮沸时间），再用镊子或筷子将罐夹出，迅速用干净的干毛巾捂住罐口，以便吸去药液，降低罐口温度，保持罐内的热气，趁热迅速将罐扣在所选部位，手持竹罐稍加按压约半分钟，使之吸牢即可。

药罐法常用的有二种：

煮药罐 将配制成的药物装入布袋内，扎紧袋口，放入清水煮至适当浓度，再把竹罐投入药汁内煮15分钟，使用时，按水罐法吸拔在需要的部位上，多用于风湿痛等病。

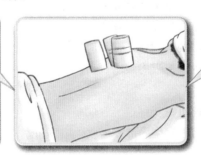

贮药罐 在抽气罐内事先盛贮一定的药液（为罐子的2/3-1/2）。常用的为辣椒水、两面针酊、生姜汁、风湿酒等。然后按抽气罐操作法，抽去空气，使吸在皮肤上。也可在玻璃罐内盛贮1/3-1/2的药液，然后用火罐法吸拔在皮肤上。常用于风湿痛、哮喘、咳嗽、感冒、溃疡病、慢性胃炎、消化不良、牛皮癣等。

十、温罐疗法

温罐疗法指在留罐的同时，在治疗的部位上加用红外线、神灯、周林频谱仪等照射，或用艾条温灸患部及罐体四周，以提高疗效，并防止患者着凉的方法。此法兼有拔罐和热疗的双重作用，多用于寒凉潮湿的季节，或有虚寒、寒湿的病症。

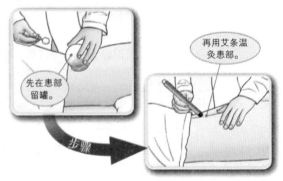

先在患部留罐。

再用艾条温灸患部。

步骤

十一、刮痧拔罐法

刮痧拔罐法是刮痧与拔罐配合使用的一种治疗方法。一般可先刮痧后拔罐，亦可先拔罐后刮痧，前者较为常用。使用时先在选定的部位（穴位）皮肤上涂抹适量刮痧拔罐润肤油（或乳），用水牛角刮痧板进行刮痧，若与走罐手法配合，刮拭皮肤时间应略短，皮肤出现红色即可在其刮痧部位走罐；若与留罐手法配合，刮拭时间可稍长，待皮肤出现红、紫或紫黑色时，再行留罐，留罐部位可以是穴位（包括阿是穴），亦可是病灶点（刮痧后皮肤上红紫或紫黑明显处，用手触摸，皮肤下常有明显硬节或条索状物，压迫多有酸麻胀痛等反应）。一般认为，在病灶点处拔罐对疏通经络气血，调整脏腑功能有明显作用。此法广泛用于颈椎病、肩周炎、腰椎间盘突出症、腰肌劳损、坐骨神经痛、哮喘、膝关节疼痛和屈伸不利、高血压、痤疮等病症，均有显著疗效。

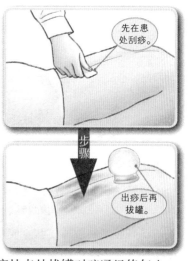

先在患处刮痧。

步骤

出痧后再拔罐。

十二、艾灸拔罐法

艾灸拔罐法是艾灸与拔罐配合使用的一种手法。一般是先在选定部位进行灸法然后再拔罐，以艾灸的药物和温热作用来加强疏经通络、温经散寒、祛除寒湿、行气活血等功效，与拔罐同用可增强疗效。常用配合手法有以下两种：

（1）艾炷灸拔罐法

分直接灸与间接灸拔罐两种。直接灸即将艾绒搓捏成上尖底平的圆锥形的艾炷，直接放在皮肤上面施灸。间接灸是施灸时在艾炷与皮肤之间隔垫某些物质（如隔一片姜叫隔姜灸，隔一片蒜叫隔蒜灸，隔一附子饼叫附子饼灸等）。上述灸法都应在患者感觉皮肤发烫时，换艾炷和隔垫物再灸，以皮肤潮红但不烫伤为度，灸后再行拔罐。此法适应证较广，对外感表证、咳嗽痰喘、脾肾虚证、风寒湿痹、妇人气虚血崩等证均有疗效。隔姜灸拔罐法多用于腹痛、受寒腹泻等证。隔蒜灸拔罐法多用于痈疽、瘰疬、肺炎、支气管炎、肠炎等证。附子饼灸拔罐法可用于阳痿、早泄等证。

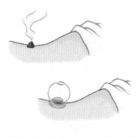

（2）艾卷灸拔罐法

分单纯艾卷灸与药条灸拔罐两种。用棉纸把艾绒裹起来做成圆筒形称为艾卷，艾卷内只有单纯艾绒称单纯艾卷或艾条，艾卷内除艾绒外加入药末而制成的艾条叫药条。将艾条（包括单纯艾卷与药条）的一端点燃，对准施灸部位，另端可用手或其他工具如艾条支架等支持，燃端距皮肤0.5～1寸施灸，使患者局部有温热感而无灼痛，一般每处灸5～10分钟，至皮肤稍起红晕为度。灸毕再行拔罐。艾灸拔罐法具有温经散寒作用，适用于风寒湿痹等证。

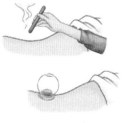

十三、按摩拔罐法

按摩罐法是指将按摩和拔罐相结合的一种拔罐方法。两者可先后分开进行，也可同时进行。特别在拔罐前，根据病情先循经点穴和按摩，对于疼痛剧烈的病症及软组织劳损或损伤引起疼痛的患者，治疗效果十分显著。

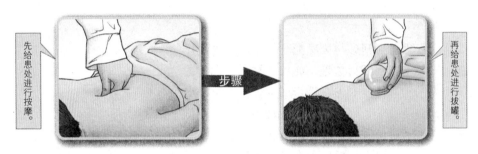

先给患处进行按摩。

步骤

再给患处进行拔罐。

十四、熨罐法

熨罐法也叫滚罐法，是在闪罐法的基础上演化而来的。当反复闪罐使罐体变热时，立即将罐体翻转，用温热的罐底按摩穴位或皮肤。使用熨罐法要掌握好罐的温度，温度过高容易烫伤皮肤，过低则达不到熨罐的效果。熨罐法可以与闪罐法配合使用，当闪罐法罐底发热时，

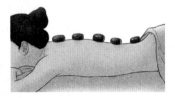

用熨罐法进行拔罐。

可翻转罐体施用熨罐法，当熨罐法罐体变凉时，可翻转罐体采用闪罐法治疗。

十五、留罐法

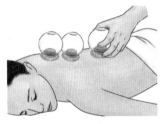

留罐法拔罐。

留罐法又称坐罐法，是指将罐吸拔在应拔部位后留置一段时间的拔罐方法。此法是临床最常用的一种罐法。留罐法主要用于以寒邪为主的疾患、脏腑病、久病，部位局限、固定、较深者，多选用留罐法。经络受邪（外邪）、气血瘀滞、外感表证、皮痹、麻木、消化不良、神经衰弱、高血压等病症，用之均有良效。

治疗实证用泻法，即用单罐口径大、吸拔力大的泻法，或用多罐密排、吸拔力大的，吸气时拔罐，呼气时起罐的泻法。

治疗虚证用补法，即用单罐口径小、吸拔力小的补法，或用多罐疏排、吸拔力小的，呼气时拔罐，吸气时起罐的补法。

留罐法可与走罐法配合使用，即先走罐，后留罐。

十六、转罐法

转罐法与摇罐法相似，较摇罐法力量大，刺激性强。先用闪火法将罐拔于皮肤上，然后手握罐体，来回转动。操作时手法宜轻柔，转罐宜平稳，防止掉罐。转动的角度要适中，角度过大患者不能耐受，过小无法达到刺激量。转罐法由于对穴位或皮肤产生更大的牵拉刺激，加强了血液循环，增强了治疗效果，多用于穴位治疗或局部病症的治疗。注意罐口应平滑，避免转动时划伤皮肤。

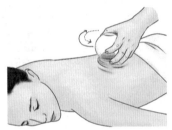

转罐法拔罐。

转罐法可与走罐法配合应用，在皮肤上涂适量的润滑油，可减轻疼痛。

十七、刺络拔罐法

刺络拔罐法是指刺络放血与拔罐配合应用的一种拔罐方法。是指用三棱针，皮肤针（梅花针、七星针等）刺激病变局部或小血管，使其潮红、渗血或出血，然后加以拔罐的一种方法。此法在临床治疗中较常用，而且适用证广，见效快，疗效好，具有开窍泄热、活血祛瘀、清热止痛、疏经通络等功能。凡属实证、热证者，如中风、昏迷、中暑、高热、头痛、咽喉痛、目赤肿痛、睑腺炎、急性腰扭伤、痈肿、丹毒等，皆可用此法治疗。此外，此法对重症、顽症及病情复杂的病人也非常适用，如对各种慢性软组织损伤、神经性皮炎、皮肤瘙痒、神经衰弱、胃肠神经痛等疗效尤佳。

方法：先在局部刺络出血，然后再进行拔罐，留罐 5 ~ 10 分钟取下，再用干棉球擦净皮肤即可。

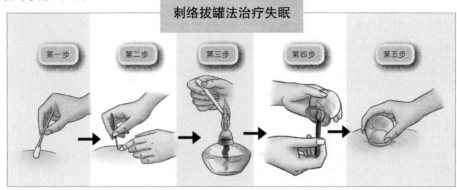

刺络拔罐法治疗失眠

第一步 → 第二步 → 第三步 → 第四步 → 第五步

十八、响罐法

是指在罐具吸定后，稍加推拉或旋转随即用力将罐具拔下，发出"啪"的响声的一种拔罐方法。如此反复吸拔，重复操作多次，以皮肤潮红或呈紫红色为度。此法与闪罐法功效相同，通常用小口径罐具在局部面积较小的部位施术。

起罐时的注意事项

起罐时，一般先用一手夹住火罐，另一手拇指或示指从罐口旁边按压一下，使气体进入罐内，即可将罐取下。罐吸附过强时，切不可用力猛拔，以免擦伤皮肤。

【起罐时要注意】

（1）拔罐时要选择适当体位和肌肉丰满的部位。若体位不当或有所移动，骨骼凸凹不平，毛发较多的部位，火罐容易脱落，均不适用。

（2）拔罐时要根据所拔部位的面积大小而选择大小适宜的罐。若应拔的部位有皱纹，或火罐稍大，不易吸拔，可做一薄面饼，置于所拔部位，以增加局部面积。操作时必须动作迅速，才能使罐拔紧、吸附有力。

（3）用火罐时应注意勿灼伤或烫伤皮肤。若皮肤因烫伤或留罐时间太长而起了水泡，小的无须处理，仅敷以消毒纱布，防止擦破即可；水泡较大时，用消毒针将水放出，涂以烫伤油等，或用消毒纱布包敷，以防感染。

（4）皮肤有过敏、溃疡、水肿处及心脏、大血管分布部位，不宜拔罐。高热抽搐者，以及孕妇的腹部、腰骶部位，亦不宜拔罐。

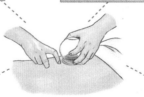

拔罐后皮肤变化的临床意义

拔罐疗法，是利用罐具通过排气产生负压吸于体表。皮肤对这种刺激产生各种各样的反应，主要是颜色与形态的变化，我们把这种现象称之为"罐斑"。常见的皮肤变化有潮红、紫红或紫黑色瘀斑，小点状紫红色的疹子，同时还常伴有不同程度的热痛感。皮肤的这些变化属于拔罐疗法的治疗效应，是体内病理的反映，可持续一至数天。具体的皮肤表象见下表：

皮肤表面出现水疱、水肿或水气	表示患者体内湿盛，或因感受潮湿而致病
水疱色呈血红或黑红色	表示久病湿夹血瘀的病理反应
皮肤表面出现深红、紫黑的罐斑或丹痧，触之微痛，兼见身体发热	表示患有热毒证
只出现紫红或紫黑色罐斑，无丹痧和发热现象	多表示患有瘀血证
皮肤表面无皮色变化，触之不温	多表示患有虚寒证
皮肤表面出现微痒或出现皮纹	多表示患有风证

拔罐过程中的常见误区

火罐疗法，又称拔火罐，是借用杯罐的吸力，吸附于人体穴位或某个疼痛的局部，造成皮肤红晕、紫红而达到治疗目的。火罐疗法是祖国医学遗产之一，早在晋代医学家葛洪著的《肘后备急方》里，就有角法的记载。现在很多人在使用拔罐的方法治疗疾病，但人们对其认识并不全面，一直存在几个误区：

（1）拔火罐后马上洗澡

很多爱在浴池洗澡的人常说"火罐和洗澡，一个也少不了"。但事实上，拔罐与洗澡的正确顺序应该是，先洗澡后拔火罐，绝对不能在拔罐之后马上洗澡。这是因为拔火罐后，皮肤处在一种被伤害的状态，非常脆弱，这个时候洗澡很容易导致皮肤破损、发炎。如果洗冷水澡，会使正处于毛孔张开状态的皮肤受凉。所以，拔火罐后一定不能马上洗澡。

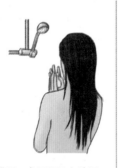

（2）时间越长效果越好

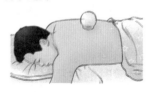

不少人说拔火罐最少要半小时，有的人认为拔出水疱来才能体现拔火罐的效果。老人中持此观点的较多。实际上，拔火罐需根据火罐大小、材质、负压力度的不同，来决定拔罐时间，一般从点上火闪完到起罐，以不超过十分钟为宜。因为拔火罐的主要原理在于负压而不是时间，如果在负压很大的情况下拔罐时间过长，直到拔出水疱，不但会伤害皮肤，还会引起皮肤感染。

（3）拔胸口、肚子

很多人想："我哪里不舒服就拔哪里。肚子疼或者胸前不舒服，我就拔肚子、拔胸口。"其实这样也是错误的。一般拔火罐最好不要拔胸前和肚子，因为这样拔是没有科学依据的。推荐的拔火罐位置主要是腰部、背部，肩膀。

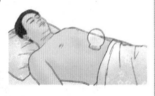

（4）同一位置反复拔

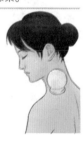

一次不成就拔两次，同一个位置反复拔，认为这样才能拔出效果。其实这样做，会对皮肤造成损坏，比如红肿、破损……那就得不偿失了。其实拔火罐的时候，可以在多个位置拔，以增强治疗效果。

四季拔罐有学问

拔罐是一种传统的物理疗法，具有逐寒祛湿、疏通经络、祛除瘀滞、行气活血、消肿止痛、拔毒泻热等多种疗效，广受人们欢迎。

拔罐看似简单，却深藏奥妙，针对四季的气候不同，也有着其独特的讲究。

治疗时要保持罐口的润滑。北方天气干燥，尤其是春天，又冷又干。这种环境下人的皮肤缺少水分，拔火罐时容易造成皮肤破裂。

注意

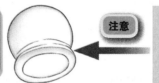

春季天气转暖，气温开始回升。但北方突然来袭的春寒，还是会让猝不及防的人患上感冒等呼吸道疾病。由风寒引起的感冒，用火罐将寒气拔出可有效缓解症状。

由于夏天出汗较多，拔罐前最好洗个澡，把身体擦干，别让汗液影响火罐的吸附。拔完不要洗澡，即使出汗很多也不要洗，以免造成感染。

注意

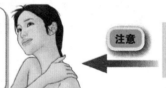

夏天气温较高，加上雨水多，人很容易有皮肤病，如痱子。这时拔火罐主要是为了去湿气。

拔罐时要选择温暖的房间，注意保温。对需要进行背、腹等部位拔罐的患者，可以适当减少拔罐时间，不要让身体暴露太久。

秋天和冬天这两个季节气温低、干燥，拔火罐主要是为了去寒邪。

拔完及时穿衣，可以适当喝点热水，暖暖身体。秋冬两季皮肤干燥，拔罐要润滑罐口，保护皮肤不受伤。

注意

在家拔罐有讲究

拔火罐是中国古代常用的治疗各种疾病的手法之一。它是借助热力排出罐中空气，利用负压使其吸着于皮肤，造成瘀血现象的一种治病方法。这种疗法可以逐寒祛湿、疏通经络、祛除瘀滞、行气活血、消肿止痛、拔毒泻热，具有调整人体阴阳平衡、解除疲劳、增强体质的功能，因而能达到扶正祛邪、治愈疾病的目的。

既然是一种专业的治疗手段，拔火罐当然并不简单，如果自行在家拔火罐，容易造成危险，生活中并不乏拔火罐时出现意外的事件。如果乱施穴道，有时还会适得其反，因此，在家拔火罐时一定要注意方式方法。

要注意选材，中医多用竹筒，如找不到，玻璃瓶、陶瓷杯都可以，只是口一定要厚而光滑，以免火罐口太薄伤及皮肉，底部最好宽大呈半球形。在拔火罐前，应该先将罐洗净擦干，再让病人舒适地躺好或坐好，露出要拔罐的部位，然后点火入罐。

第一步

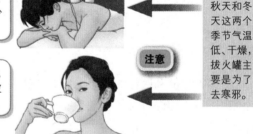

在家拔罐的顺序

点火时用一只手持罐，另一只手拿点着火的探子，迅速地将着火的探子在罐中晃上几晃后撤出，将罐迅速放在要治疗的部位；火还在燃烧时就要将罐口吸附在患处，不会会太松，不利于吸出湿气。注意不要把罐口边缘烧热以防烫伤。

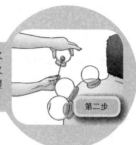

第二步

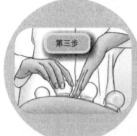

第三步

取罐时不要强行扯罐，不要硬拉和转动，动作要领是一手将罐向一面倾斜，另一手按压皮肤，使空气经缝隙进入罐内，罐子自然就会与皮肤脱开。

还可以采用走罐法。走罐是指在罐子拔上以后，用一只手或两只手抓住罐子，微微上提，推拉罐体在患者皮肤上，向一个方向或来回移动。这样可治疗数个部位。应注意在欲走罐的部位或罐子口涂抹一些润滑剂，如甘油、液状石蜡、刮痧油等，以防止拉伤皮肤。

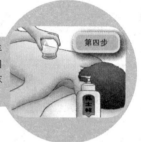

第四步

在家拔罐的顺序　在家拔罐的顺序　在家拔罐的顺序

拔罐有保健和医疗的效果，后背排罐，特别是顺夹脊，督脉和经络排罐可以起到调理五脏六腑强身健体的功效。而对风证、痛证、寒证效果特别好。经常拔八大健康穴——百会、大椎、内关、合谷、神阙、足三里、三阴交、涌泉，可起到通奇经八脉的作用。

小心拔罐拔出"病"

用拔罐治病，是我国民间流传很久的一种独特的治病方法，拔罐与针灸、刮痧等一样，属于中医外治，其实，是一种物理疗法，且是物理疗法中最优秀的疗法之一。它属于充血疗法，利用物理刺激和负压造成充血现象，从而产生治疗作用。中国人称它为瘀血疗法。这种方法操作简单、方便易行，而且效果明显，所以在民间历代沿袭，至今不衰，连一些外国人也颇感兴趣。拔罐不像针灸那样对穴位定位要求十分准确，是一种简单有效的治疗手段，但在使用上还是要视病情而定，不是所有病都适用它。

【有肺部慢性病的人会导致肺泡破裂】

有肺部基础病，如慢阻肺、肺结核、肺脓肿、支气管扩张等的患者，不适用拔罐。肺部有炎症时，经常会伴随肺泡的损伤或肺部有体液潴留。如果用拔火罐进行治疗，会使胸腔内压力发生急剧变化，导致肺表面肺大泡破裂，从而发生自发性气胸。

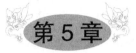

第5章

拔罐的保健及常见疾病的拔罐疗法

除了治疗作用外，拔罐的保健作用也不容忽视。通过拔罐，不仅可以有效地减少发病概率，还可以达到"防"病的效果。

拔罐的保健作用

拔火罐是物理疗法中最优秀的疗法之一。其保健作用如下：

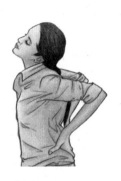

（一）解除肌肉疲劳

对于只顾忙碌工作而不顾休息的人或因客观原因而不能充分休息的人来说，日积月累将会"积劳成疾"。因此，脑力劳动者长期伏案工作，容易造成项背部肌肉的慢性劳损；体力劳动过重者容易造成腰、腿、肩、肘等部的肌肉疲劳。而无论哪个部位的疲劳，均可利用拔罐的方法来解除，在疲劳、酸痛的部位进行拔罐，可以加速局部的血液循环及淋巴回流，增强局部组织的营养供应，促进有毒物质的排泄。从而解除疲劳状态。

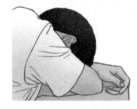

（二）调整神经紧张

现代社会生活节奏加快，各行各业，各个领域的竞争激烈，再加上营养配置不合理，环境污染严重，体育锻炼少，活动空间狭窄，人们常常觉得身体疲惫，精神紧张，大脑疲劳。医学上称这种感觉为精神紧张综合征。拔罐疗法可以消除精神紧张，解除大脑疲劳。

（三）消除各种疼痛

"不通则痛，通则不痛"，这是中医治疗常说的话。祖国医学认为，疼痛主要是由经络、气血、瘀滞不通所致的。拔罐疗法具有疏通经络，行气活血，祛除瘀滞的作用。有些常见的疾病，如急性腰扭伤、落枕、头痛等疾病，不用出家门，利用局部拔罐法，可起到立竿见影止痛之效，所以拔罐法具有缓解疼痛，家庭保健的作用。

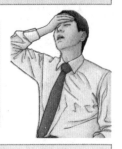

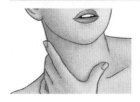

（四）抢救家庭急症

拔罐疗法具有祛病强身之效，操作简单，费用低廉，家庭常备，必有益处。尤其对于一些家庭急症的抢救，拔罐疗法具有独到之处，如对中暑、鼻出血、虫蛇咬伤、小儿惊风、咽喉肿痛等疾病，拔罐治疗可立即缓解症状。

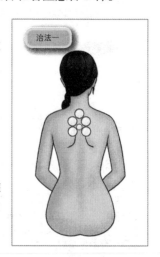

（五）防病健身，延年益寿

人随着年龄的增长，各个器官相继老化，疾病也会越来越多，即使没有疾病，随着机体的老化也会出现这样和那样的不适或不便。许多临床资料表明，大多数老年疾病都与血管硬化有关，如脑动脉硬化出现的老花眼，心脏动脉硬化出现的冠心病等。另外，高血压、糖尿病、肾病综合征、肿瘤等都与血液循环有关。老年人血液黏滞度增高，血管壁增厚，管腔狭窄，血流缓慢，导致全身各个组织器官营养供应不足，毒性物质不能及时排出体外，附着在血管壁上，进一步使血管壁增厚变脆，管腔狭窄，同时毒性物质通过血管壁被组织器官重新吸收，所以容易产生许多疾病。

拔罐治疗法可以刺激血管壁收缩和舒张，增加血管壁的弹性，促进血液循环，增加全身各组织器官的营养供应，加速有毒废物的排泄，从而起到预防疾病，延年益寿的作用。

但是人们在的日常生活中，有时总是会被一些常见的疾病困扰着，内科有感冒、慢性支气管炎等，皮肤科有湿疹、风疹等；通过拔罐，可以有效地缓解病痛，并起到"防""治"结合的作用。在下面的章节中，我们将为您详细讲述这些常见疾病的拔罐疗法。

内科疾病

一、感冒

感冒是由病毒引起的常见呼吸道传染病，俗称"伤风"，一年四季均可发生。几乎每个人都与感冒亲密接触过。中医分为风寒感冒、风热感冒和暑湿感冒 3 种。

【表现】

主要表现为鼻子不通气、流清鼻涕、打喷嚏、咽部发干并伴有痒痒的感觉等，经常伴随有声音嘶哑、咳嗽、胸闷、头痛、全身酸痛、没有力气、感觉疲劳、食欲不振等症状。一般有轻度发热，也可能不发热。

【治疗方法】

治法一：
取穴：大椎、身柱、大杼、风门、肺俞穴。
操作：采用留罐法，患者取坐位或俯卧位，将火罐吸拔在上述穴位，留罐 10 ~ 15 分钟，本法适用于风寒感冒，表现为恶寒重，发热轻，无汗，头痛，关节酸痛，鼻塞，流清鼻涕，喉痒，咳嗽，痰稀白，喜热饮，舌苔薄白。
治法二：
取穴：大椎、风门、肺俞穴。

二、急性气管炎、支气管炎

急性支气管炎是细菌或病毒感染、物理化学刺激、过敏反应等因素所引起的支气管黏膜的急性炎症，常发生于上呼吸道感染之后，此外，冷空气、刺激性气体、粉尘、烟雾的吸入以及过敏反应等都可以引起本病。着凉、疲乏劳累、淋雨等是常见的诱发因素。

【表现】

急性支气管炎起病时急骤，大多数患者会先表现出上呼吸道感染的症状，如鼻塞、流鼻涕、咽喉部干痒疼痛、声音嘶哑、怕冷、发热、头痛、全身酸痛无力等。接着会出现频繁的刺激性干咳以及胸骨后疼痛，2～3天后咳出黏液样或黏液脓性痰。清晨和傍晚时咳嗽会加重，也可能整日咳嗽。患者若咳嗽剧烈，则会出现恶心、呕吐等不适症，严重者由于呼吸道黏膜充血肿胀及支气管痉挛，会伴随出现呼吸困难、哮喘等症状。

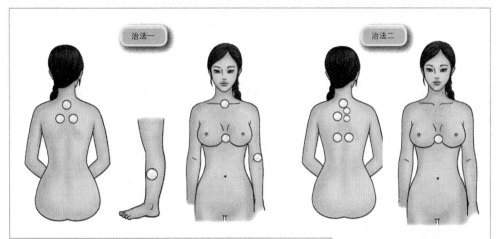

【治疗方法】

治法一：
取穴：大椎、肺俞、定喘、天突、膻中、尺泽、丰隆穴。
操作：采用留罐法，患者取坐位，采用闪火法，将火罐吸拔在穴位上，留罐10～15分钟，隔日1次；也可采用刺络拔罐法，用三棱针在每个穴位上点刺几下，然后立即在穴位上拔火罐，留罐5～10分钟，每个穴位出血6～10滴为宜。隔日1次。
治法二：
取穴：肺俞、大椎、风门、膈俞穴。
操作：采用留罐法，患者取俯卧位，用闪火法将直径为5～6厘米的玻璃火罐吸拔在穴位上，至皮肤充血发红为止。每日1～2次。
治法三：
取穴：肺俞、心俞、膈俞、大椎穴。
操作：采用留罐法，用闪火法将火罐吸拔在穴位上，留罐10～15分钟，隔日1次，3次为1个疗程。本法适用于小儿外感者。

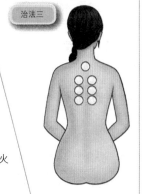

小贴士：

（1）本病如果治疗不及时，会转变成慢性病，不易治疗，所以应及时治疗。
（2）患病期间应注意休息，多喝水。
（3）患者应戒烟，远离粉尘及刺激性气体。

三、慢性支气管炎

慢性支气管炎是指气管、支气管黏膜及其周围组织的慢性炎症，在北方地区是一种常见病。患病表现为长期咳嗽、咳痰，每年至少发病 3 个月，连续 2 年以上。本病多发生于抵抗力较差及有过敏体质的人。老年人防御疾病的功能减退，因此患病率比较高。此外，长期吸烟、病毒和细菌感染、烟雾、粉尘、大气污染、气温突然转变等因素都可以引发本病。

【表现】

主要表现为反复发作的咳嗽、咳痰，痰呈白色泡沫状，尤其是早晨起床时较为严重。并发细菌感染后，痰液转为黄色或黄绿色脓样，数量增多，有时痰中可带血丝。喘息型可伴有哮喘。

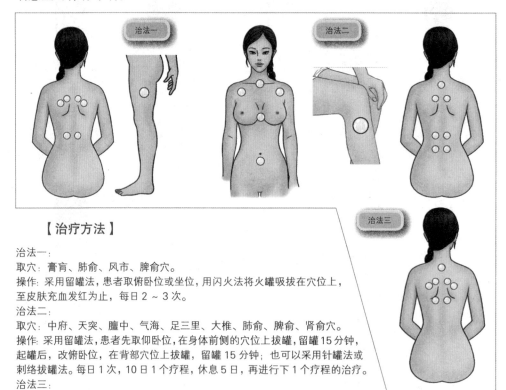

【治疗方法】

治法一：
取穴：膏肓、肺俞、风市、脾俞穴。
操作：采用留罐法，患者取俯卧位或坐位，用闪火法将火罐吸拔在穴位上，至皮肤充血发红为止，每日 2 ~ 3 次。
治法二：
取穴：中府、天突、膻中、气海、足三里、大椎、肺俞、脾俞、肾俞穴。
操作：采用留罐法，患者先取仰卧位，在身体前侧的穴位上拔罐，留罐15分钟，起罐后，改俯卧位，在背部穴位上拔罐，留罐15分钟；也可以采用针罐法或刺络拔罐法。每日 1 次，10 日 1 个疗程，休息 5 日，再进行下 1 个疗程的治疗。
治法三：
取穴：大椎、肺俞、膈俞、膏肓穴。
操作：采用留罐法，患者取俯卧位或坐位，用闪火法将火罐吸拔在穴位上，至皮肤充血发红为止。隔日 1 次，5 ~ 7 次为 1 个疗程。

小贴士：

（1）慢性支气管炎患者应戒烟，不要接触粉尘、烟雾和刺激性气体。
（2）平时坚持身体锻炼来增强体质，注意气候变化，冬季和初春注意保暖，避免感冒。
（3）患病期间饮食应清淡，尽量不要吃生冷、油腻及刺激性食物，不要喝酒。

四、支气管哮喘

支气管哮喘是一种常见的过敏性疾病，临床表现为反复发作的胸闷、咳嗽，呼吸困难，呼气时喉中会发出哮鸣声。本病病因很复杂，粉尘、花粉、螨虫、动物皮毛、鱼虾、药物、刺激性气体、细菌或病毒感染、寄生虫、气候急剧变化、运动、精神紧张、过度疲劳等因素都可诱发哮喘。

【表现】

病人多数有过敏史或家族遗传史。病症反复发作，发作时喉中有哮鸣声，还会有呼吸困难、胸闷或咳嗽。严重者持续发作时间较长，病人常张口抬肩呼吸，口唇、指甲青紫，不能平卧，大量出冷汗，甚至可导致昏迷、呼吸衰竭或死亡。

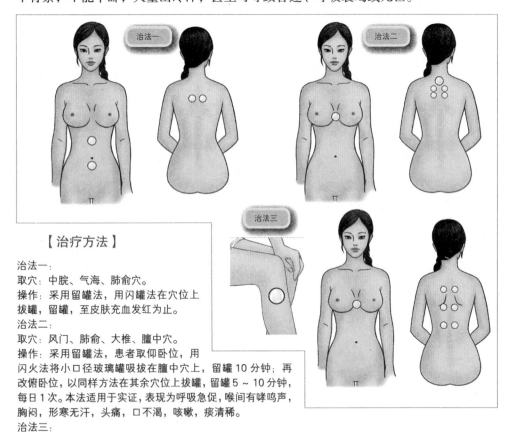

【治疗方法】

治法一：
取穴：中脘、气海、肺俞穴。
操作：采用留罐法，用闪罐法在穴位上拔罐，留罐，至皮肤充血发红为止。
治法二：
取穴：风门、肺俞、大椎、膻中穴。
操作：采用留罐法，患者取仰卧位，用闪火法将小口径玻璃罐吸拔在膻中穴上，留罐10分钟；再改俯卧位，以同样方法在其余穴位上拔罐，留罐5～10分钟，每日1次。本法适用于实证，表现为呼吸急促，喉间有哮鸣声，胸闷，形寒无汗，头痛，口不渴，咳嗽，痰清稀。
治法三：
取穴：脾俞、肺俞、膈俞、膻中、足三里穴。
操作：双侧穴位交替使用，采用留罐法，患者取坐位，用闪火法将中号玻璃罐吸拔在穴位上，留罐10分钟，每日1次。本法适用于虚证，表现为哮喘反复发作，气息短促，语言无力，动辄喘息，汗出肢冷，神疲乏力者。

五、心脏神经官能症

心脏神经官能症是神经官能症的一个特殊类型，是一种以心血管症状为突出表现的功能性疾患，主要是由于高级神经中枢功能失调产生的，体检时心脏并没有器质性病变。体质、遗传、精神因素、使用兴奋剂以及过度疲劳等因素都与本病有关。本病多见于青壮年，患者以女性居多。

【表现】

临床表现多种多样，常见的症状是病人于轻微劳动或精神紧张波动之后感到心悸、胸闷、气短、呼吸困难、心前区疼痛、头痛、头晕、耳鸣、失眠、多梦、全身无力等，有些人伴有恶心、呕吐、食欲不振、出汗等现象。这些症状的出现与心脏病的症状有所不同，本病的疼痛主要是在心前区，表现为刺痛或灼痛，经休息后不能缓解；心悸常在安静时发生，与心脏病的运动后发生不同；患者多数精神状态不是很好，常表现出焦虑、紧张等。这些症状时轻时重，变化较大，没有一定的规律。

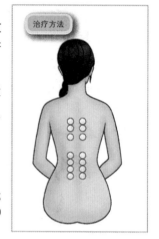

治疗方法

【治疗方法】

取穴：厥阴俞、心俞、膈俞、脾俞、胃俞、三焦俞、肾俞等穴。
操作：采用留罐法，以闪火法将中号玻璃火罐吸拔在穴区上，留罐至局部发热潮红为止；也可以采用走罐法，沿脊柱两侧往返移动，每日1次，10次为1个疗程。

小贴士：

（1）如发现有本病的症状，应首先到医院进行检查，以排除心脏病。
（2）本病患者平时应注意休息，不要过于劳累。
（3）保持心境平和，避免紧张、焦虑、忧郁、烦躁等不良情绪。

六. 高血压

高血压病是以体循环动脉血压增高为主的全身性慢性疾病。成年人在非同一日连续测量血压3次以上，结果均高于140／90毫米汞柱（18.72／12.3千帕），就可诊断为高血压。高血压可分为原发性高血压和继发性高血压两种。原发性高血压是指查不到病因的高血压，绝大多数高血压患者均为此种类型；继发性高血压是由已知其他疾病引起的，又称症状性高血压。本病患病率较高，且易引起心、脑、肾的并发症。

【表现】

早期可无症状，也可有头晕、头痛、头胀、眼花、耳鸣、烦躁、乏力、心悸、失眠、健忘、易疲劳、注意力不集中及四肢麻木等症状。部分病人可有鼻出血及眼结膜下出血等症状。后期随着病程进展，血压持续增高，可引起心、脑、肾等器官的损害，并出现相应的症状。导致心脏病变者表现为心慌、心前区不适、疼痛等；导致脑部病变可出现头痛、眩晕、呕吐、失语、抽搐及昏迷等症状；导致肾脏病变可出现多尿、夜尿多，甚至发展为肾衰竭。

【治疗方法】

治法一：
取穴：大椎、灵台、心俞、肝俞、脾俞、肾俞穴。

操作：采用留罐法，以闪火法将大小适宜的罐吸拔在穴区上，留罐 15 分钟，每日 1 次。

治法二：

取穴：足太阳膀胱经的大杼—膀胱俞。

操作：采用走罐法，患者取俯卧位，在背部涂上适量的润滑油，用闪火法将适当大小的火罐吸拔在背部，并沿着膀胱经的大杼至膀胱俞来回推动，至皮肤变红瘀血为度，起罐后擦净皮肤上的油迹。每周 1 ~ 2 次，6 次为 1 个疗程。

治法三：

取穴：陶道穴。

操作：采用刺络拔罐法，对局部进行常规消毒后，用消毒的三棱针点刺 3 ~ 5 下，以有少量出血为度，然后用闪火法将一个玻璃火罐吸拔在穴区上，留罐 5 ~ 10 分钟，拔出血液 5 ~ 10 毫升为宜，起罐后用消毒干棉球擦净血迹。每次治疗时可以在原针处偏上或偏下处进行，但不宜在原针眼上重复。每周治疗 1 次，5 次为 1 个疗程。1 个疗程无效者，改用其他方法治疗。本法适用于肝阳上亢型，表现为头痛，头胀，眩晕，耳鸣，面色潮红，烦躁，易怒，便秘，口干，舌红苔黄。

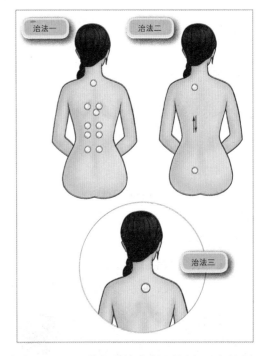

七、急性胃炎

急性胃炎是由多种病因引起的胃黏膜病变，累及肠道的称为急性胃肠炎。急性胃炎可分为单纯性、糜烂性、腐蚀性和化脓性 4 种。其中糜烂性和化脓性胃炎多是由其他疾病所诱发的，腐蚀性胃炎则是由吞服强酸、强碱或腐蚀性化学药品所导致。适合用拔罐疗法的类型是单纯性胃炎。

【表现】

单纯性胃炎患者大多有上中腹部不适、疼痛，严重的可有腹部绞痛、食欲减退、饱胀、恶心、呕吐等症状，呕吐物常为未消化的食物。急性胃肠炎有腹泻症状。

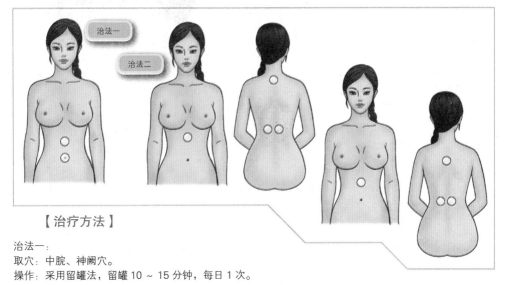

【治疗方法】

治法一：

取穴：中脘、神阙穴。

操作：采用留罐法，留罐 10 ~ 15 分钟，每日 1 次。

治法二：
取穴：一组大椎、上脘、脾俞穴；二组身柱、中脘、胃俞穴。
操作：每次选用1组穴位，2组穴位交替使用，采用闪罐法，每日1次。

小贴士：

本病患者应注意饮食，患病期间的食物应以流食及易消化的食物为主，忌食生冷及刺激性食物。

八、慢性胃炎

慢性胃炎是由各种不同原因引起的胃黏膜慢性炎性病变。临床上主要分为两大类：浅表性胃炎和萎缩性胃炎。

【表现】

本病没有特异性临床症状，一般只表现为长期中上腹部饱胀、钝痛、嗳气，可有食欲不振、反酸、食后饱胀或疼痛加重等症状，严重者可伴有恶心、呕吐、消瘦等。

【治疗方法】

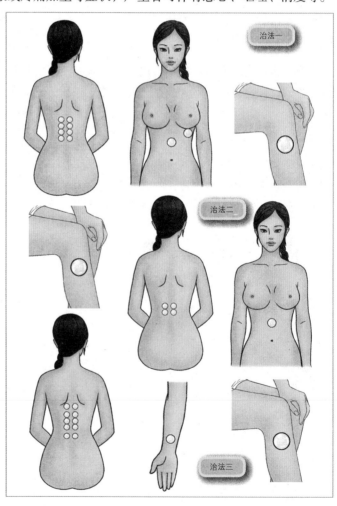

治法一：
取穴：脾俞、胃俞、中脘、肝俞、胆俞、期门、足三里穴。
操作：采用留罐法，用闪火法将大小适中的火罐吸拔在穴位上，留罐10～15分钟，每日1次，10次为1个疗程。本法适用于肝胃不和型，表现为胃脘胀痛连及两胁，胸闷，嗳气，情志不畅时加重，舌苔薄白。

治法二：
取穴：脾俞、胃俞、中脘、足三里穴。
操作：采用留罐法，患者先取俯卧位，用闪火法将大小适中的火罐吸拔在脾俞、胃俞穴上，留罐10～15分钟，起罐后，再取仰卧位，将火罐吸拔在中脘、足三里穴上，留罐10～15分钟，每日1次，10次为1个疗程。本法适用于脾胃虚寒型，表现为胃脘隐痛，喜温喜按，吐清水，神疲乏力，手足不温，大便溏薄，舌淡，苔薄白。

治法三：
取穴：胆俞、肝俞、脾俞、膈俞、三焦俞、内关、足三里穴。
操作：采用留罐法，将火罐吸拔在穴位上，留罐10分钟，隔日1次，5次为1个疗程。

小贴士：

（1）本病患者应养成良好的饮食习惯，做到定时定量进食，细嚼慢咽，不要暴饮暴食，不要吃刺激性的食物，戒烟酒。

（2）做到生活有规律，保持心情舒畅。

（3）平时适当进行体育锻炼，以增强体质，提高机体免疫功能。

九、消化性溃疡

消化性溃疡是指发生在消化道内壁上的溃疡性病变，主要指胃和十二指肠溃疡，是一种常见病。常由饮食无规律，进食生、冷、硬及刺激性食物，精神紧张所诱发或导致加重。病程较长，周期性反复发作。

【表现】

节律性、周期性的上腹部疼痛，伴有嗳气、反酸、恶心、呕吐等症状，还可出现失眠、多汗等症状，进食少者可有乏力、消瘦、贫血等表现。缓解期无明显症状。本病症状与慢性胃炎、功能性消化不良较相似，可通过钡餐和胃镜检查诊断。

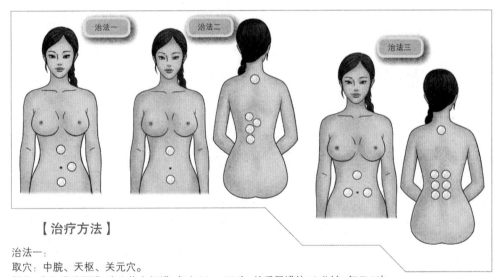

【治疗方法】

治法一：

取穴：中脘、天枢、关元穴。

操作：先闪罐后留罐，在穴位上闪罐，每穴 20 ~ 30 次，然后留罐约 10 分钟，每日 1 次，症状缓解后改为 1 ~ 2 日 1 次。本法适用于脾胃虚寒型，表现为胃脘隐痛，喜温喜按，吐清水，神疲乏力，手足不温，大便溏薄，舌淡，苔薄白。

治法二：

取穴：一组大椎、肝俞、脾俞、气海穴；二组筋缩、胃俞、中脘穴。

操作：每次选 1 组穴位，2 组交替使用，采用刺络拔罐法，对局部进行常规消毒后，用消毒的三棱针点刺至微出血为度，用闪火法将大小适宜的玻璃火罐吸拔在点刺部位，拔出血液 3 ~ 5 毫升，每日 1 次。

治法三：

取穴：一组大椎、脾俞、天枢穴；二组肾俞、胃俞、中脘穴。

操作：每次选 1 组穴位，2 组交替使用，采用刺络拔罐法，对局部进行常规消毒后，用消毒的三棱针点刺至微出血为度，用闪火法将大小适宜的玻璃火罐吸拔在点刺部位，罐口应罩住出血部位，留罐 10 ~ 15 分钟，拔出血液 3 ~ 5 毫升即可，不宜太多。起罐后用消毒干棉球擦净血迹。隔日 1 次。本法用于肝胃不和型，表现为胃脘胀痛连及两胁，胸闷，嗳气，情志不畅时加重，舌苔薄白。

小贴士：

（1）本病患者如果有消化道出血、穿孔及幽门梗阻等并发症，应及时到医院进行综合治疗，以免贻误病情。

（2）平时要注意饮食，以易消化的食物为主，发作期应以流质食物为主，不要吃生冷、辛辣、油腻的食物，戒烟酒。

（3）注意保暖，避免受寒。

（4）保持乐观的情绪，做到生活有规律，避免过度劳累。

十、胃下垂

胃下垂是指人体站立时，胃的下缘抵达盆腔，胃小弯弧线最低点低于髂嵴连线以下。多见于体型瘦长的人，生育多的妇女、有消耗性疾病者、腹壁松弛或较薄的人易患此病。

【表现】

轻者没有明显的临床症状，重者可有上腹部不适，胃脘隐痛，腹胀，饭后加重，平卧可减轻，可伴有消化不良、食欲减退、消瘦、乏力、嗳气、恶心、便秘、头晕、低血压、心悸等症状。

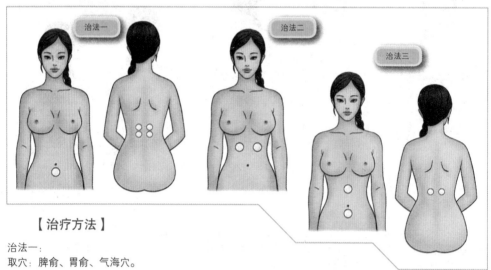

【治疗方法】

治法一：

取穴：脾俞、胃俞、气海穴。

操作：采用留罐法，患者取坐位，用闪火法将中号火罐吸拔在穴位上，留罐15分钟，每日1次。本法适用于脾胃虚寒型，表现为上腹部坠胀不适，喜温喜按，肢冷，大便溏薄，舌淡苔白。

治法二：

取穴：梁门穴。

操作：采用留罐法，在穴位处拔罐，留罐10～20分钟，每隔1～2日1次。

治法三：

取穴：中脘、气海、脾俞穴。

操作：采用留罐法，患者取坐位，用闪火法将中号玻璃火罐吸拔在穴位上，留罐15分钟，每日1次。

十一、腹泻

凡大便次数增多，粪便稀薄或含有黏液、脓血，均称为腹泻，可分为慢性腹泻与急性腹泻，一年四季均可发病，可发于任何年龄。

【表现】

大便次数增多，粪便稀薄或如水样，可含有黏液或脓血。根据病因不同，可有不同的表现，如发热、腹痛、呕吐、乏力、脱水等。

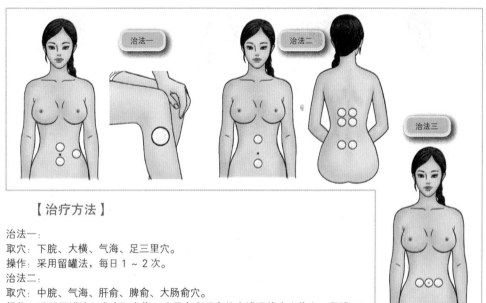

【治疗方法】

治法一：
取穴：下脘、大横、气海、足三里穴。
操作：采用留罐法，每日1～2次。
治法二：
取穴：中脘、气海、肝俞、脾俞、大肠俞穴。
操作：采用留罐法，患者取坐位，选用大小适宜的火罐吸拔在穴位上，留罐10分钟。本法适用于寒性泄泻，表现为腹泻，大便清稀，腹痛，肠鸣，舌苔白腻；也适用于食滞泄泻，表现为腹痛，肠鸣，大便中有未消化的食物，脘腹痞满，嗳气有腐臭味。
治法三：
取穴：脐窝处（相当于以神阙穴为中心，包括两侧天枢穴的部位）。
操作：采用留罐法，患者取仰卧位，用口径为6厘米的中型火罐在肚脐窝处拔罐，一般隔1～4日1次，往往1～3次即可减轻或者痊愈。本法适用于大便溏薄、次数多，或为清冷的灰白色稀便，或为完谷不化的稀便者。

小贴士：

（1）本病患者应以流食或半流食为主，忌食生冷、油腻及有刺激性的食物。
（2）平时应注意饮食卫生，不吃不干净的食物，忌暴饮暴食。
（3）急性腹泻应该禁食6～12小时，多喝淡盐水。
（4）对于因为腹泻而导致严重脱水的患者应立即送医院治疗。

十二、细菌性痢疾

细菌性痢疾简称菌痢，是由痢疾杆菌引起的一种急性肠道传染病。本病经消化道传播，一年四季都可发病，但以夏秋季节较为常见。

【表现】

急性菌痢起病急，表现为畏寒、高热、腹痛、腹泻、脓血便，每日十几次到几十次，并伴有里急后重、疲倦无力、恶心、呕吐、头痛等症。中毒型菌痢主要有突然高热、四肢发冷、嗜睡、意识模糊、面色苍白或紫青、血压下降、尿少、脉搏细微、呼吸浅而弱等症状。急菌痢治疗不及时或不彻底可转为慢性，表现为腹痛、腹胀、腹泻、黏液或脓血便。

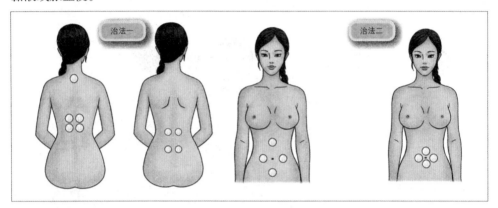

【治疗方法】

治法一：
取穴：一组大椎、脾俞、肝俞穴；二组大肠俞、胃俞穴；三组天枢、中脘、关元穴。
操作：每次选1组穴位，3组交替使用，采用刺络拔罐法，对局部皮肤进行常规消毒后，用三棱针点刺，然后在点刺部位加拔火罐，留罐15分钟，每日1次。
治法二：
取穴：脐周。
操作：采用刺络拔罐法，对脐周进行常规消毒，用消毒的三棱针点刺出血，再用闪火法将火罐吸拔在点刺部位，留罐10～15分钟，每日1～2次。

小贴士：

（1）伴有脱水酸中毒及其他并发症的患者应及时到医院进行治疗。
（2）患病期间应注意饮食，以流食为主，忌食生冷、油腻及辛辣等刺激性食物。

十三、便秘

便秘是指大便秘结不通，排便间隔时间延长，或虽有便意，但排便不畅。便秘的原因十分复杂，有排便动力缺乏、不合理的饮食习惯、不良排便习惯、体质因素、自主神经系统功能紊乱、医源性因素等。常见的有习惯性便秘、老年性便秘等。

【表现】

排便次数减少，3～4天1次，甚至1周1次，粪便坚硬干燥，排便时可引起肛门疼痛、肛裂。还可伴有腹痛、肠鸣、反胃、恶心、嗳气、食欲不振、心悸、乏力、烦躁易怒等症状。

【治疗方法】

治法一：
取穴：天枢、大横、脾俞、胃俞、大肠俞、小肠俞穴。
操作：采用留罐法，用闪火法将火罐吸拔在穴位上，留罐10～15分钟，隔日1次，10次为1个疗程。

治法二：
取穴：气海、关元、肾俞、左水道穴。
操作：采用留罐法，患者取坐位，用闪火法将中号玻璃火罐吸拔在穴位上，留罐15～20分钟，每日1次。本法适用于寒秘，表现为大便艰涩，腹中冷痛，四肢不温，面色㿠白，舌淡苔白。

治法三：
取穴：肺俞、肾俞、天枢、左水道穴。
操作：采用留罐法，患者取坐位，用闪火法将小口径火罐吸拔在穴位上，留罐5～10分钟，每日1次。本法适用于虚秘，表现为大便不易排出，临厕努挣无力，挣则汗出气短，便后乏力，头晕，疲乏，面色㿠白，舌淡苔薄白。

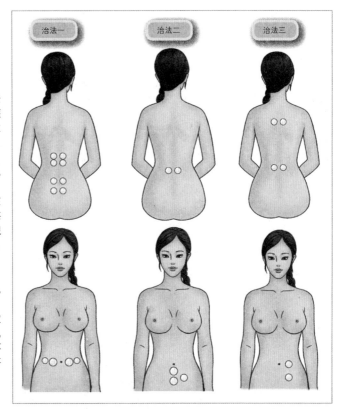

十四、肋间神经痛

肋间神经痛是指一根或几根肋间神经支配区域经常性疼痛，多有发作性加剧的特征。本病的发生与病毒和细菌感染、胸膜炎、结核、肿瘤、脊柱和肋骨的损伤等因素有关。

【表现】

疼痛沿肋间神经分布，呈阵发性灼痛或刺痛，有时被呼吸动作所激发，咳嗽、喷嚏可使疼痛加重。相应的皮肤区有过敏感觉，相应的肋骨边缘有压痛感，以脊柱旁、腋中线、胸骨旁较为显著。

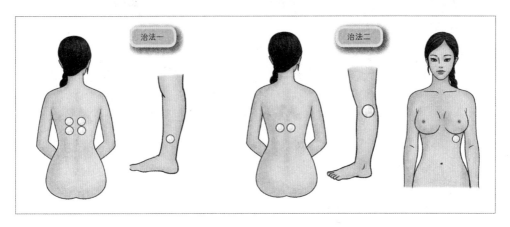

【治疗方法】

治法一：

取穴：肝俞、膈俞、三阴交穴。

操作：采用留罐法，患者取坐位，用闪火法将中等大小的火罐吸拔在穴位上，留罐 10 ~ 15 分钟，每日 1 次。本法适用于瘀血阻滞型，表现为疼痛如针刺，位置固定，舌质紫暗。

治法二：

取穴：肝俞（双侧）、阳陵泉（双侧）、期门（患侧）穴。

操作：采用留罐法，患者取坐位，用闪火法将中等大小的火罐吸拔在穴位上，留罐 10 ~ 15 分钟，每日 1 次。本法适用于肝气郁结型，表现为胁肋胀痛或刺痛，位置不固定，胸闷，喜欢叹气，食欲不振，情志不畅时症状加重，舌苔薄白。

小贴士：

（1）在治疗期间可配合使用针灸疗法。

（2）本病患者应注意休息，不要过度劳累。

（3）注意保暖，避免受凉。

十五、坐骨神经痛

坐骨神经痛是指发生在沿坐骨神经通路及其分布区的疼痛，可分为原发性和继发性两大类。原发性者又称坐骨神经炎，临床较少见。常见的大多为继发性坐骨神经痛，是因坐骨神经在其行程中遭受邻近病变的刺激或压迫所引起的。

【表现】

患病后疼痛往往先从一侧腰或臀部开始，继而出现放射性下肢疼痛，沿坐骨神经，自腰部或臀部经大腿后腘部、窝、小腿后外侧向足跟或足背放射。疼痛呈烧灼样或刀割样，呈持续性或阵发性加剧，可因活动、弯腰、咳嗽、喷嚏、屏气、用力排便等加重。夜间疼痛加剧。

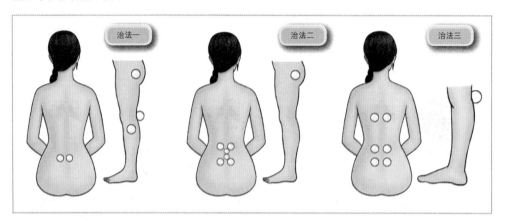

【治疗方法】

汉法一：

取穴：委中、环跳、阳陵泉、大肠俞穴。

操作：采用刺络拔罐法，对局部进行常规消毒后，用三棱针点刺 3 ～ 5 点，取中号玻璃火罐，用闪火法吸拔在穴位上，出血量以 3 ～ 5 毫升为宜。本法适用于疼痛急性发作者。

治法二：

取穴：命门、腰阳关、关元俞（双侧）、肾俞（双侧）、环跳穴（患侧）。

操作：采用留罐法，患者取坐位，用闪火法将中等大小的火罐吸拔在穴位上，留罐 10 ～ 15 分钟，每日 1 次。本法适用于寒湿型，表现为腰腿疼痛剧烈，重着强硬，喜温，遇寒加重，舌苔白腻。

治法三：

取穴：肾俞（双侧）、膈俞（双侧）、关元俞（双侧）、委中穴（患侧）。

操作：采用留罐法，患者取俯卧位或坐位，用闪火法将中等大小的火罐吸拔在穴位上，留罐 10 ～ 15 分钟，每日 1 次。本法适用于瘀血型，表现为疼痛如针刺或如刀割，位置固定，转侧不利，舌质紫暗或有瘀斑。

小贴士：

（1）养成良好的作息习惯，做到生活有规律，劳逸结合，坚持体育锻炼，适当参加一些社会活动。

（2）保持良好的心态，避免不良情绪。

（3）有失眠症状的患者睡前不要喝浓茶及咖啡。

十六、痔疮

痔疮是直肠下端黏膜下和肛管皮肤下的静脉丛扩大、曲张形成的静脉团块，是肛肠部常见的慢性疾病。根据发生部位的不同，分为内痔、外痔、混合痔。位于肛门齿状线上方的称为内痔；位于齿状线下方的称为外痔；内外痔同时存在，形成一个整体的称为混合痔。本病的发生与久坐、久站、长期负重远行、长期便秘、长期腹泻、妊娠多产、嗜食刺激性食物、长期饮酒及肛门、直肠部位慢性炎症等因素有关。

【表现】

外痔主要症状为肛门部皮下有青蓝色圆形隆起的结节，有异物感，发生感染时可出现坠胀、疼痛感，一般无出血。内痔和混合痔一般不感觉疼痛，在劳累、进食刺激性食物、腹泻、便秘时大便后出血，血色鲜红，少数患者出血量较大，长期出血甚至可造成头晕、贫血。内痔、混合痔严重时可脱出于肛门外，发生水肿、溃烂、剧痛、黏液分泌增多。

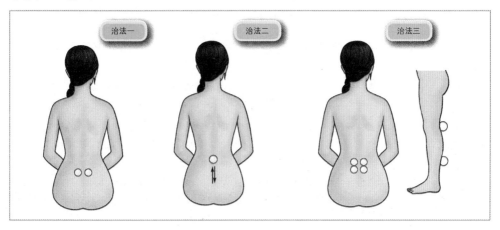

【治疗方法】

治法一：

取穴：大肠俞穴。

操作：采用刺络拔罐法，患者取俯卧位，对局部进行常规消毒后，用消毒的三棱针在两侧大肠俞快速进针，深度约为 0.5 厘米，进针后将针体左右摇摆 3 ~ 5 次，使局部有强烈的酸麻痛感时起针。然后迅速用闪火法将大号玻璃火罐吸拔在针眼处，留罐 10 ~ 20 分钟，拔出瘀血约 5 毫升后起罐。每周 2 次，6 次为 1 个疗程。

治法二：

取穴：腰骶部。

操作：采用走罐法，在所选部位涂抹适量的润滑油，将大小适宜的火罐吸拔在皮肤上，在腰骶部走罐，待出现瘀血点后选择 3 ~ 5 个明显者点刺出血，再在点刺部位拔罐，拔出瘀血。隔 2 日 1 次。

治法三：

取穴：大肠俞、委中、承山、气海俞穴。

操作：采用留罐法，在穴位处拔罐，留罐 15 ~ 20 分钟，每日或隔日 1 次，5 次为 1 个疗程。

小贴士：

（1）患者出现便血时，应先到医院检查，以排除直肠癌、直肠息肉等疾病可能。

（2）平时要注意休息，从事久坐、久站工作的人，在休息时应做适当的锻炼。

（3）注意饮食，多吃蔬菜、水果以保持大便通畅，少吃刺激性食物，禁止喝酒。

（4）养成定时排便的习惯，保持大便通畅。

（5）可配合使用针灸疗法。

十七、颈椎病

颈椎病又称为颈椎综合征，是一种颈椎退行性改变，是中老年人常见的疾病。本病是因颈椎间盘退变、椎体骨质增生、韧带改变及椎间小关节改变，刺激或压迫颈部神经及血管，而引起的头、颈、肩、臂等部位的一系列症状。常见的病因有颈椎退变、急性损伤、慢性劳损、颈椎先天性椎管狭窄、咽部炎症等。40 ~ 60 岁的人发病率较高，长期低头工作的人、司机、电脑操作人员、有颈部外伤史的人易患颈椎病。

【表现】

起病缓慢，主要表现为颈、肩部不适或疼痛，上肢活动受限、麻木，头痛，头晕，视物模糊，握力减弱，肌肉萎缩，也可出现下肢无力或二便失常。具体表现如下表。

颈型	主要表现为颈部酸痛不适、僵直，肩背部肌肉痉挛、僵硬，头部转动受限，病变部位有压痛，长时间看书、写字时症状加重
神经根型	主要表现为颈项疼痛，可向肩背及上肢放射，咳嗽、打喷嚏可使疼痛加重。患部皮肤可产生麻木、过敏等异常感觉，上肢肌力减弱，沉重无力，手指麻木、活动不灵活
脊髓型	颈项疼痛不明显，常先出现一侧或双侧下肢麻木、无力，走路不稳，随后出现上肢僵硬麻木、乏力，并伴有头痛、头晕、排尿困难、便秘等症状，严重者可出现大小便失禁、尿潴留、四肢瘫痪等
椎动脉型	主要表现为眩晕，并可因头部转动而发生或加重，可伴有头痛、耳鸣、耳聋、恶心、呕吐及视物模糊等症状。患者在突然转动颈部时会发生猝倒，随即恢复正常，有时可出现肢体感觉障碍

交感神经型	主要表现为头痛或偏头痛、头晕、眼花、眼窝胀痛、视物模糊、流泪、耳鸣、听力下降、心悸、心前区疼痛、胸闷、血压异常、手脚发凉或发热、局部多汗或少汗等症

临床上单独出现一种类型的并不多见，经常是两种或两种以上类型的症状同时出现。

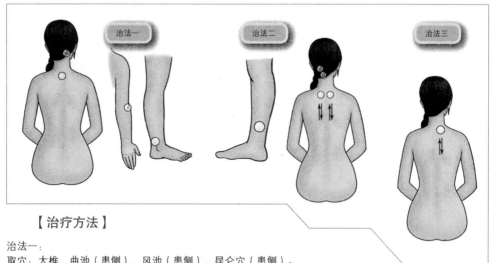

【治疗方法】

治法一：

取穴：大椎、曲池（患侧）、风池（患侧）、昆仑穴（患侧）。

操作：采用留罐法，患者取坐位，用闪火法将中号火罐吸拔在穴位上，留罐 10 ~ 15 分钟，每日 1 次。本法适用于经脉闭阻型，表现为肩、背、臂部疼痛，颈项强硬，头痛，畏寒，舌淡苔白。

治法二：

取穴：风池、天柱、三阴交、颈夹脊穴。

操作：颈夹脊穴采用走罐法，在颈背部涂上润滑油，用闪火法将中号火罐吸拔在穴区，并走罐 2 ~ 3 次；其他穴位采用留罐法，用闪火法将火罐吸拔在穴位上，留罐 5 ~ 10 分钟。每日 1 次。本法适用于肝肾亏虚型，表现为头痛，眩晕，失眠多梦，耳鸣，耳聋，腰膝酸软，舌红苔少。

治法三：

取穴：华佗夹脊穴。

操作：采用走罐法，先在颈部涂适量润滑油，用闪火法将小火罐吸拔在颈部，沿着华佗夹脊穴来回推动火罐，至皮肤出现红色瘀斑为止。每日 1 次。

小贴士：

（1）在采用拔罐疗法治疗的同时，可配合使用针灸、推拿、牵引、理疗等方法。

（2）本病患者要注意纠正不良的姿势，避免长时间保持一个姿势不动，工作一段时间要起来活动一下，特别是要做几次颈肩部活动。

（3）注意颈部保暖，避免因受风寒而病情加重。

（4）睡眠时枕头不应太高。

十八、急性腰扭伤

急性腰扭伤是指腰部活动不当所致的腰部软组织急性损伤，也称"闪腰"，是一种常见病，多由姿势不正、用力过猛、超限活动及外力碰撞等因素引起，多发生于青壮年体力劳动者。

【表现】

本病发生突然，有明显的腰部扭伤史，严重者在受伤时腰部有撕裂感和响声。伤后腰部立即出现剧烈的疼痛，当即不能活动，疼痛呈持续性。也有的当时并无明显的疼痛，可以继续工作，但休息后或次日出现腰部疼痛。表现为腰部剧烈疼痛，活动受限，不能挺直，行走不利，俯、仰、扭转困难，咳嗽、喷嚏、大小便可使疼痛加剧，严重者卧床不起。站立时往往用手扶住腰部，坐立时用双手撑着椅子，可以减轻疼痛。

【治疗方法】

治法一：

取穴：病变局部。

操作：采用留罐法，在病变局部以闪火法或投火法广泛拔罐，每日1次，一般3次可治愈。

治法二：

取穴：大肠俞、血海、委中、阿是穴。

操作：采用留罐法，患者取坐位，用闪火法将中等大小的火罐吸拔在穴位上，留罐10～15分钟，每日1次。

治法三：

取穴：委中穴。

操作：采用刺络拔罐法，患者取俯卧位，对局部进行常规消毒后，用三棱针快速点刺，使其出血，迅速拔罐，留罐10分钟，出血约5毫升。此法治疗腰扭伤效果较好，一般可一次治愈。

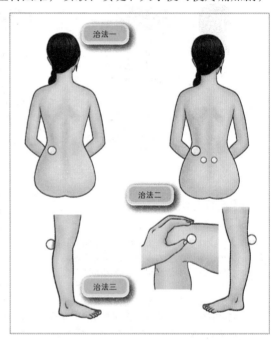

小贴士：

（1）发病后应卧床休息，使用硬板床。

（2）注意腰部保暖，避免风寒。

（3）可配合使用针灸、理疗等方法。

（4）疼痛减轻后可适当进行腰背肌功能锻炼。

十九、腰肌劳损

腰肌劳损是由于外力经常反复地牵拉或挤压出现的腰部肌肉、韧带、筋膜、椎间盘乃至椎骨的慢性损伤，是一种常见病。本病的发生主要是因为长期保持不良姿势工作或学习，使腰肌长时间处于牵拉状态。此外，急性腰部损伤治疗不当及腰椎畸形都可引起本病。

【表现】

主要表现为腰部疼痛，疼痛性质为酸痛、胀痛、钝痛或隐痛，反复发作，劳累后加重，休息后可减轻。腰部活动多无异常，少数患者可有腰肌痉挛，腰部活动受限。腰部可有广泛压痛。

【治疗方法】

治法一：

取穴：膈俞、委中、次髎、三阴交穴。

操作：采用留罐法，患者取坐位，用闪火法将中等大小的火罐吸拔在穴位上，留罐 10～15 分钟，每日 1 次。本法适用于瘀血型，表现为腰部刺痛，位置固定，转侧不利，夜间加重，舌质紫暗或有瘀斑。

治法二：

取穴：肾俞、次髎、关元俞、腰阳关穴。

操作：采用留罐法，用闪火法在穴位处拔罐，留罐 10～15 分钟；也可采用闪罐法，反复吸拔至皮肤潮红为止。本法适用于肝肾。

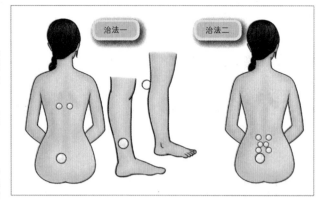

二十、跟痛症

跟痛症指足跟底部局限性疼痛，是跟骨底面慢性劳损、跟骨骨刺、跟骨结节滑囊炎等所致。这是中老年较常见的一种慢性疾病，体形肥胖的妇女易患此症。

【表现】

本病起病缓慢，可有几个月或几年的病史。主要表现为足跟疼痛，疼痛部位一般比较固定，有明显的压痛点，可伴有足底胀麻感或紧张感。早晨起床后刚开始站立或走动时疼痛剧烈，长期站立或行走可使疼痛加重，休息后则减轻，温热时感觉舒适，遇冷后病情加重。

【治疗方法】

取穴：疼痛局部。

操作：采用闪罐法，病人取俯卧位，患侧腿屈膝 90°，足底向上，在疼痛局部闪罐，罐热后，将罐体翻转，以烫手的罐底按压疼痛局部，至罐温与体温接近为止，反复 5 次。

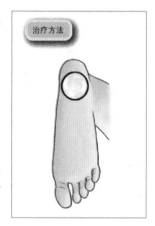

小贴士：

（1）采用拔罐方法治疗时，可配合使用针灸、热敷等方法。

（2）急性期应注意休息，减少站立和行走。

（3）患者可以穿软底鞋或在鞋内放置海绵垫，以减轻疼痛。

二十一、哮喘

哮喘是宿痰伏肺，遇诱因引触，导致痰阻气道，气道挛急，肺失肃降，肺气上逆所致的发作性痰鸣气喘疾患。发作时喉中哮鸣有声，呼吸气促困难，甚则喘息不能平卧。引发哮喘的原因有很多种，主要原因为变应原刺激和肺部病毒感染。常见的过敏原有花粉、灰尘、霉菌、吸烟、化学气体及动物皮屑等。本病有季节性发病或加重的特点，常先有喷嚏、咽喉发痒、胸闷等先兆症状，如不及时治疗可迅速出现哮喘。根据发作时的特点以及伴随症状的不同一般可以分为脾肺虚弱、气虚乏力、寒哮以及热哮 3 型。

（一）脾肺虚弱、气虚乏力

【表现】

咳喘气短，稍运动则加剧，咳声较低，痰多清稀，神疲乏力，食欲减退，大便稀薄，舌淡苔薄白。

【治疗方法】

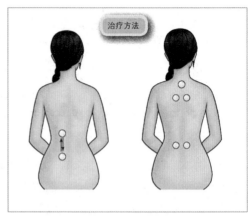

【选穴】背部足太阳膀胱经循行线上脾俞穴到大肠俞穴，大椎、肺俞、肾俞。

【定位】脾俞：在背部，当第一胸椎棘突下，旁开 1.5 寸 [与肚脐中相对应处即为第二腰椎，由第二腰椎往上摸 3 个椎体，即为第一胸椎，其棘突下缘旁开约 2 横指（示、中指）处为取穴部位]。

大肠俞：在腰部，当第四腰椎棘突下，旁开 1.5 寸——两侧髂前上棘之连线与脊柱之交点即为第四腰椎棘突下，其旁开约 2 横指（示、中指）处为取穴部位。

大椎：在背部正中线上，第七颈椎棘突下凹陷中。

肺俞：在背部，当第三胸椎棘突下，旁开 1.5 寸。

肾俞：在腰部，当第二腰椎棘突下，旁开 1.5 寸（与肚脐中相对应处即为第二腰椎，其棘突下缘旁开约 2 横指（示、中指）处为取穴部位）。

【拔罐方法】先采用走罐法，膀胱经从脾俞穴到大肠俞穴上涂抹万花油，用大号玻璃罐来回走罐，以皮肤出现红色瘀点为度，接着采用留罐法，将罐具留在大椎、肺俞、脾俞、肾俞等穴位。每日 1 次，每次留罐 10 分钟，10 次为 1 疗程，每 2 个疗程间隔 5 天。

（二）寒哮

【表现】

呼吸急促，喉中哮鸣有声，胸膈满闷如塞；伴有咳嗽，痰少咳吐不爽，或清稀呈泡沫状，口不渴，或渴喜热饮，面色晦暗带青色，形寒怕冷，或小便清，天冷或受寒易发，或怕冷，无汗，身体疼痛。

【治疗方法】

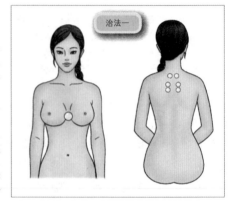

治法一：

【选穴】定喘、风门、肺俞、膻中。

【定位】定喘：在背部，当第七颈椎棘突下，旁开 0.5 寸。

风门：在背部，当第二胸椎棘突下，旁开 1.5 寸 [大椎穴往下推 2 个椎骨，其下缘旁开约 2 横指（示、中指）处为取穴部位]。

肺俞：在背部，当第三胸椎棘突下，旁开 1.5 寸 [大椎穴往下推 3 个椎骨，即为第三胸椎，其下缘旁开约 2 横指（示、中指）处为取穴部位]。

膻中：在胸部，当前正中线上，平第四肋间，两乳头连线的中点。

【拔罐方法】火罐法。留罐 10 分钟。各穴以皮肤出现瘀血为度，若不慎起泡，起罐后不挑破水泡，用消毒纱布敷盖固定即可，待水泡自行吸收结痂。每日1次，10次为1疗程。

治法二：

【选穴】肺俞、尺泽、列缺、天突。

【定位】肺俞：在背部，当第三胸椎棘突下，旁开1.5寸。

尺泽：肘横纹中，肱二头肌肌腱桡侧缘。

列缺：在前臂桡侧缘，桡骨茎突上方，腕横纹上1.5寸，当肱桡肌与拇长展肌腱之间（①两手虎口相交，一手食指压在另一手的桡骨茎突上，当示指尖端到达的凹陷中为取穴部位；②腕关节掌屈，在桡骨茎突上方可摸到一裂隙处，此处为取穴部位。

天突：在颈部，当前正中线上，胸骨上窝中央。

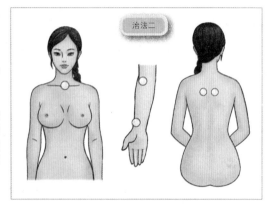

【拔罐方法】灸罐法。上述各穴（除天突外）行艾条温和灸，之后拔罐（除列缺外）并留罐10分钟，每日1次，10次为1疗程。

（三）热哮

【表现】

气粗息涌，喉中痰鸣如吼，胸胁胀闷，伴有咳嗽频作，咳痰色黄，黏浊稠厚，咳吐不利，烦闷不安，不恶寒，汗出，面赤，口苦，口渴喜饮。

【治疗方法】

治法一：

【选穴】中府、膻中、孔最、合谷、丰隆。

【定位】中府：在胸前壁的外上方，云门下1寸，平第一肋间隙，距前正中线6寸（两手叉腰正立，锁骨外侧端下缘的三角窝处是云门穴，由此窝正中垂直向下平第一肋间隙处为取穴部位）。

膻中：在胸部，当前正中线上，平第四肋间，两乳头连线的中点。

孔最：在前臂掌面桡侧，当尺泽与太渊连线上，腕横纹上7寸。

合谷：第一、第二掌骨间，当第二掌骨桡侧的中点处（以一手的

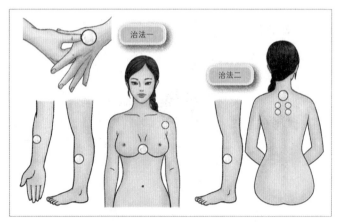

拇指掌面指关节横纹，放在另一手的拇、示指的指蹼缘上，屈指当拇指尖尽处为取穴部位）。

丰隆：在小腿前外侧，当外踝尖上8寸，条口外，距胫骨前缘2横指（中指）。

【拔罐方法】采用刺络拔罐法，用梅花针在各穴用轻叩刺，以微出血为度，再拔罐，留罐10分钟，以局部有少量血点冒出皮肤为度。隔日1次，10次为1疗程。

治法二：

【选穴】大椎、风门、肺俞、丰隆。

【定位】肺俞：在背部，当第三胸椎棘突下，旁开1.5寸。

风门：在背部，当第二胸椎棘突下，旁开1.5寸。

大椎：在背部正中线上，第7颈椎棘突下凹陷中。

丰隆：在小腿前外侧，当外踝尖上8寸，条口外，距胫骨前缘2横指（中指）（平腘横纹与足腕横纹连线之中点，在胫骨、腓骨之间，距胫骨前嵴约2横处为取穴部位）。

【拔罐方法】采用刺络拔罐法，用梅花针在各穴用轻叩刺，以微出血为度，再拔罐，留罐10分钟，以局部有少量血点冒出皮肤为度。隔日1次，10次为1疗程。

（四）对症治疗

若病人喘急，可配合在鱼际穴针灸，用捻转提插手法，直至病人喘息渐平息时方可出针。

小贴士：

（1）轻度哮喘可用单纯拔罐法治疗，重度哮喘应配合药物治疗。
（2）加强锻炼，增强体质，避免接触变应原，注意保暖，防止感冒。
（3）忌生冷、辛辣、肥甘的食物，忌食易引起哮喘病发作的食物，避免接触诱发因素，戒除烟酒，戒烟是减少哮喘发作和防止病情加重的条件之一。

二十二、头痛

头痛是一种常见的自觉症状，引起原因较复杂。是以头部疼痛为主要症状的一种病症。头部或五官疾病可致头痛，头部以外或全身性疾病也可致头痛，所以必须辨清头痛的发病原因，方可对症治疗，但颅内占位性病变或颅外伤所致头痛，不宜用拔罐治疗。根据病因及发作时特点的不同一般分为肝阳上亢头痛、风寒头痛、风热头痛 3 型。

（一）肝阳上亢头痛

【表现】

头胀痛多在两侧，伴有头晕目眩，心烦易怒，面红目赤，口苦胁痛，失眠多梦。

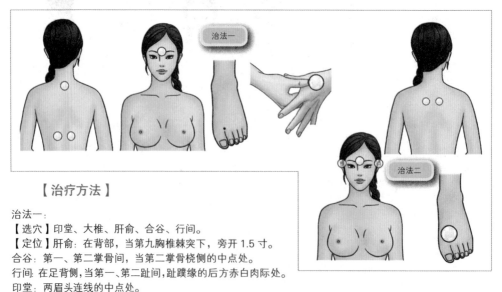

治法一

治法二

【治疗方法】

治法一：
【选穴】印堂、大椎、肝俞、合谷、行间。
【定位】肝俞：在背部，当第九胸椎棘突下，旁开 1.5 寸。
合谷：第一、第二掌骨间，当第二掌骨桡侧的中点处。
行间：在足背侧，当第一、第二趾间，趾蹼缘的后方赤白肉际处。
印堂：两眉头连线的中点处。
【拔罐方法】刺络拔罐法，行间只点刺出血不拔罐，其他穴位点刺放血后拔罐，留罐 10 分钟。每日 1 次，5 次为 1 疗程。
治法二：
【选穴】风门、太阳、印堂、太冲。

【定位】风门：在背部，当第二胸椎棘突下，旁开 1.5 寸。
太阳：在眉梢与目外眦之间向后约 1 寸的凹陷中。
印堂：两眉头连线的中点处。
太冲：在足背侧，当第一跖骨间隙的后方凹陷处 [由第一、第二趾间缝纹向足背上推，至其两骨联合缘凹陷中。
【拔罐方法】风门、太阳、印堂 3 穴采取单纯拔罐法，留罐 10 分钟。太冲穴点刺出血，以微微出血为度，每日 1 次，5 次为 1 疗程。

（二）风寒头痛

【表现】

全头痛，痛势较剧烈，痛连项背，常喜裹头，恶风寒，口淡不渴。

【治疗方法】

【选穴】风门、太阳、外关。
【定位】风门：在背部，当第二胸椎棘突下，旁开 1.5 寸。
太阳：在眉梢与目外眦之间向后约 1 寸的凹陷中。
外关：在前臂背侧，当阳池与肘尖的连线上，腕背横纹上 2 寸，尺骨与桡骨之间。
【拔罐方法】艾罐法。先在上述各穴拔罐，留罐 10 分钟，起罐后用艾条温灸风门、外关 10 分钟，每日 1 次，3 次为 1 疗程。

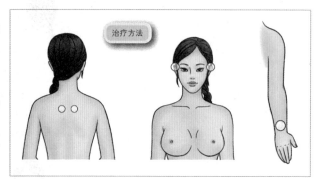

（三）风热头痛

【表现】

头痛而胀，甚则疼痛如裂，伴有发热恶风，面红赤，口渴喜饮，大便秘结，小便黄赤。

【治疗方法】

治法一：
【选穴】大椎、风门、太阳、曲池。
【定位】大椎：在背部正中线上，第 7 颈椎棘突下凹陷中。
风门：在背部，当第二胸椎棘突下，旁开 1.5 寸。
太阳：在眉梢与目外眦之间向后约 1 寸的凹陷中。
曲池：在肘横纹的外侧端，屈肘时当尺泽与肱骨外上髁连线中点。
【拔罐方法】单纯拔罐法，留罐 10 分钟，每日 1 次，3 次为 1 疗程。
治法二：
【选穴】太阳、大椎、肺俞、外关。
【定位】太阳：在眉梢与目外眦之间向后约 1 寸的凹陷中。

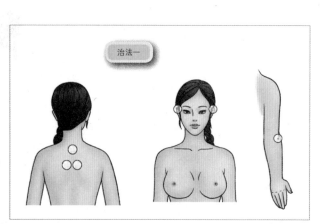

大椎：在背部正中线上，第七颈椎棘突下凹陷中。
肺俞：在背部，当第三胸椎棘突下，旁开 1.5 寸。
外关：在前臂背侧，当阳池与肘尖的连线上，腕背横纹上 2 寸，尺骨与桡骨之间。
【拔罐方法】单纯拔罐法，留罐 10 分钟，每日 1 次，3 次为 1 疗程。

拔罐治疗头痛对缓解症状效果良好，但引发头痛的因素复杂多样，若多次拔治无效或症状加重，应考虑有其他病变因素，需到医院查治，以免延误病情。

二十三、失眠

失眠是以经常不能获得正常睡眠为特征的一种病症。轻者入睡困难，有入睡后易醒者，有醒后不能再入睡者，亦有时睡时醒者，严重者则整夜不能入睡。一般分为心肾不交、心脾两虚、肝郁气滞 3 型。

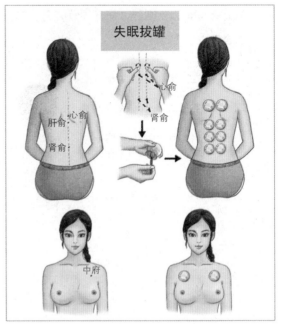

失眠拔罐

（一）心肾不交

【表现】

失眠伴心悸不安，口干咽燥，颧红面赤，腰膝酸软。

【治疗方法】

【选穴】心俞、肾俞、内关、神门。

【定位】心俞：在背部，当第五胸椎棘突下，旁开 1.5 寸 [由平双肩胛骨下角之椎骨（第七胸椎），往上推 2 个椎骨，即第五胸椎棘突下缘，旁开约 2 横指（示、中指）处为取穴部位]。

肾俞：在腰部，当第二腰椎棘突下，旁开 1.5 寸 [与肚脐中相对应处即为第二腰椎，其棘突下缘旁开约 2 横指（示、中指）处为取穴部位。

内关：在前臂掌侧，当曲泽与大陵的连线上，腕横纹上 2 寸，掌长肌肌腱与桡侧腕屈肌肌腱之间。

神门：在腕部，腕掌侧横纹尺侧端，尺侧腕屈肌肌腱的桡侧凹陷处。

【拔罐方法】单纯拔罐法，留罐 10 分钟，每日 1 次，5 次为 1 疗程。

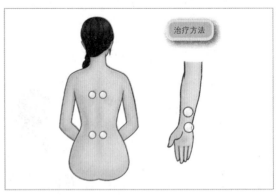

治疗方法

（二）心脾两虚

【表现】

多梦易醒，心悸健忘，伴头晕目眩，肢倦神疲，饮食无味，面色少华，或脘闷纳呆。

【治疗方法】

治法一：

【选穴】心俞、脾俞、内关、神门。

【定位】心俞：在背部，当第五胸椎棘突下，旁开 1.5 寸 [由平双肩胛骨下角之椎骨（第七胸椎），往上推 2 个椎骨，即第五胸椎棘突下缘，旁开约 2 横指（示、中指）处为取穴部位。

脾俞：在背部，当第一胸椎棘突下，旁开 1.5 寸 [与肚脐中相对应处即为第二腰椎，由第二腰椎往上摸 3 个椎体，即为第一胸椎，其棘突下缘旁开约 2 横指（示、中指）处为取穴部位]。

内关：在前臂掌侧，当曲泽与大陵的连线上，腕横纹上 2 寸，掌长肌肌腱与桡侧腕屈肌肌腱之间。

神门：在腕部，腕掌侧横纹尺侧端，尺侧腕屈肌肌腱的桡侧凹陷处 [仰掌，豌豆骨（手掌小鱼际肌近腕部有一突起圆骨）的桡侧，掌后第一横纹上，尺侧腕屈肌肌腱的桡侧缘]。

【拔罐方法】单纯拔罐法，留罐 10 分钟，每日 1 次，5 次为 1 疗程。

治法二：

【选穴】足三里、三阴交、神门。

【定位】神门：在腕部，腕掌侧横纹尺侧端，尺侧腕屈肌肌腱的桡侧凹陷处。

足三里：在小腿前外侧，当犊鼻下 3 寸，距胫骨前缘 1 横指（中指）（站位，用同侧手张开虎口围住髌骨上外缘，余 4 指向下，中指尖处为取穴部位）。

三阴交：在小腿内侧，当足内踝尖上 3 寸，胫骨内侧缘后方（以手 4 指并拢，小指下边缘紧靠内踝尖上，食指上缘所在水平线在胫骨后缘的交点，为取穴部位）。

【拔罐方法】单纯拔罐法，留罐 10 分钟，每日 1 次，5 次为 1 疗程。

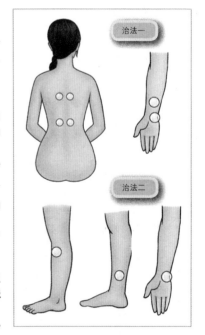

小贴士：

调适情志，喜怒有节，开阔心胸，淡泊名利，劳逸结合，起居规律，晚餐清淡，按时睡眠。积极查治可能引发本病的原发病症。

二十四、惊悸

惊悸，是指由于七情不节累及于心所导致的，以惊悸为主要外兆的心病，属于现代医学的心脏神经官能症。本病临床多为阵发性，有时也有呈持续性者，并伴有胸痛、胸闷、喘息、吸气不够、头晕和失眠等症状。一般分为心脾两脏虚损和心气虚，胆怯易惊 2 型。

（一）心脾两脏虚损

【表现】

心跳不安，气短，失眠多梦，思虑劳心则加重，多伴有神疲乏力，眩晕健忘，面色无华，口唇色淡，食少腹胀，大便稀烂。

【治疗方法】

【选穴】心俞、脾俞、内关、气海、关元。

【定位】心俞：在背部，当第五胸椎棘突下，旁开 1.5 寸。

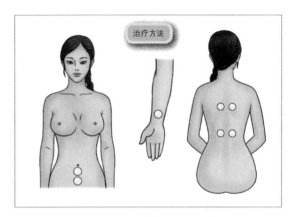

脾俞：在背部，当第二胸椎棘突下，旁开 1.5 寸 [与肚脐中相对应处即为第二腰椎，由第二腰椎往上摸 3 个椎体，即为第一胸椎，其棘突下缘旁开约 2 横指（示、中指）处为取穴部位]。

内关：在前臂掌侧，当曲泽与大陵的连线上，腕横纹上 2 寸，掌长肌肌腱与桡侧腕屈肌肌腱之间。

气海：在下腹部，前正中线上，当脐中下 1.5 寸。

关元：在下腹部，前正中线上，当脐中下 3 寸。

【拔罐方法】灸罐法。上述各穴拔罐后留罐 10 分钟，之后行温和灸 15 分钟，以皮肤感觉温热、舒适感为度，10 次为 1 疗程。

（二）心气虚、胆怯易惊

【表现】

心悸不宁，善惊易怒，稍惊即发，劳累则加重，兼有胸闷气短，自汗出，坐卧不安，不愿闻及声响，少寐多梦而易惊醒。

【治疗方法】

治法一：

【选穴】心俞至胆俞的连线、内关、关元。

【定位】心俞：在背部，当第五胸椎棘突下，旁开 1.5 寸［由平双肩胛骨下角之椎骨（第七胸椎），往上推 2 个椎骨，即第五胸椎棘突下缘，旁开约 2 横指（示、中指）处为取穴部位］。

胆俞：在背部，当第一胸椎棘突下，旁开 1.5 寸［由平双肩胛骨下角之椎骨（第七胸椎），往下推 3 个椎骨，即第一胸椎棘突下缘，旁开约 2 横指（示、中指）处为取穴部位］。

内关：在前臂掌侧，当曲泽与大陵的连线上，腕横纹上 2 寸，掌长肌肌腱与桡侧腕屈肌肌腱之间。

关元：在下腹部，前正中线上，当脐中下 3 寸。

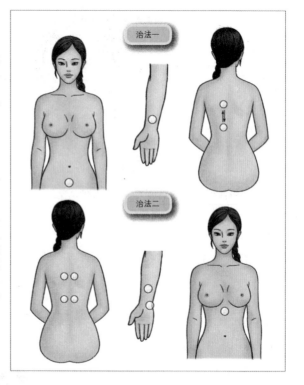

【拔罐方法】梅花针以轻度手法叩刺内关穴，以出血点较多为度，然后拔罐，出血量以较多血点冒出皮肤为准，然后取掉罐具。同时在心俞至胆俞的直线上涂抹万花油，用火罐吸定后来回走罐，至皮肤潮红为止。然后配合艾灸关元穴，至局部皮肤出现红晕，温热感明显为止。每日 1 次，10 次为 1 疗程。

治法二：

【选穴】心俞、胆俞、巨阙、间使、神门。

【定位】心俞：在背部，当第五胸椎棘突下，旁开 1.5 寸。

胆俞：在背部，当第一胸椎棘突下，旁开 1.5 寸。

巨阙：在上腹部，前正中线上，当脐中上 6 寸。

间使：在前臂掌侧，当曲泽与大陵的连线上，腕横纹上 3 寸，掌长肌肌腱与桡侧腕屈肌肌腱之间。

神门：在腕部，腕掌侧横纹尺侧端，尺侧腕屈肌肌腱的桡侧凹陷处［仰掌，豌豆骨（手掌小鱼际肌近腕部有一突起圆骨）的桡侧，掌后第一横纹上，尺侧腕屈肌肌腱的桡侧缘］。

【拔罐方法】单纯拔罐法，每日 1 次，10 次为 1 疗程。

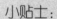小贴士：

（1）日常起居要有规律，清心寡欲，调适情志，不怒不怨，心态平和。

（2）注意营养，锻炼身体，增强抵御外邪入侵的能力。

二十五、冠心病

冠心病是冠状动脉粥样硬化性心脏病的简称。冠心病是一种 40 岁以后较为多见的心脏病。中老年人由于生理机能的慢慢衰退，如果对钙质摄取不足，会导致钙质从骨组织中大量释出。这一方面会造成骨质疏松，另一方面会使骨组织中的胆固醇等物质大量释出并沉淀或附在血管壁上，加重血管硬化，从而影响人体血液循环。根据冠状动脉病变部位、范围和程度的不同，冠心病可分为 5 型：隐性或无症状性冠心病、心绞痛、心肌梗死、心肌硬化、猝死。

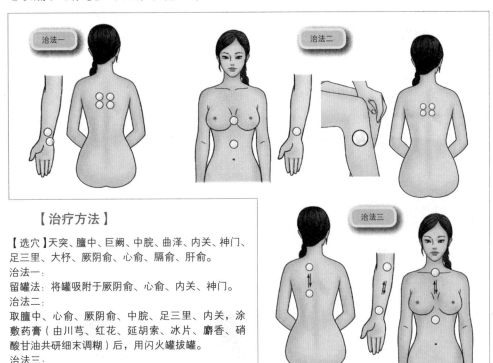

【治疗方法】

【选穴】天突、膻中、巨阙、中脘、曲泽、内关、神门、足三里、大杼、厥阴俞、心俞、膈俞、肝俞。
治法一：
留罐法：将罐吸附于厥阴俞、心俞、内关、神门。
治法二：
取膻中、心俞、厥阴俞、中脘、足三里、内关，涂敷药膏（由川芎、红花、延胡索、冰片、麝香、硝酸甘油共研细末调糊）后，用闪火罐拔罐。
治法三：
沿足太阳膀胱经的大杼至膈俞、任脉的天突至巨阙、手厥阴心包经的曲泽至内关来回走罐。

二十六、肺结核

肺结核是由结核杆菌引起的慢性传染病，俗称痨病，是一种常见的呼吸道传染病。排菌病人是传染源，主要由患者咳嗽排出结核菌经呼吸道传播。人体在抵抗力下时，容易感染发病。本病可累及所有年龄段的人，但患者中青壮年居多，男性多于女性。近年来老年人发病有增加趋势。本病属中医"肺痨"范畴。

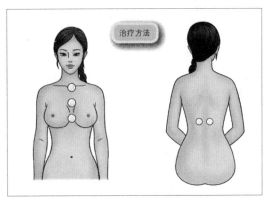

【治疗方法】

【选穴】天突、通气、膻中、胆俞。

【拔罐方法】仰卧位取天突、通气、膻中穴，用单纯拔罐法，留罐 5 ~ 10 分钟，或俯卧位取胆俞穴，用单纯拔罐法，留罐 10 分钟。每隔 1 ~ 2 日一次。

二十七、扁桃体炎

扁桃体炎为腭扁桃体的非特异性炎症，有急慢性之分。急性扁桃体炎多见于 10 ~ 30 岁的青年人，好发于春秋季节，通常与急性咽炎同时发生，主要由细菌感染引起。常见致病菌为溶血性链球菌、葡萄球菌和肺炎双球菌。细菌通过空气飞沫、食物或直接接触而传染。慢性扁桃体炎多由扁桃体炎的急性反复发作或隐窝引流不畅，细菌在隐窝内繁殖导致，也可继发于某些急性传染病，如猩红热、麻疹、白喉等。扁桃体炎的反复发作，除可引起明显的局部症状外，还可成为身体的一个重要隐患，在某些诱发因素存在的情况下，促使发生各种疾病或原有疾病恶化，特别是儿童时期慢性扁桃体炎的反复发作，容易合并风湿病、肾小球肾炎、风湿性心脏病等，应当加以重视。中医认为外感风热邪毒是本病发生的主要原因。本病急性者多为风火热毒之症，慢性者多属阴亏燥热之候。治疗当以清火、滋阴、润燥为基本法则。

【表现】

急性扁桃体炎：起病较急，咽痛明显，吞咽时加剧，伴有头痛、全身酸痛。

慢性扁桃体炎：扁桃体肿大，说话含糊不清，呼吸不畅或睡眠时打鼾，咽痛反复发作，咽部有异物感。

【治疗方法】

【选穴】大椎、风门、身柱、肺俞、心俞、曲池、外关、合关。

治法一：

拔罐法：将抽气罐吸附于大椎、肺俞、身柱、曲池等穴

治法二：

针罐法：先行针刺大椎、风门、肝俞、合谷等穴，得气后留针，用火罐或抽气罐法将罐吸附于穴位之上。

治法三：

刺络拔罐：先对大椎、肺俞、心俞、外关进行消毒，后用三棱针在各穴位点刺 2 ~ 3 下，再用闪罐法将罐吸拔于点刺部位。

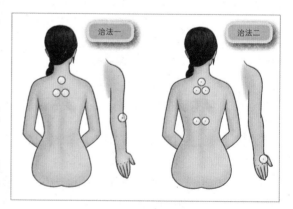

皮肤科疾病

一、白癜风

白癜风又称"白驳风"，是一种非常常见的皮肤病，一般都是后天发生的，男女均可发生，可见于任何年龄，但以青少年为多见，是因为皮肤的局部色素脱失而产生

的一块块白色斑片，多发生在颜面、手背等暴露在外的部位，虽然没有什么不适的感觉，但影响美容，所以患者感到很苦恼。本病的病因目前还不是十分清楚，可能与黑色素细胞毁损、自身免疫、遗传、精神神经因素等有关。

【表现】

本病可发生于任何部位，以面部、手背等处易发，常对称分布，也可单独散在，甚至沿皮神经呈节段状分布。病程缓慢，皮损处呈白色或乳白色的色素脱失斑，斑内毛发变白，边缘境界清楚，色素较深。急性疾病、精神刺激等因素可使白斑迅速扩大、增多。白斑大小不等，形态各异，一般无自觉症状。患处曝晒后变红或产生水泡。

【治疗方法】

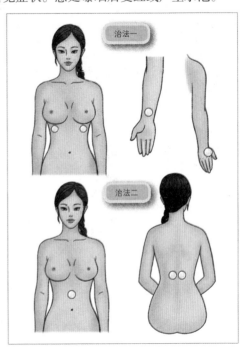

治法一：
取穴：期门、合谷、内关、病变局部。
操作：采用留罐法，患者取坐位，用闪火法将中号火罐吸拔在穴位上，留罐 10 ~ 15 分钟，每日 1 次。本法适用于肝郁气滞型，表现为白斑淡红，因情志不畅而蔓延，舌苔白。
治法二：
取穴：脾俞、中脘、病变局部。
操作：病变部位采用刺络拔罐法，对局部皮肤进行常规消毒后，用梅花针叩刺，然后用旋转移动拔罐至皮肤充血发红；脾俞、中脘穴采用留罐法，留罐 15 ~ 20 分钟，起罐后，均用艾条温灸 5 ~ 10 分钟。每日 1 次，5 次为 1 个疗程。
治法三：
取穴：病变局部。
操作：采用刺络拔罐法，对病变局部进行常规的消毒后，用三棱针在皮损中心点刺，呈梅花状，用火罐拔除污血。再外涂中药酊剂（红花、白蒺藜、川芎各等量，以 30% 的酒精进行适量浸泡），并且于日光下晾晒 15 分钟。每周 1 ~ 2 次，3 个月为 1 个疗程。

小贴士：

（1）采用拔罐方法治疗时，可配合使用针灸、热敷等方法。
（2）急性期应注意休息，减少站立和行走。
（3）患者可以穿软底鞋或在鞋内放置海绵垫，以减轻疼痛。

二、银屑病

银屑病是常见的慢性炎症性皮肤病，中医常称"牛皮癣""白癣"等。特征是在红斑上反复出现多层银白色干燥鳞屑。本病的发生与精神神经、酶代谢紊乱、内分泌、感染、外伤、寒冷潮湿、遗传等因素有关。本病在青壮年中比较多见，可发生于任何年龄。临床上分为寻常型、关节型、脓疱型和红皮症型 4 种类型。具体情况如下表所示：

寻常型	本病好发于头皮、四肢伸侧和骶部。开始为炎性红丘疹，常融合成片，呈点滴状、钱币状、地图状、斑块状等形状，大小不等，边缘清楚，上面覆盖白色的鳞屑，鳞屑容易剥落，剥去鳞屑后有发亮的红色薄膜，上面可见点状出血。病程缓慢，反复发作。大多进入冬春之季复发加剧，到夏季则减轻。可有不同程度的痛痒。不同部位病变可有不同的表现，累及头皮，表现为边界清楚的暗红色斑，上面覆盖着很厚的灰白色或灰黄色的鳞屑，头发被鳞屑簇集在一起而呈束状，但不脱落断发，皮损常发生于发际边缘；如累及指（趾）甲，则甲板可出现点状小凹陷，较严重者甲板增厚变脆，有沟纹，或与甲床分离
关节型	有关节的病变，病变常发生在银屑病之后，也可先于银屑病出现，多侵犯小关节（如指、趾关节），有时也侵犯肘、骶髂关节和椎间关节等。导致关节肿胀疼痛，活动受限制，关节僵硬或变形。可有发热、疲乏不适等全身症状
脓疱型	在红斑上出现密集的针尖至粟粒大小的脓疱，小脓疱很快融合成片状。常伴有发热、疲乏不适、关节疼痛等全身症状
红皮症型	此型大多由治疗不当引起。患者全身皮肤呈现弥漫性潮红、肿胀，每日有大量鳞屑脱落，头皮有厚积鳞痂，指（趾）甲混浊、增厚、变形或脱落，口、咽、鼻、眼结膜充血。常伴有发热、畏寒、头痛、疲乏不适等全身症状

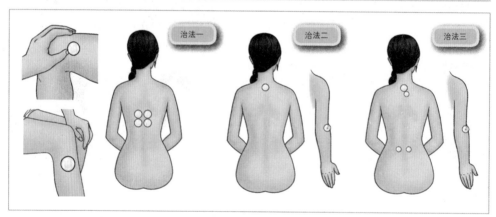

【治疗方法】

治法一：

取穴：肝俞、膈俞、血海、三阴交穴。

操作：双侧穴位交替使用，采用留罐法，患者取坐位，用闪火法将中等大小的玻璃罐吸拔在穴位上，留罐10～15分钟，每日1次。

治法二：

取穴：大椎、曲池穴。

操作：采用刺络拔罐法，对局部进行常规消毒后，用消毒的三棱针点刺，挤出几滴血，再在大椎穴处拔罐，留罐5～10分钟，出血1～5毫升，每日1次，10次为1个疗程，疗程间休息5日。

治法三：

取穴：大椎、陶道、曲池、肾俞、皮损局部。

操作：采用刺络拔罐法，对局部进行常规消毒后，用三棱针点刺或梅花针叩刺，以微出血为度，然后加拔火罐，留罐10～15分钟，每日或隔日1次，10次为1个疗程。

三、湿疹

湿疹是全身均可出现的以糜烂、瘙痒、红疹为主症的常见皮肤病。特点是多形性损害，常对称分布，自觉瘙痒，反复发作，易演变成慢性湿疹。男女老幼皆可发病，且无明显季节性，但多有冬季常复发的现象。可广泛发于全身，也可局限于某些部位。一般分为急性、亚急性和慢性 3 类。具体情况如下表所示：

急性湿疹	起病较快，可发于身体任何部位，亦可泛发全身，多对称分布，也有不对称的。皮疹开始时局部出现片状水肿性红斑，逐渐向四周扩展，同时在红斑上或周围皮肤出现数量较多的红色丘疹，可演变为丘疹、水疱或脓疱，破损后发生糜烂、渗液，接着便结痂、脱屑。自觉剧烈瘙痒。病程 2 ～ 4 周，愈后容易复发。感染严重时可出现发热、全身不适等症状
亚急性湿疹	多由急性湿疹迁延而来，也可由慢性湿疹加重导致。红肿、水疱及渗出等减轻，开始脱屑、结痂，以丘疹、丘疱疹或小片状糜烂为主。自觉瘙痒，或患处有干裂感
慢性湿疹	多由急性、亚急性湿疹演变而来，也有少数发病初期就表现为慢性的。患处皮肤粗糙、增厚、变硬，呈暗红色或暗褐色，边界清楚，部分呈苔藓样，并有色素沉着，外周可有丘疹或丘疱疹。自觉瘙痒，有时较剧烈。病程缓慢，常时轻时重，迁徙数月不愈

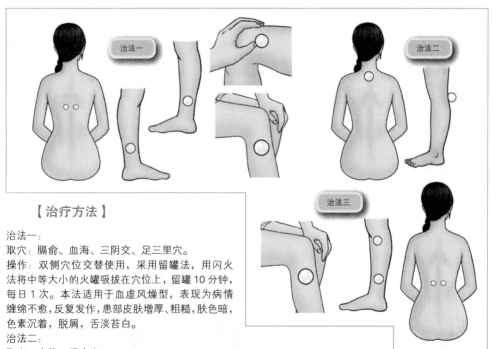

【治疗方法】

治法一：
取穴：膈俞、血海、三阴交、足三里穴。
操作：双侧穴位交替使用，采用留罐法，用闪火法将中等大小的火罐吸拔在穴位上，留罐 10 分钟，每日 1 次。本法适用于血虚风燥型，表现为病情缠绵不愈，反复发作，患部皮肤增厚、粗糙，肤色暗，色素沉着，脱屑，舌淡苔白。

治法二：
取穴：大椎、委中穴。
操作：采用刺络拔罐法，对局部进行常规消毒后，用消毒的三棱针点刺，用闪火法将直径为 2 ～ 3 厘米的玻璃火罐吸拔在穴位皮肤上，可以看到每个针孔有血液流出，皮肤充血发红即可起罐。每周 2 次，6 ～ 8 次为 1 个疗程。本法适用于急性炎症期。

治法三：
取穴：脾俞、足三里、阴陵泉、三阴交穴。
操作：双侧穴位交替使用，采用留罐法，用闪火法将中等大小的火罐吸拔在穴位上，留罐 10 ～ 15 分钟，每日 1 次。本法适用于湿热型，表现为皮损局部糜烂，渗液较多，瘙痒剧烈，伴有身热、疲乏、便秘或腹泻，舌苔黄腻。

四、风疹

风疹是由风疹病毒引起的一种急性呼吸道传染病。好发于冬春季节，经空气飞沫传播。感染后 18 天左右患病，病后有持久的免疫力。本病多发于儿童，成人也可发病。

妊娠妇女患风疹后可能导致流产、死胎或胎儿畸形。

【表现】

早期有低热、轻度头痛、流鼻涕、打喷嚏、咽痛、咳嗽、乏力等症状，耳后、后颈部及枕部淋巴结肿大，有轻度压痛。在发热 1 ～ 2 天后出红色斑丘疹，先发于面部，很快便波及全身，出疹期发热高达 38 ～ 39℃。2 ～ 3 天后皮疹消退，疹退后不留痕迹。

【治疗方法】

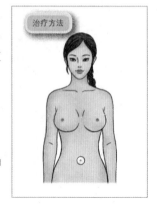
治疗方法

取穴：神阙穴。
操作：采用留罐法，在脐部拔罐，留罐 5 分钟，起罐后再拔罐 5 分钟，如此反复 3 次，共 15 分钟，每日 1 次。

小贴士：

症状较重者应卧床休息，饮食以流质或半流质为主。

五、荨麻疹

荨麻疹是一种常见的过敏性皮肤病。病因复杂，常见的有食物、药物、遗传、各种感染、动物羽毛、花粉、冷、热、日光等因素。可分为急性和慢性两种：急性荨麻疹在数日到 2 星期停止发疹；慢性荨麻疹可反复发作，经年累月不愈。

【表现】

临床表现为大小不等的局限性风疹块，形态不一，呈鲜红色、暗红色或苍白色，微高出于皮肤，瘙痒剧烈，一般几分钟到几小时消退，消退后不留任何痕迹。可伴有恶心、呕吐、头痛、腹痛、腹泻、胸闷、气短、呼吸困难、心慌等症状，严重者可发生过敏性休克。

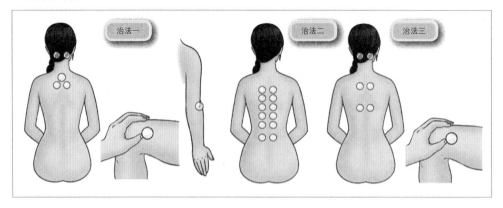
治法一　　　治法二　　　治法三

【治疗方法】

治法一：
取穴：大椎、曲池、风池、风门、血海穴。

操作：采用留罐法，患者取坐位，用闪火法将中等大小的火罐吸拔在穴位上，留罐 10～15 分钟，每日 1 次。本法适用于风寒束表型，表现为皮疹色白，遇冷或风吹加重，遇热则缓解，舌苔薄白。

治法二：

取穴：心俞、肺俞、肝俞、肾俞、脾俞、膈俞穴。

操作：患者取俯卧位，心俞、肺俞、肝俞、肾俞、脾俞穴先闪罐后留罐，每穴闪罐约 2 分钟，直至皮肤潮红，然后留罐 8～10 分钟；膈俞穴采用刺络拔罐法，对局部皮肤进行常规消毒后，用梅花针叩刺，直至局部隐隐出血，然后闪罐 5～10 下，吸出血液约 1 毫升，把罐内的瘀血用消毒棉球擦干净，并留罐 5 分钟。

治法三：

取穴：风门、风池、膈俞、血海穴。

操作：双侧穴位交替使用，采用刺络拔罐法，患者取坐位，对局部皮肤进行常规消毒后，用针点刺，然后用闪火法将中等大小的火罐吸拔在穴位上，留罐 10～15 分钟，每日 1 次。本法适用于风热客表型，表现为皮损色红，灼热剧痒，遇热加重，口渴，咽干，心烦，舌红，苔薄黄。

小贴士：

（1）患病期间忌食鱼、虾、蟹、辣椒、酒等刺激性食物。

（2）慢性荨麻疹患者应尽可能查明其病因，并针对病因进行根本性治疗。

（3）病变部位严禁搔抓，以免引起感染。

（4）尽可能找出发病诱因并尽早除去，如食用某种药物或食物，接触某种致敏物，吸入花粉、动物皮屑、羽毛、灰尘、蓖麻粉等。

（5）平时保持精神欢乐，心情舒畅，并加强体育锻炼，以增强体质。

（6）注意气温变化，随气温变化增减衣服。

（7）病情严重者，尤其是有过敏性休克或喉头水肿者，必须立即送医院救治。

六、皮肤瘙痒症

皮肤瘙痒症是一种临床上无原发性皮肤损害而以瘙痒为主的皮肤病，多见于 60 岁以上的老年人。中医称为"痒风"或"风瘙痒"。瘙痒的发生与季节、天气变化、疾病和机体代谢等因素有关。

【表现】

皮肤瘙痒，痒感时轻时重，夜间尤甚，以致常常夜不安眠，皮肤较干燥，常起屑，有时因搔抓，可见抓痕。

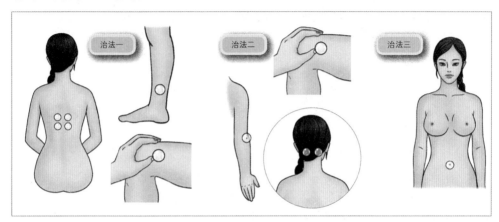

【治疗方法】

治法一：
取穴：肝俞、膈俞、血海、三阴交穴。
操作：采用留罐法，患者取坐位，用闪火法将中等大小的玻璃火罐吸拔在穴位上，留罐10～15分钟，每日1次。
本法适用于血热化燥型，表现为皮肤瘙痒，色红、灼热，遇热加重，伴有口干、心烦、尿赤、舌红、苔黄。
治法二：
取穴：风池、曲池、血海穴。
操作：采用留罐法，患者取坐位，用闪火法将中等大小的火罐吸拔在穴位上，留罐10～15分钟，每日1次。
本法适用于湿热瘀滞型，表现为多发于夏秋季节，患部皮肤潮湿，搔抓后易破溃，舌苔薄腻。
治法三：
取穴：神阙穴。
操作：采用留罐法，患者平卧，将火罐吸拔在穴位上，要求吸力要大，留罐5分钟，每日1～2次。

小贴士：

（1）积极治疗原发病，如肝胆疾病、习惯性便秘、糖尿病等。
（2）消除诱因，不吃易致敏及刺激性的食物，如鱼、虾、蟹及辛辣食物等，最好不吸烟，不喝酒、浓茶及咖啡。
（3）注意保持皮肤清洁，可使用一些保健护肤品。
（4）不用碱性强的肥皂洗浴，瘙痒处尽量不要搔抓、避免摩擦。
（5）应穿着柔软宽松的内衣，最好是棉织品，不要穿化纤内衣。
（6）坚持体育锻炼，提高机体抗病能力。
（7）保持精神愉快，避免不良情绪。

七、冻疮

冻疮是冬季常见的疾病，多见于儿童、青年女性或周围血循环不良者。

【表现】

常发生在手背、手指、足趾、足跟、足缘、耳郭、面颊等部位。局部表现为局限性暗紫红色肿块，按压可褪色，严重时可产生水疱，疱破后形成糜烂。局部有肿胀感、瘙痒，遇热后加剧，溃烂后疼痛。

【治疗方法】

治疗方法

取穴：足三里、命门、脾俞、肾俞穴。
配穴：病位在手加外关、中渚穴；病位在足加冲阳、阳交穴。

八、偏瘫

偏瘫又叫半身不遂，是指一侧上下肢、面肌和舌肌下部的运动障碍，它是急性脑血管病的一个常见症状。轻度偏瘫病人虽然尚能活动，但走起路来，往往上肢屈曲，下肢伸直，瘫痪的下肢走一步划半个圈，这种特殊的走路姿势，叫作偏瘫步态。严重者常卧床不起，丧失生活能力。一般分为虚证和实证2型。

（一）虚证

【表现】

半身不遂，肢体瘫软，言语不利，口舌歪斜，伴有面色苍白、气短乏力、偏身麻木、心悸自汗出；或伴有手足心热、肢体麻木、五心烦热、失眠、眩晕耳鸣等。

【治疗方法】

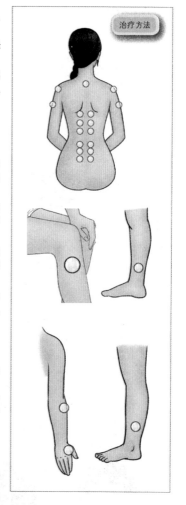

治疗方法

【选穴】肩髃、臂臑、手三里、合谷、大椎、膈俞、肝俞、脾俞、肾俞、气海、关元、足三里、三阴交、悬钟。

【定位】肩髃：在肩部，三角肌上，臂外展或向前平伸时，当肩峰前下方凹陷处。

臂臑：在臂外侧，三角肌止点处，当曲池与肩髃连线上，曲池上 7 寸（屈肘，紧握拳，上肢用力令其紧张，三角肌下端偏内侧处为取穴部位）。

手三里：在前臂背面桡侧，当阳溪与曲池穴连线上，肘横纹下 2 寸。（桡侧肘横纹头下 2 横指，阳溪与曲池的连线上）。

合谷：第一、第二掌骨间，当第二掌骨桡侧的中点处。

大椎：在背部正中线上，第七颈椎棘突下凹陷中。

膈俞：在背部，当第七胸椎棘突下，旁开 1.5 寸 [由平双肩胛骨下角之椎骨（第七胸椎），其棘突下缘旁开约 2 横指（示、中指）处为取穴部位]。

肝俞：在背部，当第九胸椎棘突下，旁开 1.5 寸 [由平双肩胛骨下角之椎骨（第七胸椎），往下推 2 个椎骨，即第九胸椎棘突下缘，旁开约 2 横指（示、中指）处为取穴部位]。

脾俞：在背部，当第一胸椎棘突下，旁开 1.5 寸 [与肚脐中相对应处即为第二腰椎，由第二腰椎往上摸 3 个椎体，即第二胸椎，其棘突下缘旁开约 2 横指（示、中指）处为取穴部位]。

肾俞：在腰部，当第二腰椎棘突下，旁开 1.5 寸 [与肚脐中相对应处即为第二腰椎，其棘突下缘旁开约 2 横指（示、中指）处为取穴部位]。

气海：在下腹部，前正中线上，当脐中下 1.5 寸。

关元：在下腹部，前正中线上，当脐中下 3 寸。

足三里：在小腿前外侧，当犊鼻下 3 寸，距胫骨前缘一横指（中指）（站位，用同侧手张开虎口围住髌骨上外缘，余 4 指向下，中指尖处为取穴部位）。

三阴交：在小腿内侧，当足内踝尖上 3 寸，胫骨内侧缘后方（以手 4 指并拢，小指下边缘紧靠内踝尖上，示指上缘所在水平线在胫骨后缘的交点，为取穴部位）。

悬钟：在小腿外侧，当外踝尖上 3 寸，腓骨前缘。

【拔罐方法】灸罐法。先在大椎、膈俞、肝俞、脾俞、肾俞、气海、关元、足三里各穴用艾条温和灸 5 ~ 10 分钟，以局部皮肤红晕为度。然后各穴拔罐，留罐 15 分钟，每日 1 次，10 次为 1 疗程。

（二）实证

【表现】

半身不遂，肢体强痉，口舌歪斜，言语不利，伴有眩晕头胀痛、面红目赤、心烦易怒、口苦咽干、便秘尿黄；或伴有腹胀便秘、头晕目眩、口黏痰多、午后面红、烦热等。

【治疗方法】

【选穴】肩髃、曲池、合谷、居髎、环跳、风市、阳陵泉、承山、血海。

【定位】肩髃：在肩部，三角肌上，臂外展或向前平伸时，当肩峰前下方凹陷处。[上臂外展至水平位，在肩部高骨（锁骨肩峰端）外，肩关节上出现两个凹陷，前面的凹陷为取穴部位]。

曲池：在肘横纹的外侧端，屈肘时当尺泽与肱骨外上髁连线中点（仰掌屈肘成45°，肘关节桡侧，肘横纹头为取穴部位）。

合谷：第一、第二掌骨间，当第二掌骨桡侧的中点处（以一手的拇指掌面指关节横纹，放在另一手的拇、示指的指蹼缘上，屈指当拇指尖尽处为取穴部位）。

居髎：在髋部，当髂前上棘与股骨大转子最凸点连线的中点处。

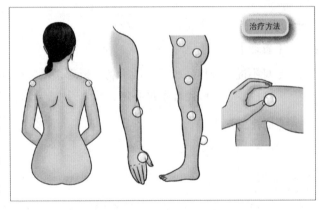

环跳：在股外侧部，侧卧屈股，当股骨大转子最凸点与骶骨裂孔连线的外1/3与中1/3交点处（侧卧位，下面的腿伸直，以拇指指关节横纹按在大转子头上，拇指指向尾骨尖端，当拇指尖所指处为取穴部位）。

风市：在大腿外侧部的中线上，当腘横纹上7寸（或直立垂手时，中指尖处）。

阳陵泉：在小腿外侧，当腓骨头前下方凹陷处（坐位，屈膝成90°，膝关节外下方，腓骨小头前缘与下缘交叉处的凹陷，为取穴部位）。

承山：在小腿后面正中，委中与昆仑之间，伸直小腿或足跟上提时腓肠肌肌腹下出现尖角凹陷处（腘横纹中点至外踝尖平齐处连线的中点为取穴部位）。

血海：屈膝，在大腿内侧，髌底内侧端上2寸，当股四头肌内侧头的隆起处（坐位，屈膝成90°，医者立于患者对面，用左手掌心对准右髌骨中央，手掌伏于其膝盖上，拇指尖所指为取穴部位）。

【拔罐方法】单纯拔罐法，上述各穴拔罐，留罐15分钟，每日1次，10次为1疗程。

九、面瘫

面瘫是以面部表情肌群运动功能障碍为主要特征的一种常见病，一般症状是口眼歪斜。它是一种常见病、多发病，不受年龄和性别限制。患者面部往往连最基本的抬眉、闭眼、鼓腮、努嘴等动作都无法完成。一般分为痰浊内阻和风寒外袭2型。

（一）痰浊内阻

【表现】

颜面向健侧歪斜，患侧肌肉松弛，可见患侧额纹消失，眼睛闭合不全，鼻唇沟变浅或消失，口角下垂，不能做皱眉、露齿、鼓腮等动作，可伴有言语不利、舌强硬、舌歪斜等症状。

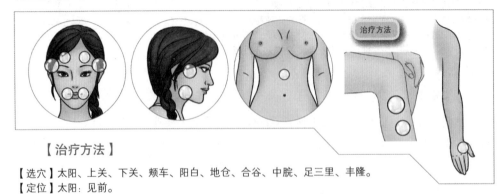

【治疗方法】

【选穴】太阳、上关、下关、颊车、阳白、地仓、合谷、中脘、足三里、丰隆。

【定位】太阳：见前。

上关：在耳前，下关直上，当颧弓的上缘凹陷处。

下关：在面部耳前方，当颧弓与下颌切迹所形成的凹陷中。

颊车：在面颊部，下颌角前上方约一横指（中指），当咀嚼时咬肌隆起，按之凹陷处。

阳白：在前额部，当瞳孔直上，眉上 1 寸。

地仓：在面部口角外侧，上直对瞳孔。

合谷：第一、第二掌骨间，当第二掌骨桡侧的中点处。

中脘：在上腹部，前正中线上，当脐中上 4 寸 [仰卧位，在上腹部，前正中线上，脐中与胸剑联合部（心窝上边）的中点为取穴部位]。

足三里：在小腿前外侧，当犊鼻下 3 寸，距胫骨前缘一横指（中指）（站位，用同侧手张开虎口围住髌骨上外缘，余 4 指向下，中指尖处为取穴部位）。

丰隆：在小腿前外侧，当外踝尖上 8 寸，条口外，距胫骨前缘 2 横指（中指）。（平膝横纹与足腕横纹连线之中点，在胫骨、腓骨之间，距胫骨前嵴约 2 横指处为取穴部位）。

【拔罐方法】刺络拔罐法。可先用梅花针轻轻叩刺患侧面部太阳、阳白、上关、下关、地仓、颊车处，然后在太阳、下关、地仓、颊车处拔罐后留罐 5 ~ 10 分钟，以局部较多血点冒出皮肤为度，每日 1 次，5 次为 1 疗程。

（二）风寒外袭

【表现】

起病急，多在晨起起床后发现口角歪斜、流口水，不能自止，进食后易造成食物残留，不能鼓腮、吹口哨等，可伴有恶寒发热，颈项不舒，多在吹风、吹空调后犯病。

【治疗方法】

【选穴】太阳、上关、下关、颊车、地仓、外关、合谷。

【定位】太阳：在眉梢与目外眦之间向后约 1 寸的凹陷中。

上关：在耳前，下关直上，当颧弓的上缘凹陷处。

下关：在面部耳前方，当颧弓与下颌切迹所形成的凹陷中（闭口，由耳屏向前摸有一高骨，其下方有一凹陷，若张口则该凹陷闭合和突起，此凹陷为取穴部位）。

颊车：在面颊部，下颌角前上方约一横指（中指），当咀嚼时咬肌隆起，按之凹陷处。

地仓：在面部口角外侧，上直对瞳孔（正坐平视，瞳孔直下垂线与口角水平线相交点为取穴部位）。

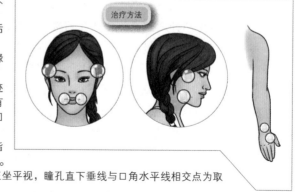

治疗方法

外关：在前臂背侧，当阳池与肘尖的连线上，腕背横纹上 2 寸，尺骨与桡骨之间。

合谷：第一、第二掌骨间，当第二掌骨桡侧的中点处（以一手的拇指掌面指关节横纹，放在另一手的拇、示指的指蹼缘上，屈指当拇指尖尽处为取穴部位）。

【拔罐方法】艾灸法、闪罐法。可先用梅花针轻轻叩刺患侧面部太阳、上关、下关、地仓、颊车处，然后在上述穴位上闪罐 5 ~ 10 分钟，再用艾条温和灸 15 分钟，每日 1 次，3 次为 1 疗程。另嘱患者用热毛巾湿敷患处，每次 15 分钟，每日 2 ~ 3 次。

小贴士：

（1）局部避免受寒吹风，必要时可戴口罩、眼罩防护；因眼睑闭合不全，灰尘容易侵入，每日滴眼药水 2 ~ 3 次，以防感染。

（2）拔罐治疗面瘫时，无论是周围神经性还是中枢神经性的，在取穴和治法上基本相同，但疗效差异较大。周围性面瘫、急性面瘫及病程短的面瘫疗效显著，5 ~ 6 次即愈；中枢性及病程长的疗效较差。

十、接触性皮炎

接触性皮炎是因接触某些物理、化学、生理等刺激而出现的皮肤炎症，多发生在皮肤裸露部位。临床表现：接触部位或扩展到身体的其他部位肿胀、瘙痒、红斑、丘疹、烧灼及胀痛，甚则起水疱或大疱以至坏死溃疡等。有的并伴有无力、头痛、头胀等全身症状。中医认为本病系风毒袭表，温热内蕴，热毒壅遏，气血失和而成，治宜疏风散邪、清热解毒、利湿止痒之法。

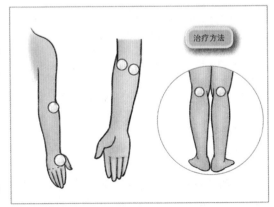

【治疗方法】

【选穴】尺泽、曲池、曲泽、合谷、委中。

【拔罐方法】

取上述穴位，以单纯留罐法吸拔穴位。留罐10分钟，每日1次。

十一、神经性皮炎

神经性皮炎是一种皮肤神经功能障碍性疾病，以阵发性皮肤瘙痒和皮肤苔藓化为主症，发病和神经精神因素及某些外在刺激因素有关。好发于颈后及两侧，肘窝等处。皮疹不甚广泛或仅限于上述部位时，称局限性神经皮炎；皮疹分布广泛，除局限型所涉及的部位外，眼、脸、头皮、躯干及四肢均受累时，则称为泛发性神经皮炎。

本病初发时局部皮肤瘙痒，因不断搔抓，渐渐出现圆形或多角形的扁平丘疹。疹的颜色和正常皮肤颜色相同或带褐色，表面很少有鳞屑。久之，皮肤逐渐变厚变硬，成为一块境界清楚的椭圆形或不规则斑块。斑块表面粗糙，皮沟显著加深，皮脊隆起，很像一块粗糙的牛皮，叫苔藓样改变。皮损部位干燥，不流水，也有时发性糜烂，奇痒无比，夜间尤甚。病程缓慢，时轻时重，反复发作。临床上分为局限型和泛发型两种。局限型好发于颈后或颈侧部位，占80%～90%，其次为肘伸面，会阴部；泛发型好发于颜面，四肢屈侧，手背等处。

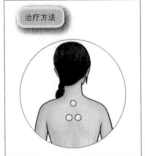

【治疗方法】

【选穴】大椎、身柱、肺俞穴及病灶处。

【拔罐方法】取上3穴，采用刺络罐法或留针罐法，先用三棱针点刺或用毫针刺穴位得气，然后将罐吸拔在点刺或留针的穴位上。病灶局部施行皮肤针罐法（叩击出血），均留罐10～15分钟。起罐后病灶上加艾条温和灸约15分钟，每日1次。缓解后隔1～2日1次，10次为一个疗程。

十二、带状疱疹

带状疱疹是一种病毒引起的皮肤病，可发生于身体任何部位，但以腰背为多见，故俗称"串腰龙"。病人感染后，往往暂不出现症状，病毒潜伏在脊髓后根神经节的神经元中，在机体免疫功能减退时才引起发病，如感染、肿瘤、外伤、疲劳及使用免疫抑制剂等时。

【表现】

本病发于三叉神经、椎神经、肋神经和腰底神经的分布区，初起时患部有瘙痒、灼热或痛的感觉，有时有全身不适、发热食欲不振等前期症状，随后有不规则的红斑、斑丘疹出现，很快演变成绿豆大小的集簇状水疱，疱液澄清，周围绕以红晕。数日内水疱干涸，可有暗黑色结痂，或出现色素沉着；与此同时不断有新疱出现，新旧疹群依神经走行分布，排列呈带状，故而得"带状疱疹"之名，疹群之间皮肤正常。有些患者皮损完全消退后，仍可留有神经痛，多数病人在发病期间疼痛明显，少数病人可无疼痛或仅有轻度痒感。中医认为，本病多因情至内伤，肝郁气滞，日久化火而致肝胆火盛，外受毒邪而发。中医学属缠腰火丹、缠腰龙、蜘蛛疮范畴。

【治疗方法】

【选穴】一组病灶处、大椎、灵台穴；二组大椎、肝俞；三组身柱、脾俞。
【拔罐方法】取 1 组穴，在病灶处采用单纯密排，或加艾条温和灸 10 ~ 15 分钟，或用皮肤重叩，渗血后再施行密排罐法；大椎，灵台穴采用刺罐法，留罐 15 分钟。若局部疱疹溃破，渗液较多，可涂甲紫药水。取 2 组穴，采用刺络罐法，每次取 3 穴，点刺后拔罐 10 ~ 15 分钟，每日或隔日 1 次。

十三、痤疮

痤疮俗称粉刺，是毛囊皮脂腺的慢性炎症性疾病。雄性激素分泌增加使皮脂腺肥大，皮脂分泌增多，毛囊皮脂腺导管角化栓塞，皮脂淤积，被棒状杆菌分解，产生游离脂肪酸破坏毛囊壁，引发炎症。另外，饮食，气候，化学物质刺激也可以诱发本病。本病多发生于青春期男女，男性多于女性，青春期过后，大多自然痊愈或减轻。其基本病机为素体阳热偏盛，加上青春期生机旺盛，营血日渐偏热，血热外壅，气血郁滞，蕴阻肌肤。

痤疮常自青春期开始发生，好发于面，胸，肩等皮脂腺发达部位。皮损初起为圆锥形丘疹，与皮肤颜色一样，内含淡黄色皮脂栓，如毛囊口开放。皮脂栓顶端干燥污染而呈黑色，叫黑头粉刺。如毛囊口封闭或有细菌感染可形成脓疱、结节、囊腔。多无自觉症状或微痒。病程较长，时轻时重，多数到 25 ~ 30 岁逐渐自愈。

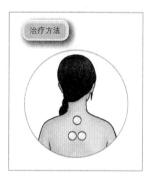

【治疗方法】

【选穴】大椎，身柱，肺俞穴及病灶处。
【拔罐方法】取上 3 穴，采用刺络罐法或留针罐法，先用三棱针点刺或用毫针刺穴位得气，然后将罐吸拔在点刺或留针的穴位上。病灶局部施行皮肤针罐法（叩击出血）或用敷蒜罐（将蒜捣烂敷在病灶上再拔罐）、涂药罐（在病灶上涂5% ~ 10% 来苏水或2.5% 碘酒），病灶宽者可多拔几个罐，均留罐 10 ~ 15 分钟。起罐后在病灶上加艾条温和灸约 15 分钟，每日 1 次。缓解后隔 1 ~ 2 日 1 次，10 次为 1 疗程。

外科疾病

一、风湿性关节炎

中医学认为，风湿性关节炎是由于风、寒、湿邪杂合，停滞于关节、肌肉，阻碍气机运行而成病的，不通则有疼痛。拔罐是借热力排去罐中空气，产生负压吸附于皮肤，使局部充血而达到康复的一种方法。有研究表明，拔罐能温通经络，祛湿逐寒，行气活血及消肿止痛。对于风湿性关节炎，拔罐能使关节周围的风寒湿邪气透于体表而外泄，改善局部的血液循环，消除致炎物质，加强新陈代谢，从而减轻症状，促进康复。

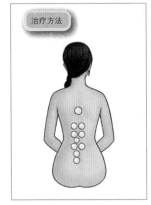

类风湿性关节炎是种结缔组织的非化脓性炎症，以关节部位为主，也可能触及其他器官，寒冷和潮湿可引发此病。

【治疗方法】

【选穴】一组大椎区、下尖、下尖、门区；二组神道区、脾区、肝区、肾俞、腰区。

【拔罐方法】留罐法。根据以上穴位留罐 10 ～ 15 分钟，每周 2 ～ 3 次。

二、肩周炎

肩周炎是指遍肩关节周围的肌肉、肌腱、滑囊以及关节囊等组织的一种慢性退行性炎性无菌疾病。临床主要表现为逐渐出现患侧肩关节疼痛和肩关节活动受限，夜间尤甚，亦可为双侧性，日久患侧肩关节甚至上肢肌肉可出现失用性萎缩。本病多发生在 40 岁以上之中老年人，女性发病率高于男性，以非体力劳动者为多见。

本病又称"肩关节周围炎""老年肩"，属于中医学的"肩凝证""漏肩风""冻结肩""五十肩"等病症范畴。多因肝肾亏虚、气血虚弱，血不荣筋，或外伤后遗，痰浊瘀阻，复感风寒湿之邪侵袭经络，致使气血凝滞不畅，瘀阻经脉所致。

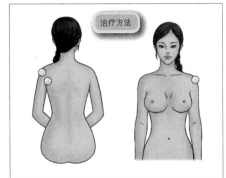

【治疗方法】

主穴：肩髃、肩髎、肩贞、压痛点、阿是穴。

配穴：曲池、外关、中渚、臂臑。

【拔罐方法】取以上穴位单罐吸收，留罐 10 ～ 15 分钟。每日一次。

三、落枕

落枕是指急性单纯性颈项强痛、活动受限的一种病症。多因体质虚弱，劳累过度，睡眠时头颈部位置不当，或枕头高低不适或太硬，使颈部肌肉（如胸锁乳突肌、斜方肌、肩胛提肌等）过长时间维持在过度伸展位或紧张状态，或患者事前无准备，致使颈部突然扭转，或肩扛重物，颈部肌肉扭伤或引起痉挛等原因导致。落枕易引起颈部肌肉静力性损伤或痉挛。本病无论男女老幼皆可发生，是临床常见多发病。临床主要表现为颈部肌肉强直、酸胀、转动失灵、强行则痛。轻者可自行痊愈，重者可延至数周。

本病又称"颈部伤筋"，属于祖国医学的"失枕""颈部伤筋"等病症范畴。多因起居不当，受风寒湿邪侵袭，寒凝气滞，经脉瘀阻而起。

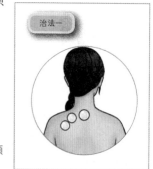

【治疗方法】

【选穴】颈部阿是穴、大椎、肩中俞、肩外俞。

治法一：

采用真空拔罐疗法，取以上穴位单罐吸收，留罐 10 ~ 15 分钟。

治法二：

选择大小适宜的罐，用闪罐法将罐吸拔于疼痛部位，沿着肌肉走行，在颈部来回推拉火罐，至疼痛部位皮肤出现红色瘀血为止。

男科疾病

一、男性不育症

夫妻共同生活 2 年以上，未采取避孕措施，由于男方原因使女方未能受孕者，称为男性不育症。病因很复杂，性功能障碍、精子功能异常、生殖系统感染、隐睾、药物等因素均可引起本病。

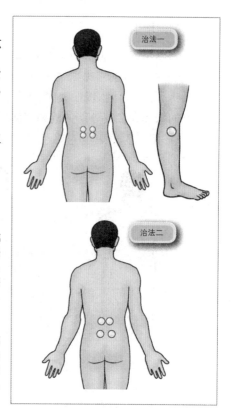

【表现】

夫妻共同生活 2 年以上，性生活时未采取避孕措施，女方生殖功能正常而未能受孕。

【治疗方法】

治法一：

取穴：肾俞、气海、足三里穴。

操作：采用留罐法，患者取坐位，用闪火法将中口径玻璃火罐吸拔在穴位上，留罐 5 ~ 10 分钟，每日 1 次。本法适用于肾阴虚型，表现为精子量少或死精过多，性欲强烈，头晕，耳鸣，心悸，失眠，多梦，五心烦热，口干，腰膝酸软，舌红。

治法二：

取穴：肾俞、命门、关元穴。

操作：采用留罐法，患者取坐位，用闪火法将中口径玻璃火罐吸拔在穴位上，留罐 10 ~ 15 分钟，每日 1 次。本法适用于肾阳不足型，表现为性欲淡薄，阳痿，滑精，精液清稀，酸膝酸软，精神萎靡，面色㿠白，小便清长，夜尿多，畏寒肢冷，舌淡，苔白。

二、早泄

早泄是指性交时间极短，或阴茎插入阴道就射精，随后阴茎即软，不能正常进行性交的一种病症，是最常见的一种男性性功能障碍。中医认为多由于房劳过度或频犯手淫，导致肾精亏耗，肾阴不足，相火偏亢，或体虚羸弱，虚损遗精日久，肾气不固，导致肾阴阳俱虚所致。过度兴奋，紧张冲动也是引起早泄的原因之一。

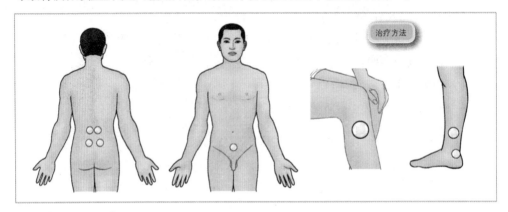

【治疗方法】

【选穴】命门、肾俞、关元、中极、足三里、三阴交、太溪。
【拔罐方法】以单纯拔罐法吸拔穴位，留罐 10 ～ 15 分钟，每日或隔日 1 次。

三、前列腺增生

前列腺增生又称前列腺肥大，是老年人常见的疾病之一。据报道，50 ～ 60 岁男性中，35% ～ 45% 有前列腺增生；至 60 ～ 70 岁时，有此病者则达 75%。此病的发病机制目前尚不明了，一般认为慢性炎症、性生活过度、盆腔充血是重要的致病因素。前列腺由围绕尿道的腺体和在其外层的前列腺体所组成，前列腺增大时，压迫尿道，可造成排尿阻塞不畅。排尿不畅，尿积存过多，又可引起泌尿系统继发感染，甚至膀胱结石。

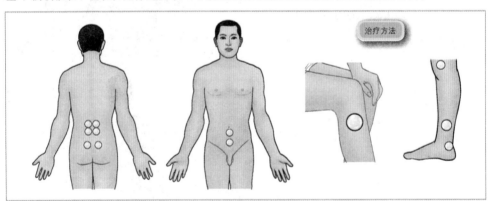

【治疗方法】

【选穴】肾俞、膀胱俞、气海、中极、足三里、血海、阴陵泉、三阴交、太溪。
【拔罐方法】取上穴，以单纯拔罐法吸拔穴位。留罐 10 ～ 15 分钟每日或隔日 1 次。

四、前列腺炎

前列腺炎是中年男性常见病之一，可分为急性和慢性两种。急性前列腺炎是由细菌或其毒素所致的前列腺体和腺管的急性炎症；慢性前列腺炎可继发于急性前列腺炎或慢性尿道炎，也可继发于全身其他部位的感染。诱发因素可以是过度饮酒、会阴部损伤、前列腺增生、房事过度等引起的前列腺长期充血。

急性前列腺炎可由细菌自下尿道逆行感染或因皮肤化脓性病灶、扁桃体炎，及呼吸道感染通过血液、淋巴液循环而引起，多见于青壮年。起病急骤，有发热、畏寒、厌食、乏力等全身症状，尿频、尿痛、排尿困难、终末血尿及腰骶部、会阴部和耻骨上部疼痛和直肠刺激症状，急性前列腺炎可形成脓肿，造成局部红肿，胀痛等。

慢性前列腺炎是男性生殖系统极为常见的疾病，症状多种多样、变化多端。病变轻者可无症状。常有排尿结束或尿道口有稀薄水样物或乳白色混浊液溢出，前列腺肿大、压痛，尿道口反而见不到液体滴沥的症状。持续性的慢性炎症刺激，会引起下身不适，会阴、肛门和阴囊等部位可有触痛和坠胀感，并常放射到人体横膈下的所有部位。

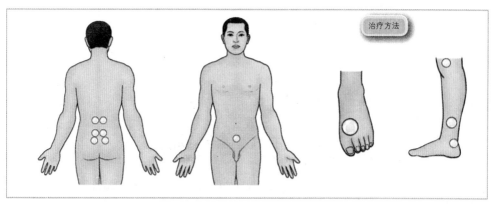

治疗方法

【**治疗方法**】

【选穴】肾俞、膀胱俞、关元、中级、阴陵泉、三阴交、太溪、太冲。
【拔罐方法】以单纯留罐法吸拔穴位，留罐 10 ～ 15 分钟，每日或隔日 1 次。

妇科疾病

一、痛经

妇女在经期或行经前后，出现腹痛、腰酸、下腹坠胀或其他不适，影响正常工作和生活的，称为痛经，是妇科常见疾病之一，多见于青年妇女。分为原发性和继发性两种。原发性痛经又称功能性痛经，指生殖器官无明显器质性病变的痛经；继发性痛经是生殖器官器质性病变所导致的痛经。

【**表现**】

本病随月经周期而发作。发病以经期或行经前后下腹及腰骶部疼痛为主要症状，可伴有恶心、呕吐、腹泻、头痛、头晕、腰酸、下腹坠胀及尿频等症状，严重者面色苍白，出冷汗，手脚凉，甚至虚脱。经妇科检查无明显生殖系统的器质性病变。

【**治疗方法**】

治法一：
取穴：关元、三阴交、公孙穴。

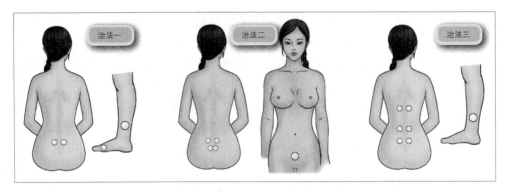

操作：采用留罐法，患者取坐位或仰卧位，用闪火法将中号火罐吸拔在穴位上，留罐 10～15 分钟，每日 1 次。本法适用于寒凝胞中型，表现为经前数日或经期小腹冷痛，得热则痛减，月经延后，经量少，经色暗，有血块，怕冷，面色发青，舌苔白。

治法二：

取穴：中极、关元、次髎穴。

配穴：气滞血瘀者（表现为经前或经期小腹胀痛或阵发性绞痛，拒按，经量少或经行不畅，经色紫暗，有血块，血块排出后疼痛减轻，可伴有胸胁、乳房胀痛，恶心，呕吐，汗出肢冷，烦躁易怒，舌质紫暗或舌尖边有瘀斑等症状）加气海、血海穴；寒凝胞中者（表现为经前数日或经期小腹冷痛，得热则痛减，月经延后，经量少，经色暗，有血块，怕冷，面色发青，舌苔白）加大赫穴；气血虚弱者（表现为经期或经后 1～2 日小腹绵绵作痛，喜按，月经量少，经色淡，质稀薄，伴有面色㿠白或萎黄，神疲乏力，食少，便溏，舌淡苔薄白）加气海、脾俞、膈俞、足三里；湿热下注者（表现为经前或经期小腹疼痛，拒按，伴有腰骶胀痛、白带较多、色黄质稠、有臭气、舌红、苔黄或腻等症状）加脾俞穴；肝肾虚损者（表现为月经将净或经后 1～2 日内小腹绵绵作痛，经色暗淡，经量少，质稀薄，可伴有腰膝酸软、头晕、耳鸣、眼花、潮热等症状）加肝俞、肾俞穴。

操作：采用留罐法，对穴位局部进行常规消毒后，用闪火法将大小适中的玻璃火罐吸拔在所选穴位上，留罐 10～15 分钟，每日 1 次，10 次为 1 个疗程。

治法三：

取穴：肝俞、肾俞、关元、三阴交穴。

操作：双侧穴位交替使用，采用留罐法，患者取坐位，用闪火法将中号火罐吸拔在穴位上，留罐 5～10 分钟，每日 1 次。本法适用于肝肾虚损型，表现为月经将净或经后 1～2 日内小腹绵绵作痛，经色暗淡，经量少，质稀薄，可伴有腰膝酸软、头晕、耳鸣、眼花、潮热等症状。

二、盆腔炎

盆腔炎是子宫内膜炎、子宫肌炎、附件炎和盆腔结缔组织炎的总称，指女性内生殖器官及其周围结缔组织、盆腔腹膜发生炎性病变，是妇科常见的疾病。炎症可局限于一个部位，也可涉及几个部位，可分为急性和慢性两种。

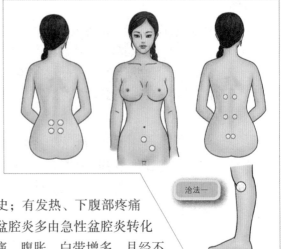

治法一

【表现】

急性盆腔炎的发病，常有近期流产、分娩、宫腔手术或经期性交史；有发热、下腹部疼痛伴下坠感及带下增多等症状。慢性盆腔炎多由急性盆腔炎转化而来，表现为下腹部隐痛、腰背酸痛、腹胀、白带增多、月经不调和不孕等症状，劳累、性交后，月经期加重。

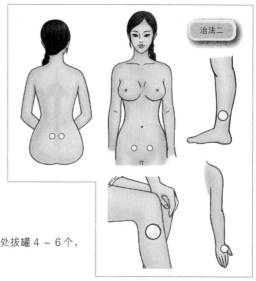

治法二

【治疗方法】

治法一：

取穴：一组关元、气海、归来、阴陵泉穴；二组次髎、肾俞、肝俞穴。

操作：每次选用 1 组穴位，2 组交替使用，采用留罐法，对穴位局部皮肤进行常规消毒，用闪火法将适当大小的玻璃火罐吸拔在所选穴位上，留罐 10 ~ 15 分钟，每日 1 次，10 次为 1 个疗程。本法适用于慢性盆腔炎。

治法二：

取穴：归来、关元穴。

配穴：三阴交、足三里、合谷穴．

操作：采用留罐法，在主穴处拔罐 4 ~ 5 个，配穴处拔罐 4 ~ 6 个，留罐 10 ~ 20 分钟。

小贴士：

（1）急性盆腔炎患者在灸治的同时，最好配合使用抗生素治疗，应及时就医，彻底治疗，防止转为慢性。

（2）患病期间应节制性生活，注意经期卫生，保持外阴清洁。

三、更年期综合征

更年期综合征是指妇女在更年期由于卵巢功能衰退，出现的以自主神经功能紊乱为主的一系列症状。更年期是绝经前后一段时期，此时期是妇女从性成熟期进入老年期的一个过渡，一般为 45 ~ 55 岁，持续 3 ~ 10 年，包括绝经前期、绝经期和绝经后期 3 个阶段。年轻妇女由于手术或放射治疗，也可出现更年期综合征的症状。

【表现】

雌性激素缺乏症状：面部潮红、潮热、出汗、头痛、眩晕、心悸不适、心绞痛、生殖器萎缩、阴道干燥疼痛、性欲减退、尿频、尿急、尿失禁、乳房变软下垂、皮肤干燥且弹性减弱、瘙痒、骨质疏松等。精神神经症状：倦怠、头晕、失眠、烦躁易怒、易激动、抑郁、多疑、情绪不稳定、记忆力减退、精神不集中等。

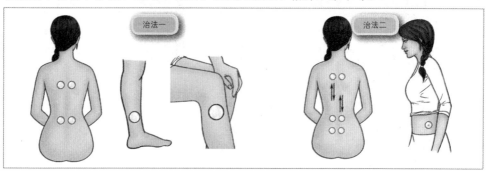

治法一　　　治法二

【治疗方法】

治法一：

取穴：肾俞、心俞、足三里、三阴交穴。

配伍：肾阳虚者加脾俞、气海俞穴；肾阴虚者加肝俞、血海穴。

操作：采用留罐法，对穴位局部进行常规消毒后，用闪火法将适当大小的玻璃火罐吸拔在所选穴位上，留罐 10 ~ 20 分钟，注意不要压力过大，以免皮肤起泡引起感染。每日 1 次，10 次为 1 个疗程。

治法二：

取穴：肺俞、肾俞、关元、京门穴。

操作：肺俞至肾俞穴采用走罐法，在背部涂抹适量的润滑油，用闪火法将火罐吸拔在肺俞穴上，推至肾俞穴，来回走罐20次，直到皮肤变红为止；关元、京门穴采用留罐法，用闪火法将火罐吸拔在穴位上，留罐20分钟。隔日 1 次。本法适用于肾阴虚型，表现为阴道分泌物减少，甚至干涩，性欲减退，潮热自汗，五心烦热，头晕，耳鸣，失眠多梦，腰膝酸软，大便便结，多愁善感，烦躁易怒，舌红少苔。

治法三：

取穴：腰背部的膀胱经和督脉。

操作：采用走罐法，患者取俯卧位，充分显露腰背部，涂抹上适量的润滑油，用闪火法将适当大小的玻璃火罐吸拔在腰部，然后沿着膀胱经和督脉推拉火罐，至皮肤出现红色瘀血为止，起罐后擦净皮肤上的油迹，一般 10 ~ 15 分钟，每日 1 次，10 次为 1 个疗程。

小贴士：

（1）患者平时应注意生活有规律，劳逸结合。

（2）保持乐观心态，避免情绪波动。

（3）少吃盐，尽量不吸烟，不喝酒。

四、不孕症

婚后夫妻同居 2 年以上，配偶健康，未避孕而未能怀孕者，或曾生育或流产，间隔 2 年以上未再受孕者称为不孕。

【表现】

婚后夫妻同居 2 年以上，未避孕而未能怀孕；或曾生育或流产，间隔 2 年以上未再受孕。男方精液检查正常，性生活正常。

【治疗方法】

治疗方法

【选穴】中极、气穴、三阴交穴。

【拔罐方法】采用留罐法，患者取坐位或仰卧位，用闪火法将中号火罐吸拔在穴位上，留罐10 ~ 15分钟，每日 1 次。本法适用于肝郁气滞型，表现为婚后不孕，月经先后不定，经行不畅，经量少，经色微暗，有血块，经期腹痛，经前乳房腹痛，胸闷，精神抑郁，喜欢叹气，烦躁易怒，舌暗红，苔薄白。

五、急性乳腺炎

急性乳腺炎是哺乳妇女的多发病、常见病，是乳房的急性化脓性炎症，多发生于产后哺乳期及回乳期。发展过程分三期：郁乳期、酿脓期、溃脓期。主要临床表现为寒战、高热、乳房红、肿、热、痛，乳房内很快形成胀肿，患侧腋窝淋巴结肿大，白细胞增高。本病多由于忧思恼怒、肝气郁结，或多食肥甘厚味，胃中积热，或因乳头皮肤破裂，外邪侵入乳房导致脉络阻塞，排乳不畅，火毒与积乳互凝而结肿。

【操作方法】

主穴：乳根、膻中、阿是穴（患侧乳房相应的背部）；背部督脉及膀胱经第一内侧线。

配穴：若肿块疼痛在乳头深部，取膏肓俞；乳房局部硬结处，加乳根、神封；发热恶寒加大椎、委中、合谷；腋下淋巴结肿大加肩井、曲池。

【拔罐方法】轻者只取单侧，即患乳的对侧背部，重者双侧背部取穴。在背部沿着膀胱经和督脉的循行线在背部来回走罐，至皮肤出现明显的红色瘀血。重点在患侧乳房相应的背部留罐 10 ～ 15 分钟，每日治疗一次，一般 1 ～ 5 次即愈。

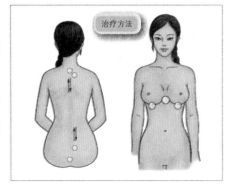

六、月经不调

月经失调也称月经不调。妇科常见病。表现为月经周期或出血量的异常，或是月经前、经期时的腹痛及全身症状。大致分为气滞血瘀、血热、肾虚 3 型。

（一）气滞血瘀

【表现】

月经或提前或延后，经量或多或少，颜色紫红，有血块，月经过程不顺利；或伴小腹疼痛，怕按；或有胁肋部、乳房、少腹等部位的胀痛，胸部不舒服。

【治疗方法】

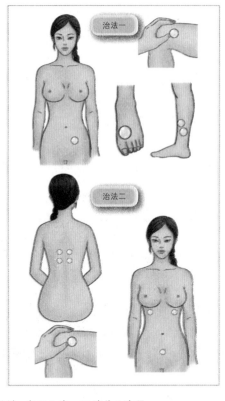

方法一：

【选穴】归来、血海、蠡沟、三阴交、太冲。

【拔罐方法】刺络拔罐法。太冲穴用梅花针点刺出血，以皮肤发红或微微出血为度。余穴拔罐后留罐 10 分钟，再艾灸归来穴约 15 分钟，以局部红晕为度。每日 1 次，10 次为 1 疗程。

治法二：

【选穴】膈俞、肝俞、期门、中极、血海。

【拔罐方法】刺络拔罐法。膈俞、肝俞两穴用梅花针点叩刺出血，以皮肤微微出血为度，之后拔罐，以局部有少量血点冒出皮肤为度。余穴采用单纯拔罐法，留罐 10 分钟，每日 1 次，10 次为 1 疗程。

（二）血热

【表现】

月经提前，量多，颜色深红或紫红，质稠黏，有血块；伴心胸烦闷、容易发怒、面色发红，口干，小便短黄，大便秘结。

【治疗方法】

治法一：

【选穴】大椎、曲池、中极、三阴交、隐白。

【拔罐方法】刺络拔罐法。曲池、大椎及隐白三穴用三棱针点刺出血，出血量以 3 ~ 5ml 为度，余穴拔罐，留罐 10 分钟，每日 1 次，10 次为 1 疗程。

治法二：

【选穴】血海、地机、三阴交、行间。

【拔罐方法】行间穴用梅花针轻叩刺，以皮肤发红或微微出血为度，余穴拔罐后留罐 10 分钟，每日 1 次，10 次为 1 疗程。

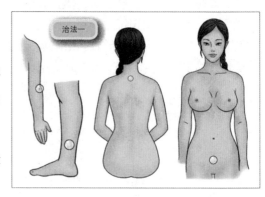

（三）肾虚

【表现】

月经周期先后无定，量少，色淡红或暗红，经质清稀。腰膝酸软，足跟痛，头晕耳鸣，或小腹自觉发冷，或夜尿较多。

【治疗方法】

治法一：

【选穴】肾俞、命门、气穴、关元、太溪。

【拔罐方法】灸罐法。先用艾条点燃温灸各穴 15 分钟，以皮肤有温热感及人体感觉舒适为宜，之后吸拔火罐，留罐 10 分钟，每日 1 次，10 次为 1 疗程。

治法二：

【选穴】肾俞、气海、关元、三阴交、照海。

【拔罐方法】灸罐法。先用艾条点燃温灸各穴 15 分钟，以皮肤有温热感及人体感觉舒适为宜，之后吸拔火罐，留罐 10 分钟，每日 1 次，10 次为 1 疗程。

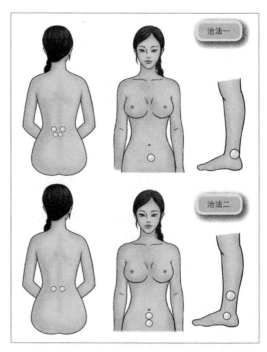

小贴士：

治疗期间患者要注意饮食的调节，保暖防寒，劳逸结合，心情乐观；适当锻炼身体，增强体质，注意经期卫生，经期忌过性生活。

七、崩漏

崩漏是指妇女非周期性子宫出血，其发病急骤，暴下如注，大量出血者为"崩"；病势缓，出血量少，淋漓不绝者为"漏"。崩与漏虽出血情况不同，但在发病过程中两者常互相转化，如崩血量渐少，可能转化为漏，漏势发展又可能变为崩，故临床多以崩漏并称。青春期和更年期妇女多见。一般可以分为脾虚、血瘀及血热 3 型。

（一）脾虚

【表现】

经血不按月经正常时间而下，量多之后淋漓不断，血色淡而质薄，自觉吸气不够，精神疲倦，面色苍白，或面部、肢体有浮肿，手足不温，或饮食胃口差。

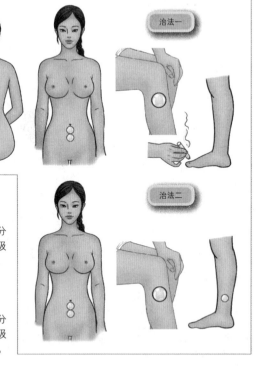

【治疗方法】

治法一：

【选穴】脾俞、气海、关元、足三里、隐白。

【拔罐方法】灸罐法。先用艾条点燃温灸各穴 15 分钟，以皮肤有温热感及人体感觉舒适为宜，之后吸拔火罐（除隐白外），留罐 10 分钟，每日 1 次，10 次为 1 疗程。

治法二：

【选穴】气海、中极、足三里、三阴交。

【拔罐方法】灸罐法。先用艾条点燃温灸各穴 15 分钟，以皮肤有温热感及人体感觉舒适为宜，之后吸拔火罐，留罐 10 分钟，每日 1 次，10 次为 1 疗程。

（二）血瘀

【表现】

经血不按月经正常时间而下，一会儿来，一会儿停止，或一直淋漓不净，或很久未按时来正常月经，又突然下血，且量多，继而一直淋漓不断，色紫暗有血块，小腹有下坠、胀痛的感觉。

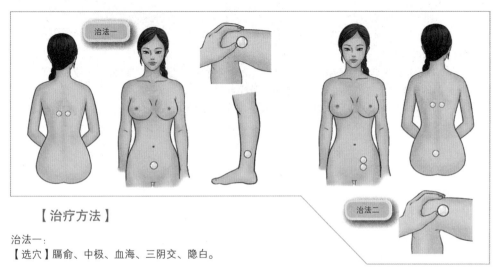

【治疗方法】

治法一：

【选穴】膈俞、中极、血海、三阴交、隐白。

【拔罐方法】膈俞穴采用刺络拔罐法，用梅花针叩刺出血，以皮肤微微出血为度，之后拔罐，以局部有少量血点冒出皮肤为度。隐白穴用梅花针叩刺出血，以皮肤微微出血为度。余穴（除膈俞、隐白外）采用单纯拔罐法，留罐10分钟，每日1次，10次为1疗程。

治法二：

【选穴】膈俞、次髎、归来、气冲、血海。

【拔罐方法】刺络拔罐法。膈俞、次髎穴用梅花针叩刺出血，以皮肤微微出血为度，之后拔罐，以局部有少量血点冒出皮肤为度。余穴采用单纯拔罐法，留罐10分钟，每日1次，10次为1疗程。

（三）血热

【表现】

经血不按月经正常时间而下，量多，或淋漓不净，色深红或紫红，质地黏稠，口渴喜饮水，自觉胸中烦热，或有发热，小便黄或大便干结。

【治疗方法】

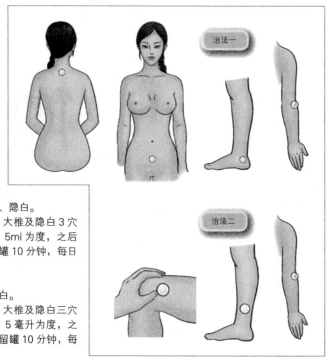

治法一

治法二

治法一：

【选穴】大椎、曲池、中极、水泉、隐白。

【拔罐方法】刺络拔罐法，曲池、大椎及隐白3穴用三棱针点刺出血，出血量以3～5ml为度，之后在上述5穴（除隐白外）拔罐，留罐10分钟，每日1次，10次为1疗程。

治法二：

【选穴】曲池、血海、三阴交、隐白。

【拔罐方法】刺络拔罐法，曲池、大椎及隐白三穴用三棱针点刺出血，出血量以3～5毫升为度，之后在上述4穴（除隐白外）拔罐，留罐10分钟，每日1次，10次为1疗程。

小贴士：

（1）拔罐治疗崩漏效果显著，但疗程较长，即便症状有了明显缓解，也还要坚持2～3疗程，以巩固疗效。

（2）患者应注意饮食调摄，加强营养，忌食辛辣及生冷饮食，防止过度劳累；绝经期妇女，如反复多次出血，应作妇科检查，警惕肿瘤。

（3）出血量多时宜卧床休息或住院治疗，平时多注意出血的期、量、色、质的变化，若出血量骤多不止，宜采用与药物结合的综合疗法，以免暴伤阴血，发生虚脱危象。

（4）要积极查治导致崩漏的其他病症。

八、带下病

白带是指正常妇女阴道内流出的少量白色无味的分泌物。在经期、排卵期或妊娠期白带增多，是妇女正常的生理现象。如果妇女阴道分泌物增多，且连绵不断，色黄、色红、带血，或黏稠如脓，或清稀如水，气味腥臭，就是带下病症。带下病患者常伴有心烦、口干、头晕、腰酸痛、小腹有下坠或肿痛感、阴部瘙痒、小便少而色黄、全身乏力等症状。一般分为湿毒下注和脾肾虚弱 2 型。

（一）湿毒下注

【表现】

带下量多，色黄或黄绿如脓，或带血，浑浊如泔米水，有臭秽气味，阴部瘙痒，小腹隐隐作痛，小便少且黄，口苦咽干，舌质红，苔黄。

【治疗方法】

治法一：
【选穴】脾俞、次髎、蠡沟、三阴交、太冲。
【拔罐方法】刺络拔罐法。脾俞、次髎、太冲穴用梅花针叩刺，后在脾俞、次髎穴上拔罐，以有较多血点冒出皮肤为度。蠡沟、三阴交两穴用单纯拔罐法，留罐 10 分钟，每日 1 次，10 次为 1 疗程。
治法二：
【选穴】关元俞、次髎、带脉、阴陵泉、三阴交。
【拔罐方法】刺络拔罐法，关元俞、次髎穴用梅花针轻叩刺，再拔罐，以有较多血点冒出皮肤为度。余穴用单纯拔罐法，留罐 10 分钟，每日 1 次，10 次为 1 疗程。

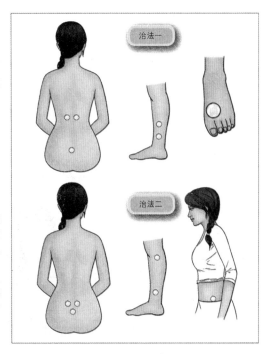

（二）脾肾虚弱

【表现】

带下量多，色白或淡黄，质稀薄，或如鼻涕，如唾液样，无臭味，面色苍白或面带黄色无光泽，神疲乏力，食少，腹胀，便稀薄。

【治疗方法】

治法一：
【选穴】脾俞、肾俞、命门、三阴交。
【拔罐方法】灸罐法。先用艾条点燃温灸各穴 15 分钟，以皮肤有温热感及人体感觉舒适为宜，之后吸拔火罐，留罐 10 分钟，每日 1 次，10 次为 1 疗程。
治法二：
【选穴】命门、次髎、带脉、气海、三阴交、太溪。
【拔罐方法】灸罐法。先用艾条点燃温灸各穴 15 分钟，以皮肤有温热感及人体感觉舒适为宜，之后吸拔火罐，留罐 10 分钟，每日 1 次，10 次为 1 疗程。

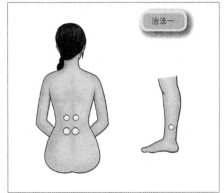

小贴士：

（1）拔罐疗法对本病有较好的疗效，但要坚持多疗程治疗，以巩固疗效。
（2）要积极查治导致本病的其他病症。
（3）不吃生冷辛辣和刺激性的食物，戒烟酒，注意阴部卫生，节制房事。

耳鼻喉科疾病

一、急性结膜炎

急性结膜炎也称传染性结膜炎，多由细菌和病毒感染引起，起病急，传染性强，为接触性传染，易流行。多发于春秋季节。俗称"火眼"或"红眼病"。

【诊断要点】

临床主要表现为眼部红、肿、热、痛，怕光，流泪，有异物感，结膜充血，分泌物增多，早晨起床时上下眼睑常被分泌物粘住。

【治疗方法】

治法一：
取穴：太阳、风池、曲池穴（均取患侧穴位）。
操作：采用刺络拔罐法，对局部皮肤进行常规消毒后，用消毒的三棱针点刺，然后用小号火罐吸拔在点刺部位，留罐5～10分钟，每日1次。

治法二：
取穴：太阳、大椎穴。
操作：采用刺络拔罐法，对局部皮肤进行常规消毒后，用消毒的三棱针刺破表皮，用闪火法在点

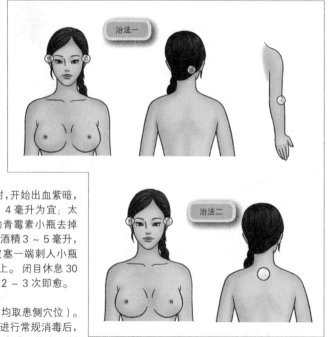

刺部位加拔火罐。大椎穴点刺放血时，开始出血紫暗，放至鲜红为止，一般出血量以3～4毫升为宜；太阳穴也可采用水罐法，用带铝盖的青霉素小瓶去掉底部后磨光，里面装入75%浓度的酒精3～5毫升，扣在穴位上，用注射器针头自橡皮塞一端刺入小瓶内，抽尽空气，小瓶即紧贴在皮肤上。闭目休息30分钟后取下，每日1次，多数患者2～3次即愈。

治法三：
取穴：太阳、膈俞、曲池、内关穴（均取患侧穴位）。
操作：采用刺络拔罐法，对局部皮肤进行常规消毒后，用消毒的三棱针点刺，然后用小号火罐吸拔在点刺部位，留罐5～10分钟，每日1次。

小贴士：

（1）本病有传染性，应采取隔离措施，脸盆、毛巾等物品要单用，并注意消毒，避免交叉感染。

（2）注意休息，保证充足的睡眠。

（3）饮食宜清淡，忌食辛辣刺激性及热性食物，不吸烟，不喝酒。

二、青光眼

青光眼是眼内压升高引起视盘损害和视野缺损而产生的一种眼病。分为开角型和

闭角型，闭角型青光眼治疗不及时可导致失明。拔罐疗法适用于开角型病程较长、症状较轻者。

【表现】

开角型青光眼自觉症状不明显，有轻度眼胀。闭角型青光眼表现为眼胀，视力下降，视物不清，虹视。急性发作可伴有恶心、呕吐、偏头痛、眼部混合充血、角膜雾状混浊。

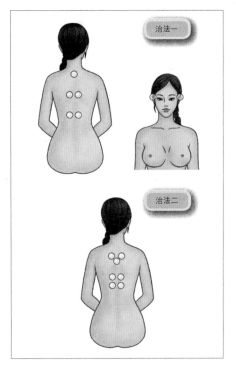

【治疗方法】

治法一：
取穴：大椎、胆俞、心俞、太阳。
操作：用刺络拔罐法。用三棱针点刺至轻微出血为度，然后拔罐 15 ~ 20 分钟。隔日治疗 1 次，10 次为 1 疗程。此方法久治有效，但根治尚难。

治法二：
取穴：身柱、风门、肝俞、膈俞。
操作：用刺络拔罐法。用三棱针点刺至轻微出血，然后拔罐 15 分钟。或以毫针刺入，得气后留针 10 ~ 15 分钟，起针后，用闪火法拔罐 10 ~ 15 分钟。隔日治疗 1 次，10 次为 1 疗程。此方法主治绿风内障型青光眼。多年使用，效果尚佳。

治法三：
取穴：风池、丝竹空、攒竹。恶心呕吐配中脘、内关、足三里；头昏痛或眼压高时配合谷、光明、三阴交。
操作：用针刺后拔罐法。以毫针用平补平泻法针刺，留针 20 ~ 30 分钟，起针后，拔罐 15 ~ 20 分钟。丝竹空、攒竹、光明只针刺，不拔罐。每日或隔日治疗 1 次，10 次为 1 疗程。此方法主治阴虚阳亢型青光眼。临床屡用，均有一定效果。

三、睑腺炎

睑腺炎又称麦粒肿，是一种常见的眼睑腺体的化脓性炎症。可分为外睑腺炎和内睑腺炎两种，外睑腺炎是睫毛毛囊或其附近的皮脂腺、汗腺的炎性病变，内睑腺炎是睑板腺的炎性病变。本病一般发病较急，尤以夏季多见。中医名"针眼""偷针""斜眼"等。

【表现】

早期眼睑局部有红、肿、热、痛，形成局限性硬结，形如麦粒，压之疼痛。全身伴有发热、恶寒、头痛等症状。晚期出现黄白色脓点，可溃破，渐渐消肿自愈。

【治疗方法】

治法一：
取穴：胃俞、脾俞、中脘、章门、足三里穴。
操作：采用留罐法，患者取坐位，用闪火法将中号火罐吸拔在穴位上，留罐 5 ~ 10 分钟，隔日 1 次。本法适用于气血虚弱型，表现为针眼反复发作，眼睑微红肿，日久不愈，面色萎黄无华，食欲不振，倦怠乏力。

治法二：
取穴：太阳、阳白、大椎、印堂穴。

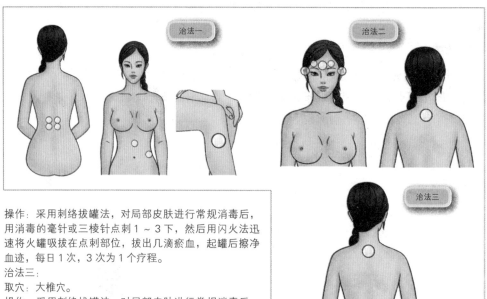

操作：采用刺络拔罐法，对局部皮肤进行常规消毒后，用消毒的毫针或三棱针点刺 1 ~ 3 下，然后用闪火法迅速将火罐吸拔在点刺部位，拔出几滴瘀血，起罐后擦净血迹，每日 1 次，3 次为 1 个疗程。

治法三：

取穴：大椎穴。

操作：采用刺络拔罐法，对局部皮肤进行常规消毒后，用梅花针叩刺 6 ~ 7 下，至出现出血点，然后将口径合适的玻璃罐吸拔在大椎穴上，留罐 10 分钟。本法适用于睑腺炎早期，一般经 1 ~ 3 次治疗可愈。

四. 流泪症

流泪症又称为迎风流泪，是指眼泪不由自主地流出的一种眼病，多见于老年人。

【表现】

经常不由自主地流泪，遇风加剧。

【治疗方法】

治法一：

取穴：太阳、肝俞、肾俞穴。

操作：太阳穴采用刺络拔罐法，对局部皮肤进行常规消毒后，用消毒的三棱针点刺，将小号火罐吸拔在穴位上，留罐 10 ~ 15 分钟，以出血 1 ~ 2 毫升为宜，起罐后擦净血迹；肝俞、肾俞穴采用留罐法，患者取仰卧位，将大号火罐吸拔在穴位上，留罐 10 分钟，再在膀胱经走罐，行轻手法，约 15 分钟。

治法二：

取穴：肝俞、肾俞、睛明、风池穴。

操作：采用留罐法，患者取坐位或俯卧位，用闪火法将适当大小的火罐吸拔在穴位上，留罐 5 ~ 10 分钟，每日 1 次。

治法三：

取穴：攒竹、承泣、合谷穴。

操作：采用刺络拔罐法，患者取坐位或仰卧位，对局部皮肤进行常规消毒，用消毒的三棱针点刺，用闪火法将小口径的玻璃罐吸拔在点刺部位，留罐 5 ~ 10 分钟。

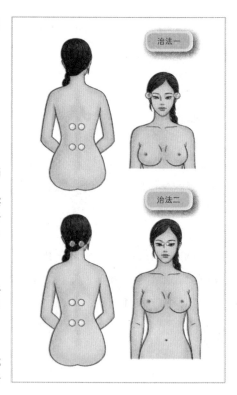

小贴士：

　　本病患者应及时到医院进行眼科检查，以查明病因，并针对原发病进行综合治疗。

五、鼻出血

　　鼻出血也称鼻衄，是多种疾病的共同症状，出血量可少可多，反复出血易导致贫血，重者可引起失血性休克。原因较多，包括局部病因和全身病因两类：局部病因有鼻部外伤、炎症、息肉、肿瘤，全身病因有血液疾病、高血压、动脉硬化、急性传染病、中毒、静脉压增高、肝脾疾病、风湿热、维生素类缺乏等。

【表现】

　　鼻衄由于原因不同，表现多有不同，出血量有时很少，仅为鼻涕中带血丝，有时则较多，可导致失血性休克。大部分发生在鼻中下方出血区，其次是下鼻甲、中鼻甲后端、中鼻道。鼻出血多为单侧，也可为双侧，可间歇性反复出血，也可持续出血。

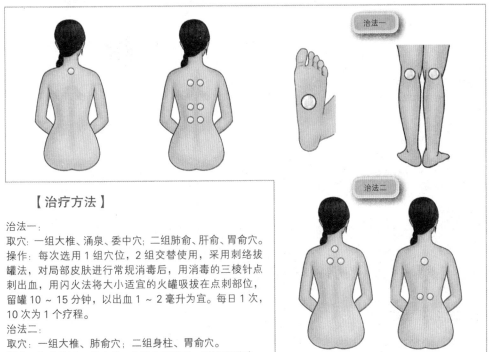

【治疗方法】

治法一：
取穴：一组大椎、涌泉、委中穴；二组肺俞、肝俞、胃俞穴。
操作：每次选用 1 组穴位，2 组交替使用，采用刺络拔罐法，对局部皮肤进行常规消毒后，用消毒的三棱针点刺出血，用闪火法将大小适宜的火罐吸拔在点刺部位，留罐 10 ~ 15 分钟，以出血 1 ~ 2 毫升为宜。每日 1 次，10 次为 1 个疗程。
治法二：
取穴：一组大椎、肺俞穴；二组身柱、胃俞穴。
操作：每次选用 1 组穴位，2 组交替使用，采取留罐法，先用应急方法止住鼻出血，然后用闪火法在穴位上拔罐，留罐 10 ~ 20 分钟，每日或隔日 1 次，5 次为 1 个疗程，疗程间隔 3 ~ 5 日。

小贴士：

　　引起鼻出血的病因较多，如经常出血，应及时到医院查明病因，并针对原发病进行治疗。

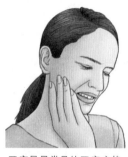

牙痛是最常见的牙病症状。

六、牙痛

牙痛是多种牙病的常见症状之一，龋齿、牙周炎、牙髓炎等均有此症状。

【表现】

由于引起牙痛的疾病不同，牙痛的症状也不同。由龋齿引起的牙痛可见牙齿不同程度的龋坏，由牙周炎引起的牙痛可伴有牙龈红肿、口臭。

【治疗方法】

治法一：

取穴：肾俞、志室、颊车、下关穴。

操作：采用留罐法，患者取坐位，用闪火法将适当大小的火罐吸拔在穴位上，留罐5～10分钟，隔日1次。本法适用于虚火牙痛，表现为牙齿隐隐作痛，时作时止，日久不愈，牙龈萎缩，牙齿浮动，咬物无力，伴有腰膝酸软，头晕眼花，口干不欲饮，舌质红嫩，少苔。

治法三：

取穴：风池、大椎穴。

操作：采用刺络拔罐法，患者取坐位，对局部皮肤进行常规消毒后，用消毒的三棱针点刺，然后用闪火法将中号火罐吸拔在点刺部位，留罐5～10分钟，每日1次。本法适用于风火牙痛，表现为牙痛剧烈，突然发作，牙龈红肿，遇热加重，得冷则痛减，口渴，舌红。

治法二：

取穴：胃俞、大椎、合谷、内庭、行间、颊车、下关穴。

操作：采用刺络拔罐法，对穴位局部皮肤进行常规消毒后，每穴用消毒的三棱针点刺2～3下至出血，将适当大小的火罐立即吸拔在所点刺的穴位上，留罐10～15分钟，至皮肤出现紫红色瘀血，隔日1次，6次为1个疗程。

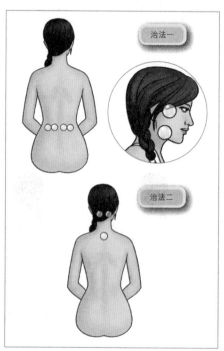

治法一

治法二

小贴士：

（1）出现牙痛时，应及时到医院进行检查，查明病因，并对症进行治疗。

（2）本病患者在发病期间应忌食过冷、过热及辛辣的刺激性食物。

七、急性扁桃体炎

急性扁桃体炎是指扁桃体的非特异性炎症。以细菌感染为主，也可为细菌与病毒混合感染，主要致病菌为溶血性链球菌，此外，非溶血性链球菌、葡萄球菌、肺炎球菌、流感杆菌及病毒也可致此病。可分为急性充血型扁桃体炎和急性化脓型扁桃体炎。春秋季节气候变化时容易得病，可反复发作，多发于儿童及青壮年。急性充血型扁桃体炎全身和局部症状较轻，常伴有上呼吸道感染症状，有低热，咽痛，局部充血肿胀，无分泌物。急性化脓型扁桃体炎起病急，主要表现为发热、怕冷、浑身酸痛、倦怠乏力、头痛、咽部疼痛、吞咽困难、声音嘶哑，咽痛可因吞咽或咳嗽而加剧，可放射到耳、颈部，小儿可因高热引起呕吐、昏睡或抽搐。检查可见病人呈急性病容。咽部黏膜呈弥漫性急性充血，以扁桃体及两侧腭弓最为严重。腭扁桃体肿大，表面显黄白色脓点，或隐窝口处有黄白色或灰白色点状豆渣样渗出物，下颌角淋巴结肿大。

【治疗方法】

治法一：

取穴：风池、尺泽、外关穴。

操作：采用刺络拔罐法，患者取坐位，对局部皮肤进行常规消毒后，用消毒的三棱针点刺，然后用闪火法将中号玻璃火罐吸拔在穴位上，留罐，以出血 2 ~ 4 滴为宜，每日 1 次。本法适用于风热外袭型，表现为恶寒发热，咽喉肿痛，吞咽不利，扁桃体红肿，无明显脓点，头痛，鼻塞，倦怠，咳嗽，口渴，舌边尖红，苔薄白或微黄。

治法二：

取穴：一组大椎、肺俞、肝俞穴；二组身柱、风门、心俞穴。

操作：每次选用 1 组穴位，2 组交替使用，采用刺络拔罐法，对局部皮肤进行常规消毒后，用消毒的三棱针点刺出血，然后用闪火法将玻璃罐吸拔在点刺的穴位上，留罐 10 ~ 15 分钟，起罐后擦净血迹。隔日 1 次。

治法三：

取穴：大椎、曲池、肺俞、支沟穴。

操作：采用刺络拔罐法，患者取坐位，对局部皮肤进行常规消毒后，每穴用消毒的三棱针挑刺 3 ~ 5 下，然后用闪火法将中号玻璃罐吸拔在挑刺的穴位上，留罐，以出血 3 ~ 4 滴为宜，每日 1 次。本法适用于热毒内盛型，表现为咽喉疼痛剧烈，连及耳根及颌下，吞咽困难，扁桃体红肿较重或有黄白色脓点，高热，烦渴，口臭，大便秘结，舌红，苔黄腻。

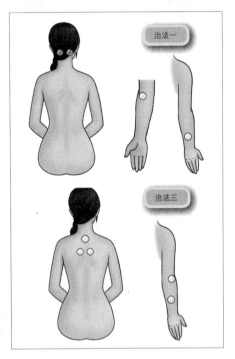

治法一

治法三

小贴士：

（1）急性扁桃体炎可引起风湿热、心肌炎、急性肾炎、关节炎等疾病，所以一旦发病应及时治疗。

（2）注意休息，保证充足的睡眠，室内空气要流通，冷暖适中，防止着凉感冒。

（3）饮食应清淡，最好进食流质或半流质的食物，多喝水，忌食辛辣、油腻食物。

（4）用盐水漱口。

（5）平时应加强体育锻炼，以增强体质，预防发病。

八、咽炎

咽炎是指咽黏膜、黏膜下及淋巴组织的炎症性病变，是一种常见病，可分为急性咽炎和慢性咽炎。急性咽炎可由细菌和病毒引起，致病菌主要有溶血性链球菌、肺炎球菌、葡萄球菌等；病毒主要有流感病毒、腺病毒等。慢性咽炎可由急性咽炎反复发作转变而成，也可因慢性鼻炎、鼻窦炎、烟酒过度、粉尘及化学气体刺激而引起。

【表现】

急性咽炎，初期有咽部干燥、疼痛、异物感、刺激性咳嗽等，可伴有发热、头痛、食欲不振、四肢酸痛、全身不适等症状。慢性咽炎有咽部不适、干、痒、痛、热、异物感，声音嘶哑，刺激性咳嗽，咽部分泌物增多等症状，早晨刷牙时恶心、干呕。

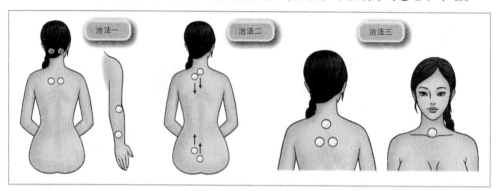

【治疗方法】

治法一：

取穴：风池、曲池、风门、外关穴。

操作：采用留罐法，患者取坐位，用闪火法将中号火罐吸拔在穴位上，留罐 10 ~ 15 分钟，每日 1 次。本法适用于外感风热型，表现为咽喉红肿热痛，咽干，咽痒，吞咽不利，伴有发热，恶风，头痛，咳嗽，口渴，小便短赤，舌边尖红，苔薄黄。

治法二：

取穴：足太阳膀胱经的大杼至膀胱俞穴、督脉的大椎至腰俞穴。

操作：采用走罐法，患者俯卧位，充分暴露背部，在背部涂抹适量的润滑油，用闪火法将大小适宜的火罐吸拔在背部，然后轻轻地沿着膀胱经和督脉的穴位来回推拉火罐，至皮肤出现红色瘀血现象为止，起罐后擦净皮肤上的油迹。每周 1 ~ 2 次，5 次为 1 个疗程。

治法三：

取穴：大椎、肺俞、天突穴。

操作：采用刺络拔罐法，对穴位局部皮肤进行常规消毒后，用消毒的三棱针点刺，然后用闪火法将大小适宜的玻璃罐吸拔在点刺的穴位上，留罐 10 ~ 15 分钟，以出血 1 ~ 2 毫升为宜，隔日 1 次，6 次为 1 个疗程。本法适用于外感风热型，表现为咽喉红肿热痛，咽干，咽痒，吞咽不利，伴有发热，恶风，头痛，咳嗽，口渴，小便短赤，舌边尖红，苔薄黄。

小贴士：

（1）本病患者饮食应清淡，多喝水，忌食油炸及辛辣性食物。

（2）慢性咽炎患者应积极锻炼身体，增强体质。注意环境卫生，避免粉尘等刺激，戒烟酒，不要大声喊叫。

（3）治疗期间，常用淡盐开水漱口。

九、颞下颌关节功能紊乱症

颞下颌关节功能紊乱症是口腔科常见病，病因还不完全明确。本病好发于青壮年，女性多于男性。

【表现】

本病病程较长，并经常反复发作。主要表现为张口过大或过小，以及开口偏斜或歪曲，张口或闭口时下颌关节处疼痛或发出弹响。可伴有耳鸣、头痛、头晕、视力减退等症状。

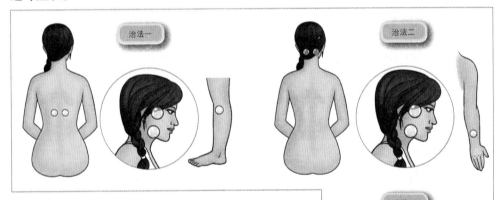

【治疗方法】

治法一：
取穴：肝俞、下关、阳陵泉、颊车穴。
操作：采用留罐法，患者取坐位，用闪火法将大小适宜的火罐吸拔在穴位上，留罐 10 ~ 15 分钟，隔日 1 次。

治法二：
取穴：风池、下关、颊车、外关穴。
操作：采用留罐法，患者取坐位，用闪火法将大小适宜的火罐吸拔在穴位上，留罐 5 ~ 10 分钟，每日 1 次。

治法三：
取穴：下关、颊车穴。
操作：采用药罐法，取伸筋草、钻地风、威灵仙各 60 克，三七 30 克，木瓜 120 克，加入约 2500 毫升白酒，浸泡 2 个月，制成药酒。每次取 1 个穴位，轮流使用，将青霉素瓶去掉底，磨平，倒入 5 毫升药酒，扣在穴位上，底边缘可先用凡士林涂拭，以便与皮肤密切接触。然后用注射器抽去瓶中空气，使罐内成负压，吸拔在穴位上，并使药液完全与皮肤接触，留罐 20 分钟。隔日 1 次，10 次为 1 个疗程。

小贴士：

（1）在用拔罐疗法治疗的同时，可配合使用针灸、按摩疗法。
（2）平时要注意局部保暖，避免受风寒。
（3）不要咬食过硬的食物，也不要张口过度。
（4）在使用药罐时，对青霉素过敏的人应选用其他的药瓶。

十、耳鸣、耳聋

耳鸣、耳聋都是听觉异常的症状，耳鸣以耳内鸣响为主证，耳聋以听力减退或听觉丧失为主证。因两者在临床上常同时并见，而且病因及治疗方法大致相同，我们在这里将其合并论述。

中医认为，本病多由暴怒、惊恐、肝胆风火上逆，以致少阳之气闭阻不通所致；或

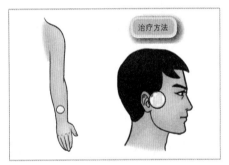

因外感风邪侵袭，壅竭清窍而成；或因肾气虚弱，精血不能上达于耳而成。

【治疗方法】

主穴：听宫、耳门、外关。

配穴：肝胆火盛者加行间、太冲、足临泣；外感风热者加大椎、合谷；肾虚者加肾俞、命门、太溪。

操作：（1）患者取侧卧位，将穴位进行常规消毒，用三棱针点刺 2 ~ 3 下，立即将拔罐器吸拔于所点刺的穴位上，留罐 10 ~ 15 分钟，至皮肤出现红色瘀血或出血适量，起罐后擦净皮肤上的血迹。

（2）在听宫和耳门附近暴涨的血络，用三棱针点刺出血。

（3）隔日治疗 1 次，10 次为 1 个疗程。

> **小贴士：**
>
> （1）耳聋、耳鸣是临床上较为顽固的一种疾病，病因很多，拔罐疗法对于神经性耳鸣效果很好，但容易复发，需要坚持治疗，巩固疗效。
>
> （2）患者应该注意休息，避免过度疲劳和精神刺激。

十一、鼻炎

鼻炎是指鼻腔黏膜下组织的炎症，从发病的急缓及病程的长短来说，可分为急性鼻炎和慢性鼻炎。此外，还有种十分常见的与外界环境有关的过敏性鼻炎。它是常见的鼻腔黏膜急性感染性炎症，俗称"伤风"，往往为上呼吸道感染的一部分。中医称之为"伤风鼻塞"，基本病机为风寒或风热之邪入侵，上犯鼻窍，宣降失常，清窍不利。

慢性鼻炎是一种常见的鼻腔和黏膜下层的慢性炎症，多为急性鼻炎反复发作，治疗不彻底所致。通常包括慢性单纯性鼻炎和慢性肥厚性鼻炎，后者多由前者发展而来。本痛的发病原因很多，但主要是由急性鼻炎因反复发作或治疗不彻底转化而来。长期吸入污染的空气，如水泥、烟草、煤炭、面粉等也是致病原因。另外，许多全身慢性疾病，如贫血、糖尿病、风湿病等以及慢性便秘均能引起鼻腔血管长期瘀血或反射性充血而致病。

【治疗方法】

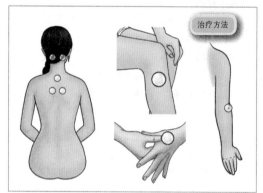

【选穴】大椎（及其两侧旁开 0.5 寸处也可作为挑点，这三点交替应用）、合谷穴；肺俞、足三里穴；风池、曲池穴。

【拔罐方法】每次取 1 组穴位，施行挑罐法，先用三棱针挑刺穴位，然后将罐吸拔在穴位上，留罐 10 ~ 15 分钟，每周 2 次，症状缓解后改为每周 1 次，5 次为 1 个疗程。两个疗程间隔 1 周。

拔罐美容法

一、祛黄褐斑

黄褐斑，又称肝斑。是一种色素代谢异常的疾病。多见于女性青年，儿童和男性青年亦有之。尤以妊娠期女性（妊娠斑）为多。

【表现】

多因邪毒壅滞肌肤，经脉失畅，或饮食不洁，虫积内生，以致虫毒气滞，郁于颜面肌肤所致。颜面凸起部位出现形状、大小不一的黄色褐斑，颜色深浅不一，多呈对称性。无自觉症状。

【治疗方法】

治法一：

取穴：气海、肾俞（双）、肝俞（双）。

操作：采和针刺后拔罐法。先用毫针平补平泻法针刺，得气后不留针。起针后，用闪火法拔罐10～15分钟。起罐后，再用艾条温灸5～10分钟，同时，再用毫针刺迎香（双），留针15～30分钟；艾炷灸患部中央3～7壮（无瘢痕灸）。每日或隔日治疗1次，7次为1疗程。必要时，休息1～3日，再行第二疗程。此治疗方法屡用效最佳，一般治疗3～4疗程后，有效率可达100%。

治法二：

取穴：大椎与两侧肺俞形成的三角区。

操作：采用梅花针叩刺后拔罐法。先用梅花针在三角区内叩刺，以微出血为度，然后用闪火法在3个穴上拔罐，留罐10分钟，以每穴吸出血量约1毫升为度。隔日治疗1次，10次为1疗程。或同时配耳穴上、中、下3点，用三棱针点刺出血少许（不拔罐）。此治疗方法临床屡用，效果甚佳。

治法三：

取穴：皮损区（患部）。

操作：先用梅花针轻轻叩刺，然后用药罐法拔罐（药煮罐或贮药罐法）20分钟。煮罐方药常用紫草洗方。起罐后，外涂五白散。隔日1次，10次为1疗程。一般连治2～3疗程即愈。

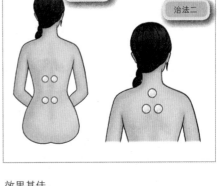

小贴士：

紫草洗方和五白散可查阅《百病中医熏洗熨擦疗法》。

二、消除雀斑

雀斑是多发于女性的，生于面颊部的黑色斑点。它具有常染色体显性遗传性。雀斑患者多有家族遗传现象，一般在3～5岁时产生，青春期时雀斑会加重，但随着年龄的增长会逐渐减轻。雀斑多产生于鼻和两颊部，严重者肩颈部和手背也会产生。其大小为针尖至米粒般大小，颜色由淡褐色到黑色不等。产生的数目少则几个，多则数百成群。

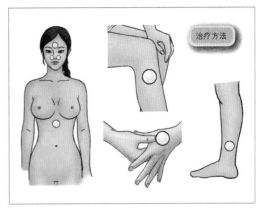

【治疗方法】

取穴：迎香、印堂、巨阙、合谷、足三里、三阴交。

操作：首先在患者欲拔罐的部位抹上按摩乳或凡

士林，然后选择大小适宜的火罐或真空罐，吸拔于迎香、印堂、巨阙、合谷、足三里、三阴交等穴位，留罐 10 ~ 15 分钟。每日治疗一次，15 日为一个疗程。

小贴士：

（1）本病患者应避免日光照射，春夏外出时应戴帽子。

（2）在拔罐前后需饮水或橙汁 500 毫升。

（3）可配合耳针疗法，取内分泌、面颊、交感、肾上腺，双耳埋针或压药丸，隔周一次。

三、改善皮肤粗糙

皮肤粗糙也就是中医所说的"肌肤甲错""肌肤索泽"，皮肤多干燥，抚至碍手。其生成的主要原因，除遗传因素、外界气候、环境及工作劳累程度等因素外，机体的内分泌失调，毛囊角化过度是更重要的原因。也有一部分是因为使用不当的护肤品所导致。

皮肤粗糙的患者还会伴有不同的症状，具体的情况如下表：

（1）气血亏虚，肌肤晦暗不华，粗糙少润泽，同时伴有面色苍白或萎黄，女性可有月经不调

（2）气滞血瘀，肌肤枯涩粗糙，面色晦暗不润，心烦易怒，口苦口干，女性月经不调，后期多色紫黑而有血块

（3）痰饮阻络，肌肤枯槁不泽，面色不华少润，同时伴有痰涎壅盛，口恶心烦，肌肤麻木不仁，下肢浮肿，女性多伴有月经不调或白带偏多

【治疗方法】

选穴：滑肉门、合谷、膀胱经（背后）

操作：

滑肉门、合谷乃手足阳明经之穴位，且合谷为手阳明经之原穴，对大肠的消导有重要的调节作用，滑肉门则可促进胃的吸收与消化；膀胱经则可通调水道，调节水液代谢，将糟粕及时排出体外，以避免毒素在体内的再吸收。三穴共同作用，可消除皮肤粗糙

（1）先在背部涂润滑剂，再在背后沿膀胱经施以拉（推）罐，往返 5 ~ 7 遍。

（2）在滑肉门、合谷穴拔罐，留罐 15 ~ 20min。

（3）每周 2 ~ 3 次，15 次为 1 个疗程。

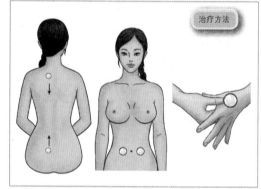

治疗方法

四、祛青春痘、粉刺

痤疮俗称粉刺，是一种毛囊皮脂腺的慢性炎症。多见于青春期，是青年人最常见的影响美容的疾病，青春期过后大多可自行消退。

【表现】

多发于颜面、胸、背部，病程缓慢，初起时毛囊口出现红色丘疹、黑头丘疹或白头丘疹，挤压可有黄白色米粒样脂栓排出，随后可逐渐产生丘疹、脓疱、结节、囊肿，破后遗留瘢痕或暂时性色素沉着。自觉微痒或疼痛。

【治疗方法】

治法一：

取穴：肺俞、膈俞、脾俞、胃俞、大肠俞，背部的阳性反应点（红点）。

操作：每次取4个背俞穴和2个阳性反应点（无阳性反应点者，可取6个背俞穴），背俞穴交替使用，采用刺络拔罐法，对局部皮肤进行常规消毒后，用消毒的三棱针刺破皮肤，然后用闪火法将大小适中的火罐吸拔在点刺部位，留罐，以吸出血液0.5～1毫升为宜，每周2次，1个月为1个疗程。

治法二：

取穴：大椎穴。

操作：采用刺络拔罐法，对穴位局部皮肤进行常规消毒后，用消毒的三棱针或梅花针点刺或叩刺数下，然后拔火罐，留罐10～15分钟，以出血1～4毫升为宜，起罐后，用消毒棉球擦净血迹，每日1次，10次为1疗程。

治法三：一组脾俞、肾俞穴；二组肺俞、膈俞穴。

操作：每次选用1组穴位，2组交替使用，采用刺络拔罐法，对局部皮肤进行常规消毒后，用消毒的三棱针点刺3～5下，挤压皮肤使其出血，然后用闪火法将玻璃罐吸拔在穴位上，留罐10～15分钟，每日或隔日1次，5次为1个疗程。本法适用于湿热内蕴者，表现为皮疹红肿疼痛、有脓疱、口臭、便秘、尿黄、舌红、苔黄俞、水分穴。

肝肾阴虚者（表现为面色晦暗，腰膝酸软，乏力，头晕目眩，耳鸣，失眠多梦，口干舌燥）加三阴交、肾俞穴。

操作：采用留罐法，用闪火法将大小适宜的火罐吸拔在穴位上，留罐10～20分钟，隔日1次，10次为1个疗程，疗程间隔3～5日。

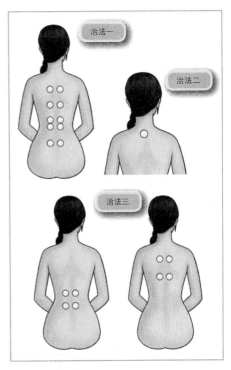

小贴士：

（1）在治疗过程中，配合中药内服，效果会更好。

（2）积极治疗原发病，消除可能的病因。

（3）治疗过程中应避免日光暴晒，停止服用避孕药物，避免精神刺激。

拔罐治疗亚健康症状

据世界卫生组织（WHO）一项全球性调查结果，全世界有70%～75%的人处于亚健康状态。亚健康状态是人体处于健康和疾病之间的过渡阶段，这个阶段是一个从量变到质变的发展过程。此时脏腑器官活力逐渐降低，反应能力减退、适应能力下降，会出现一些轻重不同的不适症状。比如：有人经常感到全身乏力，头昏、头痛、胸闷、心慌、气短、容易疲倦、精力难集中，甚至腰背颈肩酸痛、食欲减退、失眠多梦、耳鸣、体虚易感冒、出汗、心烦时，到医院多次检查却并不能发现明显器质性改变，这就是亚健康状态。据WHO报道：全世界人群中符合世界卫生组织健康标准者约占15%，患有各种疾病者也约占15%，而处于亚健康状态者却占到65%左右，这不能不引起我们的警惕。因为亚健康时所出现的症状是疾病的预警信号，亚健康是疾病的前期，如不及时治疗，其中半数以上可能会发展为高血压、冠心病、糖尿病等器质性疾病，所以千万不可掉以轻心。进入 21 世纪，"现代病"严重威胁人类健康。多年来的实践证明，现代医疗（西医）在各种"现代病"面前显得苍白无力，"现代病"已不是单用常规的"吃药、打针、开刀"就能奏效的了。由于现代医疗忽略了"现代病"的真正病因，忽略了人体与生俱来的"自然自愈"本能，引导人们走入了"有病必须吃药"的误区，现在许多病人发现，自己药愈吃愈多，"现代病"也越生越多。

1997 年 WHO 提出，要大力发展自然医学，推广各种自然疗法。近来，现代自然医学的观念正逐渐被人们接受。人体天生有一个自然康复系统，当你得了病，人体可通过多种防御功能对付各种致病因素的侵袭。这是人之自然本能，医生是帮助你的本能，激发和提高"自然自愈能力"，达到强身健体、治病目的的。非药物绿色疗法正逐渐成为人们追求健康的世界新潮流。而拔罐疗法正是一种绿色健康的自然疗法，无副作用，可以逐寒祛湿、疏通经络、祛除瘀滞、行气活血、消肿止痛、拔毒泻热，具有调整人体的阴阳平衡，解除疲劳、增强体质的功能，从而达到扶正祛邪，治愈疾病的目的。

缓解便秘

便秘是多种疾病的一种表现症状，而不是一种病。对不同的病人来说，便秘有不同的含义。 常见症状是排便次数明显减少，每 2 ~ 3 天或更长时间一次，无规律，粪质干硬，常伴有排便困难感的病理现象。根据病因及发作时特点的不同，一般可分为虚证便秘和实证便秘 2 型。

（一）虚证便秘

【表现】

大便干结，欲便不出，腹中胀满，伴有便后乏力，汗出气短；或伴有心悸气短，失眠健忘；或伴有面色苍白，四肢不温，喜热怕冷，小便清长，或腹中冷痛，拘急，怕按揉，或腰膝酸冷。

【治疗方法】

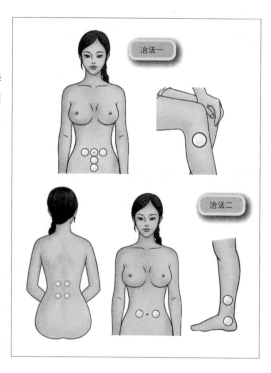

治法一：
【选穴】神阙、天枢、气海、关元、足三里。
【定位】神阙：在腹中部，脐中央。
天枢：在腹中部，距脐中 2 寸。
气海：在下腹部，前正中线上，当脐中下 1.5 寸。
关元：在下腹部，前正中线上，当脐中下 3 寸。
足三里：在小腿前外侧，当犊鼻下 3 寸，距胫骨前缘 1 横指（中指）（站位，用同侧手张开虎口围住髌骨上外缘，余 4 指向下，中指尖处为取穴部位）。
【拔罐方法】艾灸拔罐法，先在上述各穴用艾条温灸 10 ~ 15 分钟，以局部皮肤红晕为度，后拔罐，留罐 15 分钟，每日 1 次，10 次为 1 疗程。

治法二：

【选穴】脾俞、肾俞、天枢、三阴交、照海。

【定位】脾俞：在背部，当第一胸椎棘突下，旁开 1.5 寸。

肾俞：在腰部，当第二腰椎棘突下，旁开 1.5 寸 [与肚脐中相对应处即为第二腰椎，其棘突下缘旁开约 2 横指（示、中指）处为取穴部位]。

天枢：在腹中部，距脐中 2 寸。

三阴交：在小腿内侧，当足内踝尖上 3 寸，胫骨内侧缘后方（以手 4 指并拢，小指下边缘紧靠内踝尖上，示指上缘所在水平线在胫骨后缘的交点，为取穴部位）。

照海：在足内侧，内踝尖下方凹陷处。

【拔罐方法】灸罐法，先在上述各穴用艾条温灸 10 ～ 15 分钟，以局部皮肤红晕为度，留罐 15 分钟，每日 1 次，10 次为 1 疗程。

（二）实证便秘

【表现】

大便干结，腹中胀满，伴有口干口臭、小便短赤；或伴有胸胁满闷、嗳气呃逆等。

【治疗方法】

治法一：

【选穴】脾俞、大肠俞、支沟、天枢、上巨虚。

【定位】脾俞：在背部，当第一胸椎棘突下，旁开 1.5 寸 [与肚脐中相对应处即为第二腰椎，由第二腰椎往上摸 3 个椎体，即为第一胸椎，其棘突下缘旁开约 2 横指（示、中指）处为取穴部位]。

大肠俞：在腰部，当第四腰椎棘突下，旁开 1.5 寸 [两侧髂前上棘之连线与脊柱之交点即为第四腰椎棘突下，其旁开约 2 横指（示、中指）处为取穴部位]。

支沟：在前臂背侧，当阳池与肘尖的连线上，腕背横纹上 3 寸，尺骨与桡骨之间。

天枢：在腹中部，距脐中 2 寸。

上巨虚：在小腿前外侧，当犊鼻下 6 寸，距胫骨前缘一横指（中指）（当犊鼻穴向下，直量两次 4 横指处，当胫、腓骨之间为取穴部位）。

【拔罐方法】单纯拔罐法，留罐 10 分钟，每日 1 次，5 次为 1 疗程。

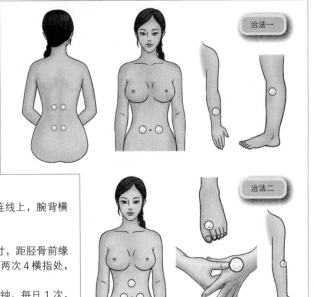

治法二：

【选穴】合谷、曲池、中脘、天枢、行间。

【定位】合谷：第一、第二掌骨间，当第二掌骨桡侧的中点处 [以一手的拇指掌面指关节横纹，放在另一手的拇、示指的指蹼缘上，屈指当拇指尖尽处为取穴部位]。

曲池：在肘横纹的外侧端，屈肘时当尺泽与肱骨外上髁连线中点（仰掌屈肘成 45°，肘关节桡侧，肘横纹头为取穴部位）。

中脘：在上腹部，前正中线上，当脐中上 4 寸（仰卧位，在上腹部，前正中线上，脐中与胸剑联合部（心窝上边）的中点为取穴部位）。

天枢：在腹中部，距脐中 2 寸。

行间：在足背侧，当第一、第二趾间，趾蹼缘的后方赤白肉际处。

【拔罐方法】刺络拔罐法，上述各穴以梅花针轻轻叩刺，以皮肤发红或微微出血为度，之后拔罐留罐 10 分钟，每日 1 次，5 次为 1 疗程。